최신 치과치료의 표준과 재료

[저 자]
保母浩兒 (Kouji Hobo)
窪谷保則 (Yasunori Kubonoya)

[역 자]
한 금 동

대한나래출판사

DaehanNarae Publishing, Inc.

#903 IS Biz Tower
147 Sungsu 2-ro, Sungdong-gu
SEOUL 133-120, KOREA
TEL: +82-2-922-7080
FAX: +82-2-922-0841
E-mail: nrpub@chol.com
Website: www.dhpub.com

Title of the original Japanese language edition:
IDA トリートメントマニュアル — 最新歯科治療のスタンダードとマテリアル
保母浩児 · 窪谷保則 著

Translated into Korean by DaehanNarae Publishing, Inc.

ISBN 978-89-5741-331-9

Printed in Korea

서언

21세기를 맞이한 지도 어느덧 10여 년이 지났다. 현재 모든 분야에서 디지털화가 진행되고 생활환경은 극적으로 변화해 인간들은 더 나은 생활과 의료의 질적 향상을 요구하고 있다. 우리들이 몸담아온 치과진료 분야에서도 최근 10여 년간 환자는 '때우다', '씌우다', '틀니를 해 넣다'가 아니라 보다 쾌적하고 안전하고 아름다운 결과물을 원하는 시대가 되었다. 이런 기대에 부응하기 위해 진행된 많은 연구와 개발을 통해 우리들의 손에 들어온 진료기기와 재료는 기존의 진료 스타일을 크게 변화시켰다. 과거에는 환자가 직접 거울을 들고 구강 내를 확인했을 것도 구강 내 카메라로 촬영해 모니터에 띄워 환자의 관심과 이해를 쉽게 얻을 수 있게 되었다. 최근에는 정밀도 높은 진료가 가능한 microscope나 얼마 전까지만 해도 일반 치과의원에서는 볼 수 없었던 치과용 Cone Beam CT, CAD/CAM을 도입하는 치과의원도 점점 증가하고 있다.

그러나 내원하는 환자의 구강 내를 관찰하면 인체에 대한 안전성에 눈을 돌려 치과용 금속 알레르기에 주목하고는 있지만 여전히 칙칙한 은색의 금속, 부어 있는 치은 가까이에서 마모된 레진 전장관이 눈에 띈다.

일본의 의료보험제도는 여러 국가 중에서도 특히 저렴하게 치과치료를 받을 수 있는 시스템이기는 하지만 일본 고령자의 잔존치 개수가 다른 선진국에 비해 상당히 적은 수치를 보이는 것도 사실이다. 여러 차례의 재치료를 통해 결국 발치에 이르는 패턴이 지금도 반복되고 있다.

"cannot see the wood for the trees"라는 격언이 있듯이 구강 내 일부분만 보는 치료에서 탈피해 전악에 걸친 포괄적 치료를 진지하게 검토할 시기가 왔다고 생각한다. 환자의 행복을 생각하면 안전하고 수준 높은 치과 의료를 제공하는 것은 우리들의 사명이라고도 말할 수 있다. 그것을 성공으로 이끌기 위해서는 수집한 정보를 토대로 정확한 검사, 진단, 치료계획을 수립하고 환자에게 제2, 제3의 선택안을 제시해야 하며, 치과의사의 풍부한 지식과 기술은 물론이고 그것을 제삼자의 눈으로 판단하는 능력이 필요하다. 또한 최첨단 진료 기자재와 기구를 구비하는 것뿐만 아니라 그것의 특성과 조작법을 숙지하고 환자를 교육할 수 있는 환경을 구축했을 때 비로소 환자의 QOL을 높일 수 있다.

본서에서는 검사 및 진단, 충전, 근관치료, 보철치료를 이제 막 시작한 젊은 치과의사, 보험치료에서 일보 전진하고 싶은 개업의가 쉽게 읽을 수 있도록 기본 자료를 수집하는 방법에서부터 최첨단 일반 치과기자재의 조작법에 이르기까지 진료에 즉시 활용할 수 있도록 설명서를 써 내려가듯이 해설하였다. 본서를 읽은 치과의사의 임상에 작게나마 도움이 되었으면 한다.

마지막으로 바쁜 진료 중에 시간을 내 집필에 많은 도움을 주신 鮫田朱里, 鈴木博康, 諏訪武利, 線貫卓 선생, IDA 스태프, 쿠보노야 치과 스태프 일동께 감사를 드린다. 또한 본서의 출판에 깊은 이해와 도움을 주신 퀸테센스출판주식회사의 佐々木一高 사장님, 板井誠信, 편집부 여러분께도 감사를 드린다.

2013년 12월

保母浩兒, 窪谷保則

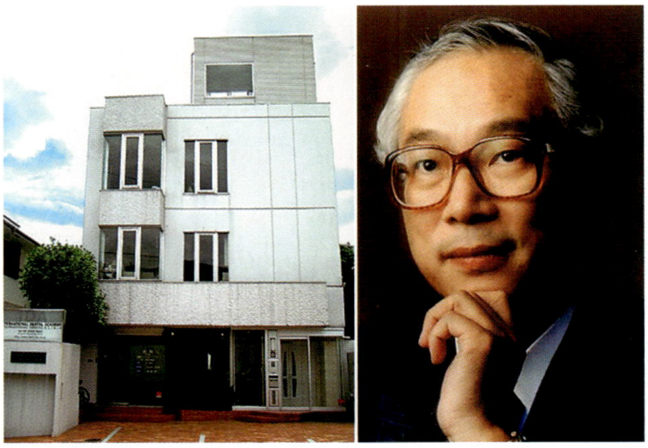

IDA(International Dental Academy)는 1972년 초대 소장 고 스미야 호보(保母須彌也)에 의해 도쿄도 시부야구 쇼토에 창설된 이래, 세계적으로 유명한 졸업 후 교육기관으로서 지금까지 3,500명 이상의 우수한 치과의사와 치과기공사를 배출하는 등 치과계 발전에 폭넓게 공헌해 왔다. 지금도 코우지 호보를 필두로 임플란트를 비롯한 전악적 oral rehabilitation의 실천과 교육의 장으로서의 역할을 충실히 하기 위해 매일 연구에 힘쓰고 있다.

역자서문

21최근 치과계에 기본을 중요시하는 움직임이 보이는 것 같습니다. 초심으로 돌아가 현재의 자신을 돌아보는 것도 좋을 일이라 생각됩니다.

최근 10여년 사이에 치과계는 눈부신 발전을 거듭해 왔습니다. 그 중에서도 특히 기자재의 발전은 그 변화 정도가 매우 빠르다고 생각합니다. 그만큼 다양한 재료를 모두 사용해 보고 결정한다는 것 또한 무리일 수밖에 없습니다. 따라서 먼저 사용해본 경험이 있는 동료 치과의사에게 자문을 구하거나 합니다. 한편으로는 검색어 하나로 너무도 쉽게 정보를 얻을 수도 있습니다.

치과에 내원하는 환자도 마찬가지입니다. 자신의 상황에 대해 인터넷 상에서 정보를 교환하고 일정 수준의 지식을 지닌 채 내원합니다. 그 정보를 어디까지 신뢰할 것인가는 별개의 문제라 하더라고 하루가 다르게 변화하는 움직임에 발을 맞추어야 할 것입니다.

일본의 IDA는 1972년 창설된 이래 지금까지 졸업 후 교육기관으로서 꾸준히 기과계의 발전에 기여해 왔습니다. 그 결과의 하나로 자료수집에서 보존수복, 근관치료, Crown bridge, 임플란트와 maintenance까지의 과정에서 진료의 표준과 그때 유용한 최신 기자재를 비롯한 재료에 대해 일목요연하게 정리한 것이 이 책입니다.

졸업 후 얼마 안 되어 진료의 표준화에 고민하는 치과의사는 물론 새로운 기자재에 관심이 있는 선배 치과의사에게도 권할만한 책이라고 생각됩니다.

끝으로 한국어판 출간에 힘써주신 대한나래출판사 최용원 사장님 이하 편집에 수고하신 관계자분들에게 고마움을 표합니다.

2014년 9월

한 금 동

CONTENTS

INTRODUCTORY CHAPTER

진료 환경

method 1 환자를 맞이하는 환경

치과를 처음 내원하는 환자는 기대감도 있겠지만 오히려 불안감이 더 크지 않을까? 진료를 성공으로 이끄는 첫 단계는 환자의 불안을 조금이라도 해소할 수 있는 환경의 구축이다. 또한 환자가 가장 먼저 만나는 접수 직원도 치료를 성공으로 이끄는 팀의 일원으로서 치료 스태프처럼 중요한 역할을 한다. 환자는 약속을 정하는 전화 예절이나 초진 시 접수 직원의 태도를 통해 이미 그 치과의 hospitality와 신뢰성을 판단한다고 해도 과언이 아니다. 예약제로 운영되는 필자의 치과에서는 환자의 이름을 미리 알고 있으므로 내원한 시점부터 환자의 이름과 얼굴을 기억하고 "○○님 안녕하세요?"하고 맞이하도록 지도하고 있다. 이것은 환자에게 안도감을 준다는 점에서 서비스가 아니라 의료에 참여하는 일원으로서 중요한 마음 자세라고 생각한다.

그리고 실내 환경도 중요하지만 진료실에 들어오기 전에 잠시 머무르는 대기실의 분위기도 청결하고 편안해야 한다(그림 1a~d). 또한 대기실에 비치하는 서적에도 신경을 쓰는데 저속한 주간지나 타인의 스캔들을 소개하는 잡지는 피해야 한다. 그리고 냄새에도 주의가 필요하다. 어떤 곳은 아로마향이 진동하는 의원도 있는데 사람마다 취향이 다르기 때문에 아로마를 선택하더라도 은은한 정도로 억제하거나 거의 냄새가 나지 않는 상태가 무난하다.

먼저 내원하는 환자층을 고려해 환자가 편안함을 느낄 수

대기실 (참고 예)

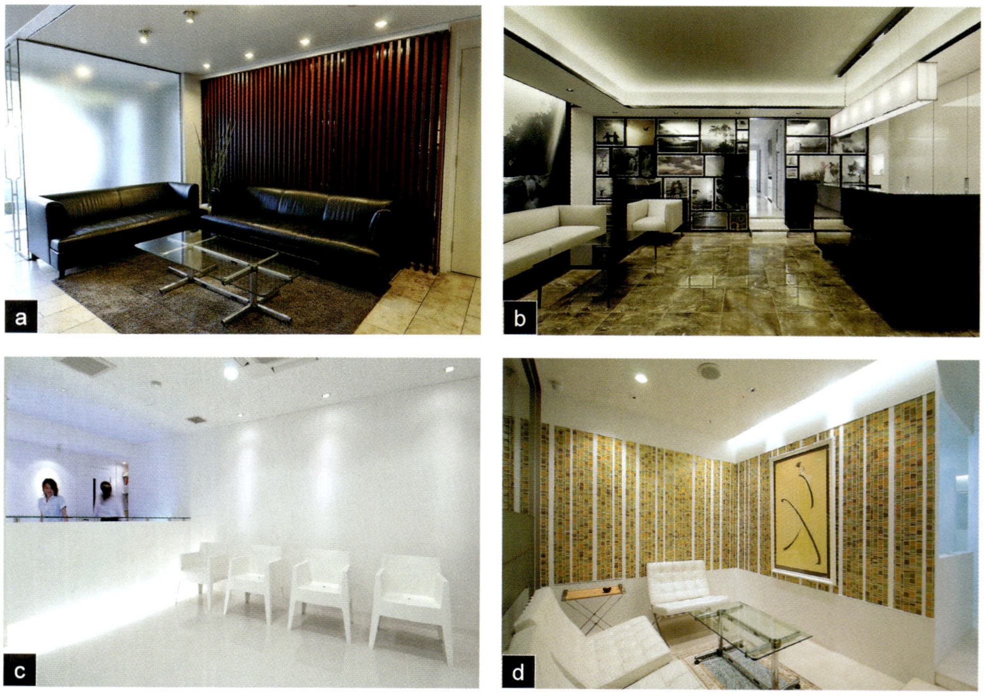

그림 1a. 대기실(IDA 시부야).
그림 1b. 대기실(IDA 센다이).
그림 1c. 대기실(쿠보노야 치과).
그림 1d. 대기실(다카코 덴탈클리닉).

있는 환경을 만드는 데 노력한다.

method 2 Standard precaution

Standard precaution(표준예방책)에 따라 환자에게 사용할 기자재는 autoclave해서 멸균 처리한 것을 준비한다(그림 3, 4). 컵이나 턱받이는 일회용이 좋다(그림 2). 기본 세트의 멸균 팩을 환자 바로 앞에서 개봉하면 의원의 감염예방에 대한 원칙이 전해져 환자에게 더 신뢰감을 줄 수 있다(그림 5a~i). 또한 주사기, handpiece, 버 등은 환자에게 공포심을 불러일으키므로 눈에 띄지 않는 곳에 둔다. 환자의 구강 내를 접촉하는 처치를 할 때는 일회용 글러브는 물론 진료용 체어 주변 패널이나 X선 촬영 시 암이나 콘, 조사 스위치도 일회용 랩필름이나 비닐 커버를 씌운다(그림 6a~c).

Standard precaution

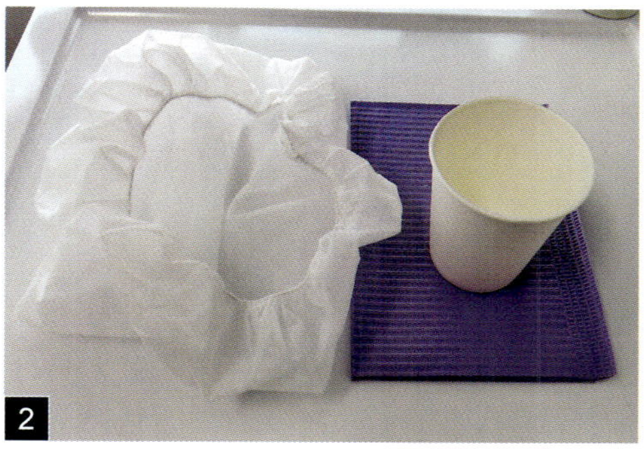

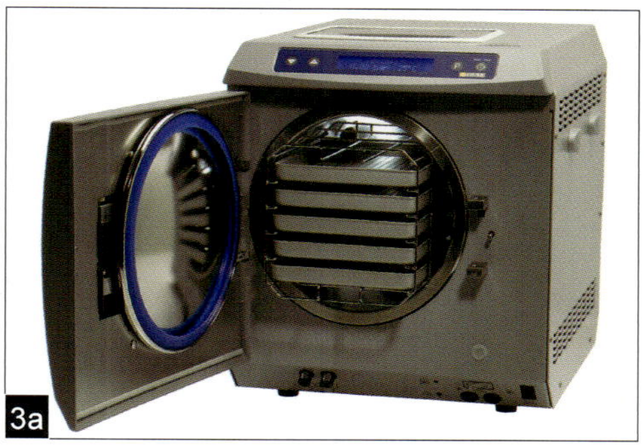

그림 2. 일회용 제품.
그림 3a. Class B 고압멸균장치.

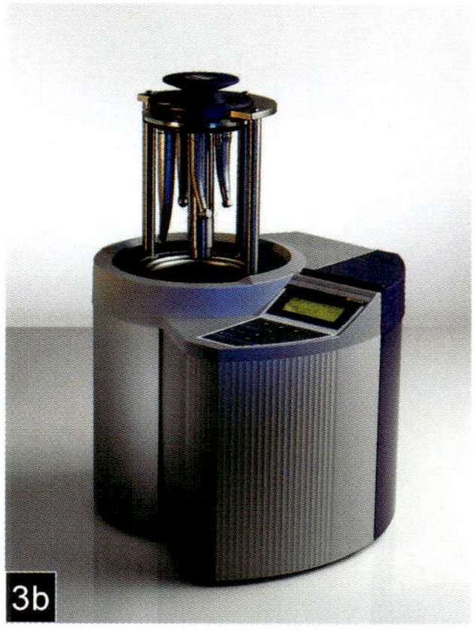

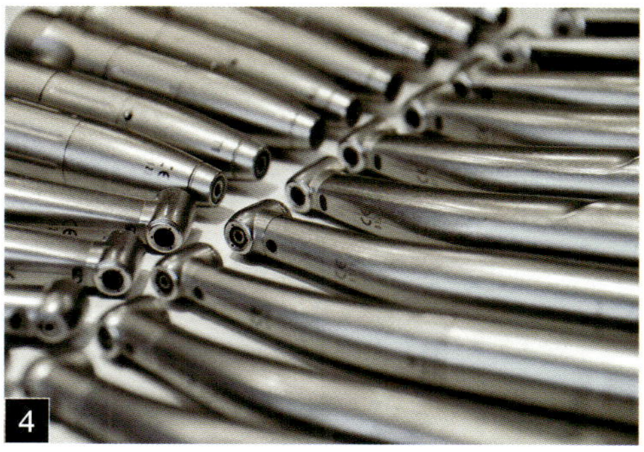

그림 3b. 'DAC Universal'(Sirona Dental Systems).
그림 4. 멸균한 handpiece는 필요한 개수만큼 준비한다.

기본 세트의 멸균법

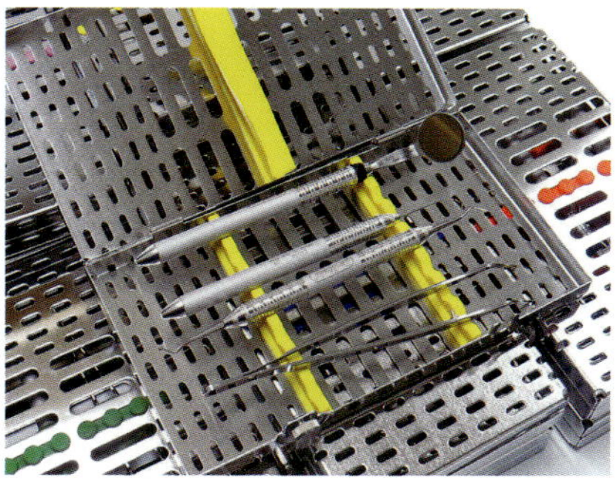

그림 5a. 치료 후 카세트에 기구를 넣어 세척기에 넣는다.

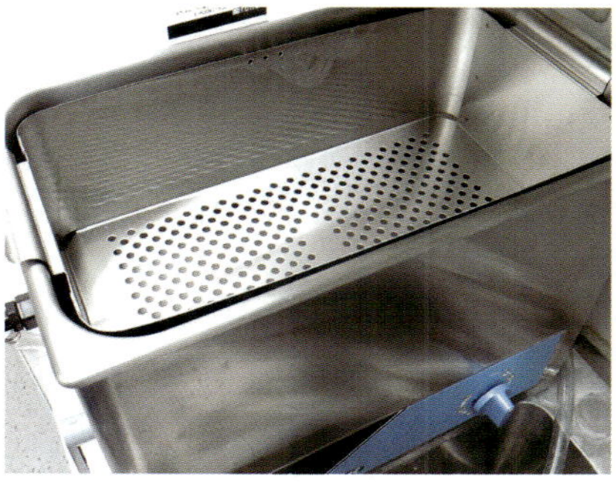

그림 5b. 초음파 세척기.

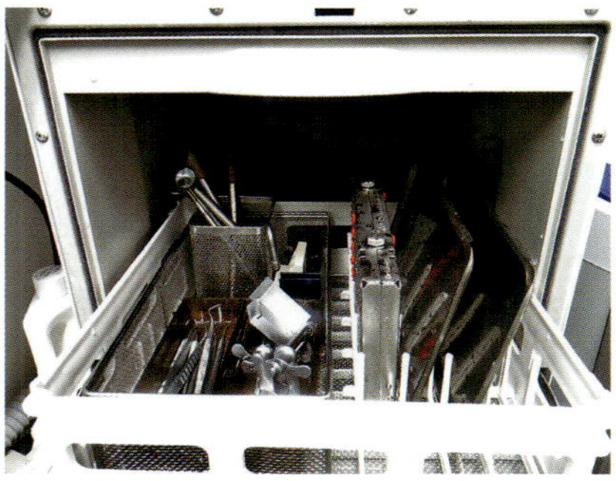

그림 5c. 의료용 세척기.

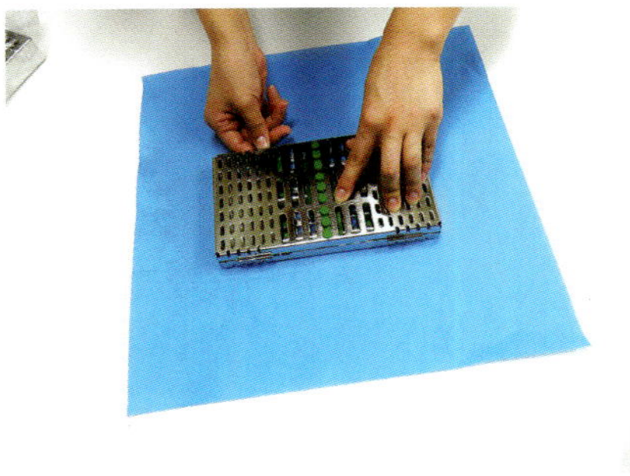

그림 5d. 세척한 카세트의 멸균 준비.

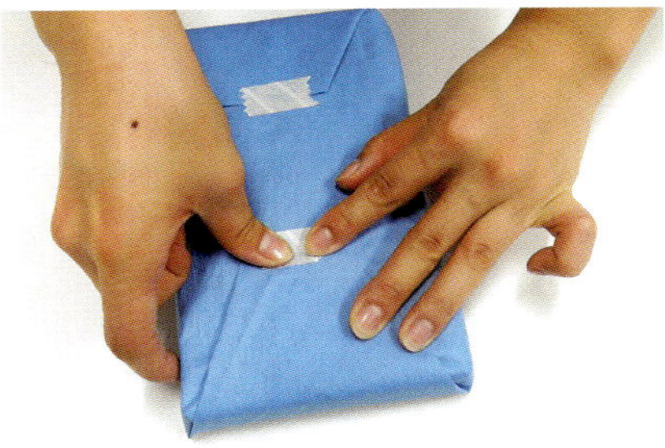

그림 5e. 포장하고 테이프로 고정한다.

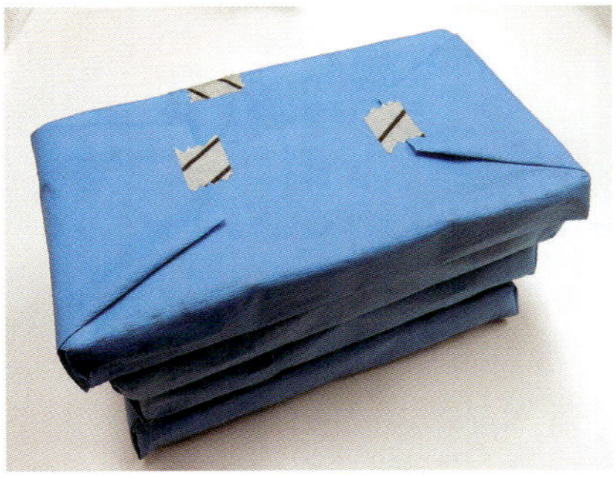

그림 5f. 멸균 종료 후 카세트.

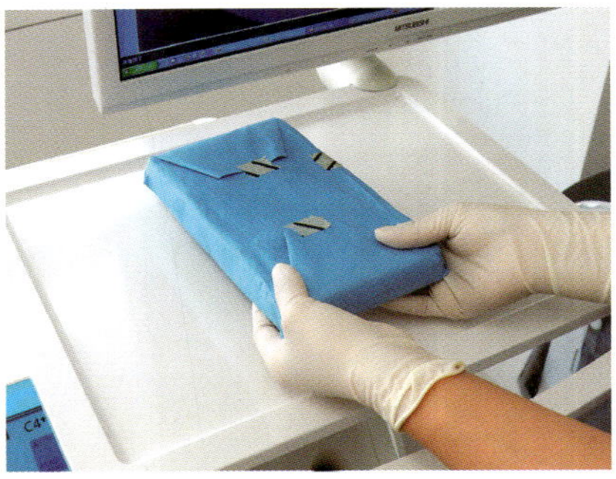

그림 5g. 멸균한 카세트를 유닛까지 이동.

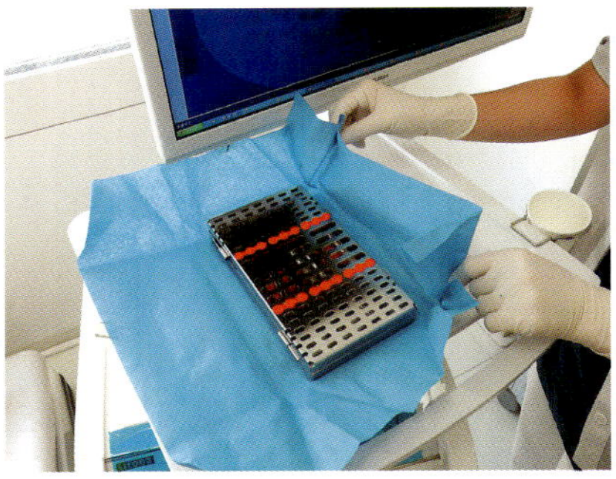

그림 5h. 환자 앞에서 포장을 개봉한다.

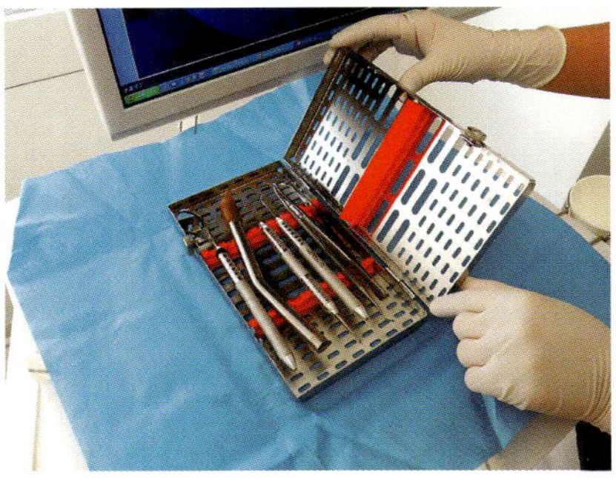

그림 5i. 멸균된 기본 세트.

랩필름이나 비닐 커버

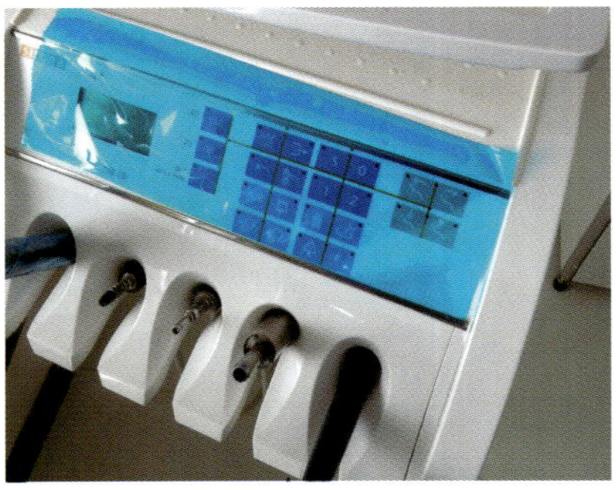

그림 6a. 유닛 패널의 감염방지.

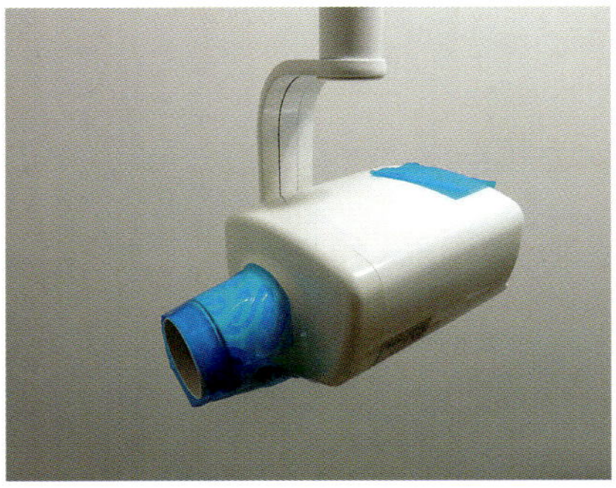

그림 6b. X선 관 헤드의 감염방지.

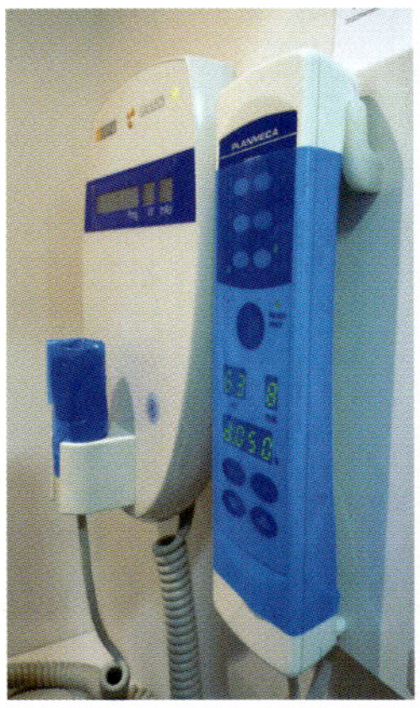

그림 6c. 스위치도 커버를 씌운다.

개인실 타입의 진료실(참고 예)

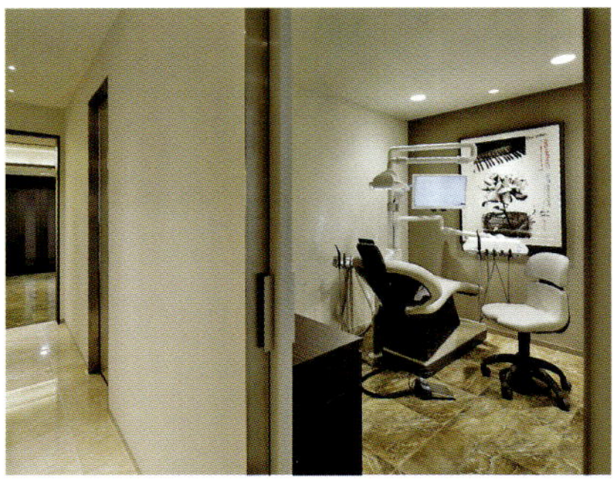

그림 7a. 개인실 타입의 진료실(IDA 센다이).

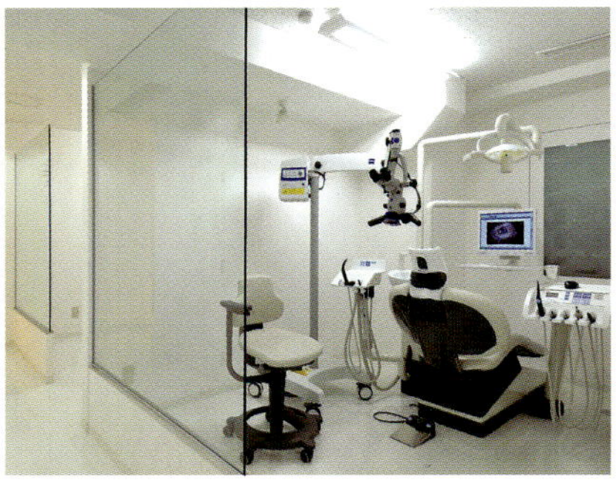

그림 7b. 개인실 타입의 진료실(쿠보노야 치과).

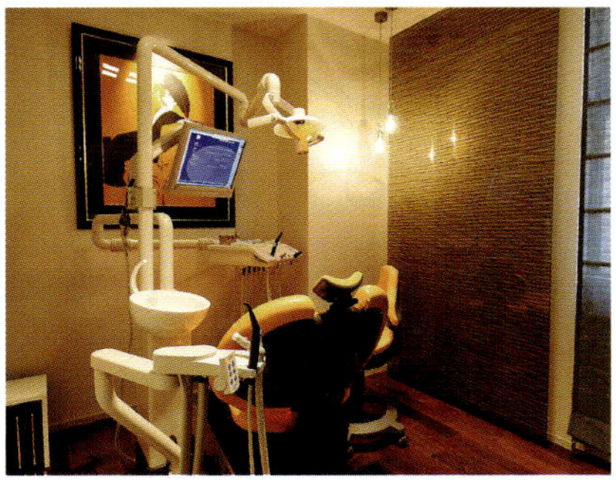

그림 7c. 개인실 타입의 진료실(다카코 덴탈클리닉).

method 3 첫인상

치과의사와 환자가 처음 얼굴을 보는 타이밍은 매우 중요하며 앞으로의 치료에 큰 영향을 미친다고 해도 과언이 아니다. 무턱대고 아무 말 없이 치료를 시작하는 것이 아니라 먼저 인사와 자기소개를 하고 편안한 분위기를 만들도록 노력한다. 본원에서는 환자와 말을 할 때 반드시 마스크를 벗고 항상 미소를 지으며 대화를 이끌어가도록 지도한다. 진료실은 가능하면 사생활 보호와 위생적인 면에서 개인실로 배치하는 것이 좋다(그림 7a~c).

method 4 치과에 필요한 기자재와 설비

임플란트 수술만이 아니라 외과처치를 하는 치과는 수술실이 있는 것이 바람직하다(그림 8a, b). 치과에서는 관혈적 처치가 일상적으로 이루어지므로 적어도 혈압계, 환자감시장치, 산소호흡기, AED 정도는 구비한다(그림 9a, b). 또한 스태프는 이런 기자재의 사용법을 정기적으로 확인한다. 신규로 개업하는 치과는 피폭선량이나 폐기물 처리 등을 생각해 디지털 X선 촬영 장치를 선택하는 추세이다. 특히 치과용 Cone Beam CT는 임플란트 수술뿐만 아니라 악골

치과에 필요한 기자재와 설비

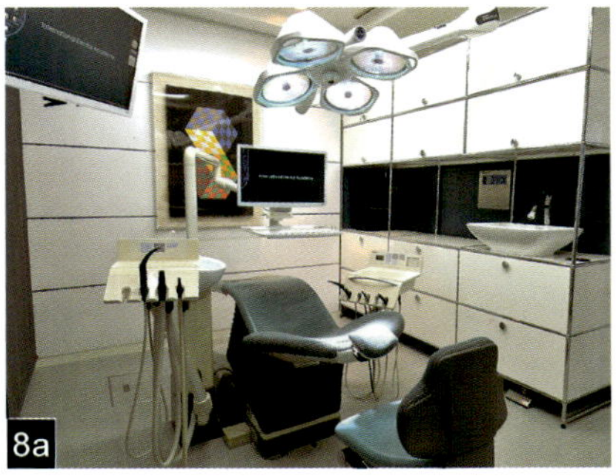
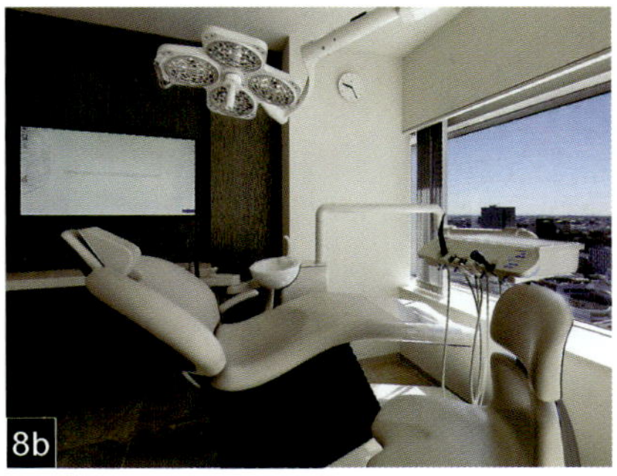

그림 8a. 수술실(IDA 시부야).
그림 8b. 수술실(IDA 센다이).

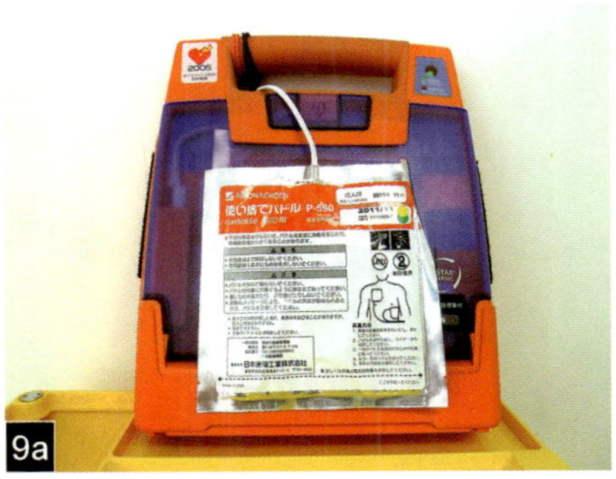
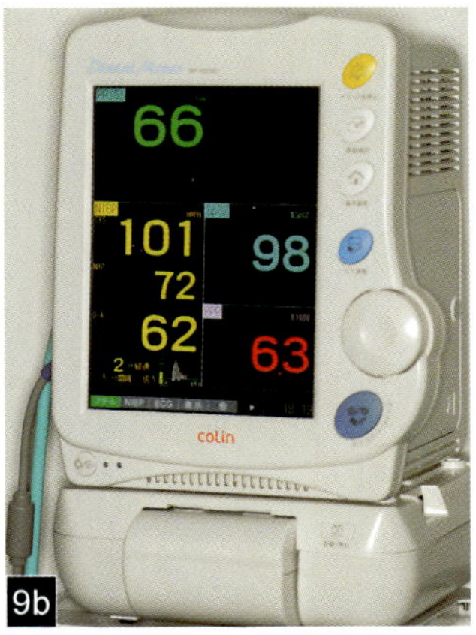

그림 9a. AED.
그림 9b. 혈압계.

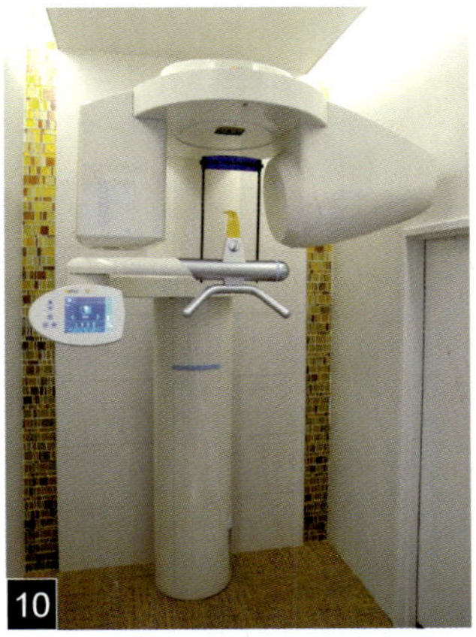
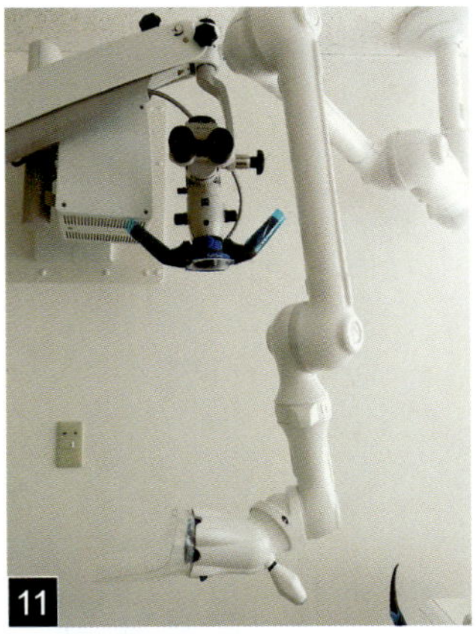

그림 10. CT.
그림 11. 구강 외 vacuum.

상담실(참고 예)

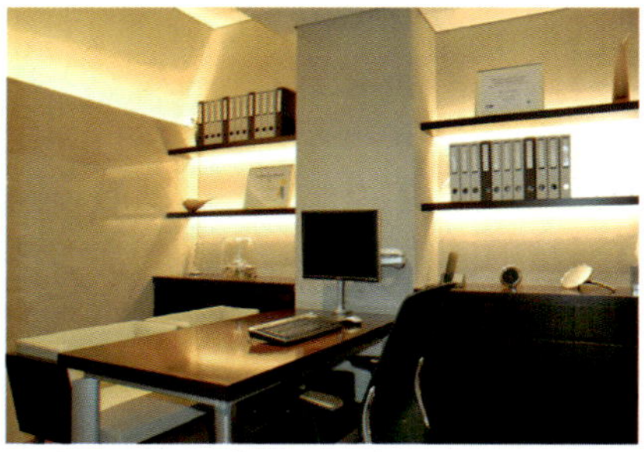
그림 12a. 상담실(IDA 시부야).

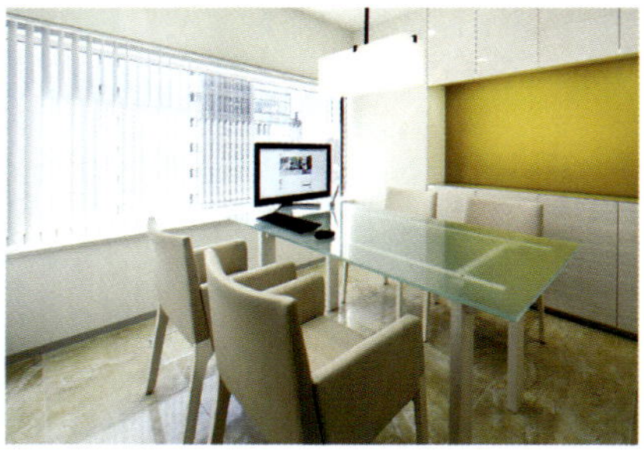
그림 12b. 상담실(IDA 센다이).

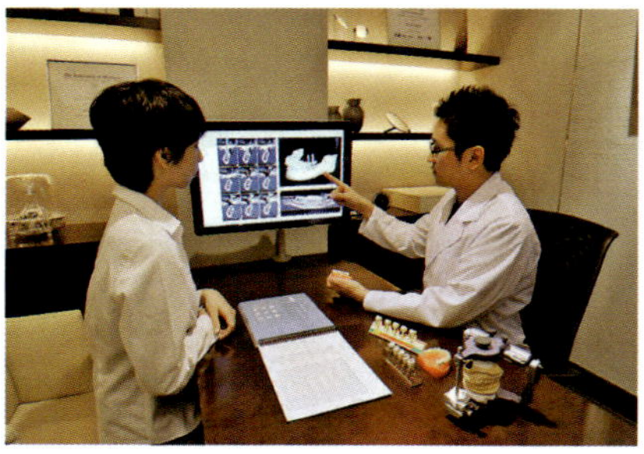
그림 13. 상담실에 설명용 매체, 샘플을 비치하면 좋다.

내 병소의 확대 범위, 근관치료, 매복 사랑니와 하악관 등 삼차원적 관계를 파악하는 데 필요한 장치이다(그림 10). 또한 의치나 임시치아를 조정할 때 발생하는 가루를 처리하려면 원내감염의 관점에서도 구강 외 vacuum이 필요하다(그림 11).

method 5 문진

환자가 호소하는 내용, 경과와 현재 증상에서 진단을 확정하고 치료계획을 세워 치료에 들어가는 것은 문진(의료면접)에서부터 시작된다. 프라이버시를 고려한 환경(그림 12, 13)에서 미리 작성한 문진표 내용을 확인한 후 환자 또는 보호자가 호소하는 가장 중요한 증상을 환자의 언어로 진료기록부에 기록한다. 증상은 '언제부터', '어떻게', '얼마나 자주' 등의 정보를 자세하게 수집하는데, 환자의 눈도 보지 않고 키보드를 두드리는 태도는 절대 피해야 한다.

질문을 유도하지 말고, 이 시점에서는 환자의 희망이 아니라 객관적인 증상을 보고하듯이 작성한다. 주의할 점은 주소나 고민의 해결이 전부가 아니라는 것이다. 일반적으로 환자는 전문지식이 없으므로 객관적인 진단이 불가능하며 앞으로 일어날 risk factor를 깨닫지 못하는 것은 당연한 이치다. 경도나 중등도의 치주질환 하나를 보더라도 명확한 자각증상이 없고 중증 상태가 되어서야 치과의원을 찾는 증례가 상당히 많은 것을 볼 수 있다. 주소의 해결에만 주목하지 말고 현재의 문제점을 명확하게 지적하는 것이 우리 전문가에게 주어진 사명이다.

환자와 대화할 때 표정이나 태도에 주의하면서 한편으로는 환자에게 휘둘리지 않는 객관적인 자세가 필요하다. 치료에 대해 심미적, 기능적으로 과도한 기대를 갖거나 지나치게 의존하는 경우 또는 치료와 maintenance의 중요성에 대한 이해를 구할 수 없는 경우에는 보다 신중한 자세로 임상에 임해야 한다. Informed consent(앞으로 진행할 의료행위에 대한 설명과 동의)를 충분히 얻지 못한 상태에서 치료를 진행하는 것은 피해야 한다.

CHAPTER 1

자료수집

CHAPTER 1 자료수집

진단과 치료계획에 필요한 자료수집

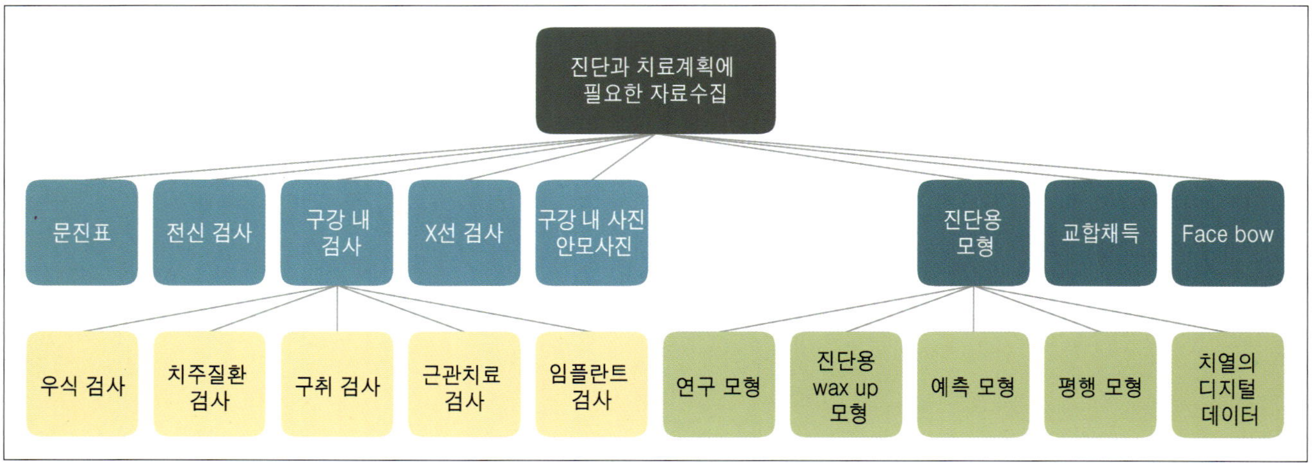

그림 A. **자료수집에 필요한 아이템**

일반 개업의는 매일 임상이 바쁘므로 최소한의 자료를 수집해 주소 부분만 수복을 하고 그때그때 필요한 치료를 반복하는 경우가 많다. 그러나 전악을 치료할 때 계획 없이 처치를 진행하면 오히려 그전보다 더 악화되는 증례도 있을 수 있다. 그렇게 되지 않으려면 초기 단계부터 다양한 자료가 필요하다. 이 CHAPTER에서는 전악치료에 필요한 최소 자료(그림 A)와 주의점을 설명하고자 한다. 이것을 토대로 정확하게 진단하고 최선의 치료계획을 세울 수 있도록 자료 수집에 힘을 썼으면 한다.

item 1 문진표

환자가 내원을 하면 기본적인 정보를 얻기 위하여 문진표에 내원 목적, 신체상태, 알레르기 유무, 통증부위 등을 기록하는데, 이 문진표(그림 1-1)는 환자가 쉽게 작성할 수 있

문진표

성명	생년월일 년 월 일 성별 남·여 나이 세
현주소	전화번호 – –
	휴대전화번호 – –
근무처 주소	전화번호 – –
직업·업종	

아래의 질문사항에 답하거나 ○표를 기입해 주세요.

저희 병원에는	처음 내원·재내원 (년경)
(처음 내원)에 답하신 분 : 저희 병원을 어떻게 알게 되었습니까? 지인의 소개 ( ) 가까운 거리(집·직장) 홈페이지 광고	
현재 불편하신 부분은	
치아가 아프다·충치가 있다·치아 배열에 문제가 있다·치아 색에 문제가 있다·치아에 (착색·치석)이 있다·잇몸에서 피가 난다·잇몸이 부었다·치아가 흔들린다·치아가 빠졌다·잘 씹히지 않는다. 기타( )	
치과 이외에 현재의 건강 상태는	이상이 없다·치료 중(병명 병원명)
아래의 질환에 걸린 적이 있습니까? 고혈압·협심증·심근경색·당뇨병·류마티스·간질환 혈액질환·뇌질환·갑상선질환·신경질환·기타( )	예·아니오
혈압은 최근에 측정한 혈압 최고혈압/최저혈압	정상·높다·낮다 (년 월) mmHg/ mmHg
현재나 과거에 간염에 걸린 적이 있습니까?	예·아니오
가족 중에 간염에 걸린 분이 계십니까?	예·아니오
현재 복용하고 있는 약이 있습니까? (예)에 답하신 분 : 약의 종류( )	예·아니오
알레르기 체질이십니까? (예)에 답하신 분 : 약의 종류( ) 기타( )	예·아니오
치과치료 할 때 마취를 받은 적이 있습니까? (예)에 답하신 분 : (년 월경)	예·아니오
상처가 나거나 치아를 뺐을 때 지혈이 안 된 적이 있습니까?	예·아니오
치과치료를 받을 때 이상(빈혈·쇼크)을 경험한 적이 있습니까?	예·아니오
현재 임신 중이신가요? (예)에 답하신 분 : (	예·아니오 주)
치과 이외에 다니는 병원이 있습니까? (예)에 답하신 분 : 병원 이름( ) 담당의사 이름( ) 전화번호( )	예·아니오
치료비에 대해 의료보험 범위에서 치료받으면 좋겠다·내용에 따라 다소 비용을 부담해도 좋다·비용이 들어도 최고의 치료를 원한다	

※환자의 개인정보에 관해서는 누출되지 않도록 세심한 주위를 하겠습니다.
문진표에 기입하신 내용은 진료 이외의 목적으로는 사용하지 않지만 예방의학의 관점에서 치료 후에도 정기검진 안내를 드리겠습니다. 이점 이해해 주시면 감사하겠습니다.

그림 1-1. 문진표.

고 하나하나 적기보다는 선택할 수 있는 양식으로 미리 준비해 두며 의학용어는 사용하지 않는 것이 좋다.

전신 검사(표 1-1, 1-2)

치과에서는 관혈적 처치도 많으므로 우발증을 예방하려면 타과에서 약물을 투여하고 있는지 치료를 진행하기 전에 미리 확인하는 것이 필요하다. 생활습관병이 증가해 다양한 질환이 존재하고 있어 환자 스스로 자각하는 경우와 그렇지 않은 경우가 있으므로 몸에 변화가 있는지 주의 깊게 확인할 필요가 있다. 그중에서도 치과치료에 주의가 필요한 대표적인 질환에는 심장질환, 혈액질환, 면역질환, 당뇨병이나 골다공증이 있고 만약 치료 중이라면 치과치료에 앞서 주치의와 상담이 필요하다. 또한 흡연이 치과치료와 관련이 없다고 생각하는 환자도 있으므로 흡연의 유무와 더불어 흡연자라면 하루 1개비라도 진료기록부에 기록하는 것이 좋다.

표 1-1. 고혈압 치료 가이드라인(일본고혈압학회). 체온 36.5~37.2℃, 맥박 60~100/분, 호흡수 15~20/분

분류	수축기 혈압		확장기 혈압
최적혈압	<120	또한	<80
정상혈압	<130	또한	<85
정상고치혈압	130~139	또는	85~89

표 1-2. 전신질환을 파악하기 위한 검사항목과 기준치, 예상 질환

검사항목	기준치	예상 질환
적혈구(RBC)	남성 430~554 여성 374~495 × 10^4/μL	↑다혈증 ↓빈혈증
백혈구(WBC)	3.6~9.3 × 10^3/μL	↑백혈병, 세균감염, 패혈증, 신부전 등 ↓재생불량성빈혈, 악성빈혈 등 염증, 감염증에서 증가
C 반응성단백(CRP)	0.3mg/dL 이하	↑급성염증
혈소판(PLT)	12.0~41.0 × 10^4/μL	↑만성 백혈병 등 ↓혈소판감소성 자반병, 백혈병, 간경화 감소에서 출혈경향
프로트롬빈 시간(PT)	9~11초	↑간장애, 담도질환 비타민K 결핍증, 와파린 복용자
활성 부분트롬보플라스틴 시간(APTT)	24.5~39.7초	↑혈우병, 간기능장애, 골수종
AST(GOT)	13~35 U/L	↑간기능장애, 심근경색
ALT(GPT)	8~48 U/L	↑간염, 지방간
알부민(Alb)	4.1~4.9g/dL	↓간장애, 악성종양, 감염증, 영양불량
혈청 총단백(TP)	6.6~8.1 g/dL	↓네프로제증후군, 영양불량, 영양부족, 급성신염 ↑만성간염, 다발성 골수종
Alkaline Phosphatase(ALP)	104~338U/L	↑담도질환, 간장질환, 악성종양의 골전이
젖산탈수소효소(LDH)	109~210 U/L	↑간염, 심근경색, 암
요소질소(BUN)	7~19 mg/dL	↑신부전, 갑상선기능항진증, 탈수, 고단백음식 섭취 ↓간부전, 저단백음식 섭취
총콜레스테롤(T-Cho)	130~253 mg/dL	↑동맥경화, 지방간, 당뇨병 ↓빈혈, 영양장애, 간경화
중성지방(TG)	26~173 mg/dL	↑고지혈증, 동맥경화, 당뇨병 ↓갑상선기능항진증, 영양장애
HbA1c(NGSP)	4.6~6.2%	↑당뇨병

기준치는 의료시설의 측정방법에 따라 다를 수 있다. ※ 기준치란 건강하고 정상인 집단의 95%가 포함되는 범위를 나타낸다.

구강 내 검사

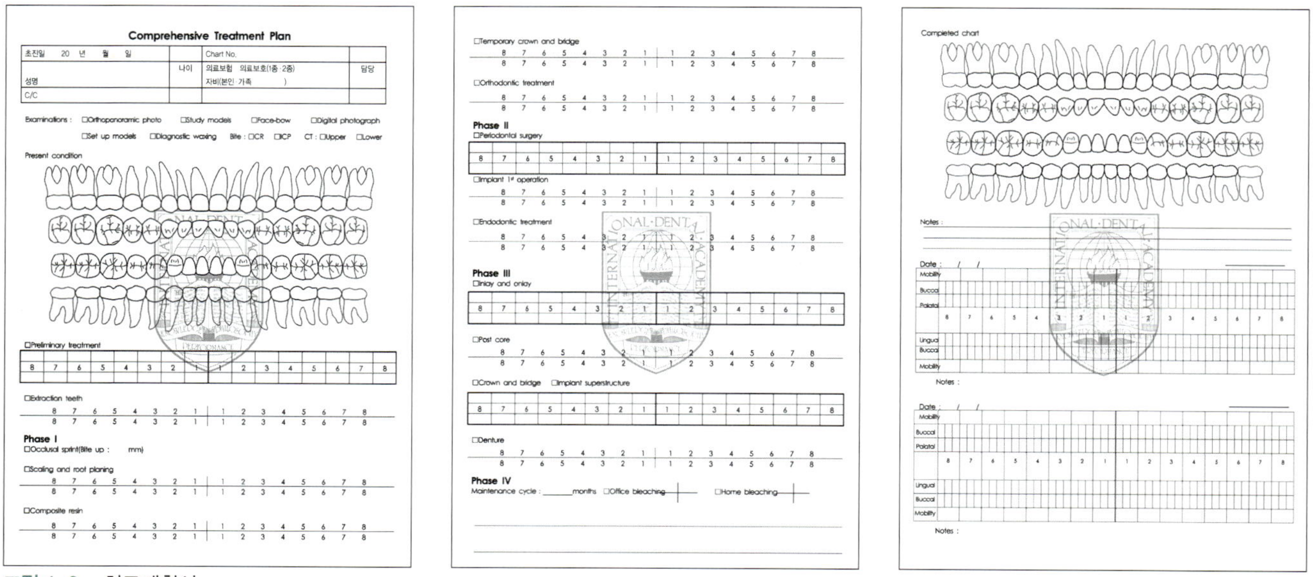

그림 1-2a. 치료계획서.

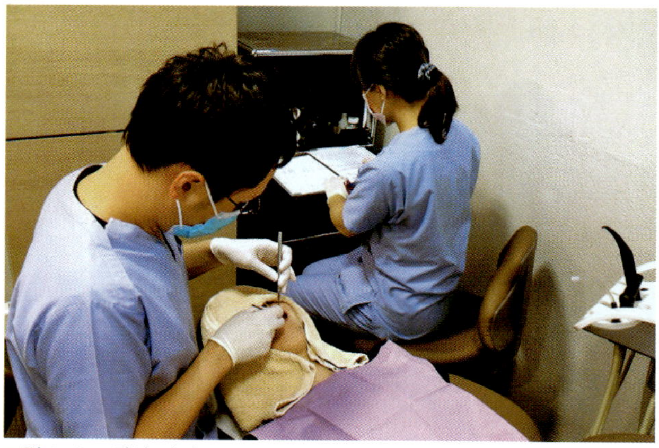

그림 1-2b. 검사 장면.

item 2 구강 내 검사(그림 1-2a, b)

구강 내 소견은 단순히 국소증상만 보는 것이 아니라 거기에 관련된 전악을 관찰하는 것이 필요하다. 따라서 진단에는 구강 내 증상, 병태의 수집이 필요하다. 먼저 시진에서는 환자 머리와 치과의사의 적절한 위치 관계와 밝은 조명 환경에서 순서를 결정하고(우측 위에서 좌측 위, 좌측 아래에서 우측 아래와 같이), 물론 교합면뿐만 아니라 순협측, 구개 설측, 근원심 인접면을 치경과 탐침을 사용해 꼼꼼하게 검사한다. 치석의 부착으로 확인이 곤란한 곳은 취지를 기록하고 제거한 후에 재검사한다. 교합통이나 온도자극에 증상을 호소하는 경우는 환자가 호소하는 부위가 반드시 정확하다고 할 수 없으므로 대상치아 부근의 정상치아부터 타진하고 air blow를 하여 이환치와 비교하면서 범위를 좁혀 간다. 그 밖에도 심미적 요구가 강한 환자는 치료 전에 구강 내 사진을 촬영해 보존하면 술전과 술후를 비교할 수 있어 진료 기록으로도 효과가 있다.

item 3 우식 검사

치경과 탐침을 사용해 3way syringe로 세척하고 air blow를 하면서 치아 표면을 건조시켜 관찰한다. 치간부에 음식물 잔사가 있는 경우에는 치실로 제거하고 주의 깊게 확인한다. 인접면의 우식을 검사할 때는 X선 사진이 반드시 필요하다. 전치부는 무영등이나 광중합조사기로 빛을 투과시켜 치질의 내부 그림자를 보는 투과 검사를 하는데, 우식을 찾아내는 데 큰 도움이 된다. 그리고 구강 내 착색부, 수복물 변연부의 우식 가능성을 판단할 때는 일반적인 시진 외에 microscope나 확대경을 이용하는 것이 좋다. 레이

저광을 응용한 우식검출장치도 효과가 있다(그림 1-3). 이런 검사를 통해 발견한 우식을 환자에게 영상으로 확인시켜주면 informed consent와 maintenance 관점에서도 유용하다.

item 4 치주질환 검사

치주조직을 검사할 때 특히 주의할 것은 프라그나 치석의 부착, 부적합 수복물이나 보철물, 치아의 경사나 crowding이 있어 치주낭을 정확하게 측정하기가 곤란한 증례이다. 치주질환이 있는 환자에 대해서는 치주치료 후 세균이 감염영역을 확대해 일과성 균혈증이나 나아가 패혈증으로 이어질 가능성도 염두에 두어야 한다. 이처럼 위험이 높다고 생각되는 경우에는 갑자기 probing이나 scaling을 시작하는 것이 아니라 TBI를 통한 양치질과 항균약제를 투여해 구강 내 청소상태를 개선한 후 상태가 안정되고 나서 진행하면 위험을 줄일 수 있다.

아래에 제시한 검사를 통해 치주조직을 삼차원적으로 파악한다.

Probing(그림 1-4, 1-5)

먼저 1치아 당 6곳을, 전악을 6블록으로 나눠 확인한다. 이때 6곳만 확인하지 말고 치주낭 기저부의 형태를 탐색하는 walking stroke법으로 지저부의 형태를 일련의 동작으로 파악하는 것이 중요하다.

Bleeding

Probing 시에 출혈(bleeding)이나 배농부위는 각 블록의 probing을 종료한 시점에 확인한다. 마지막에 모든 블록을 한꺼번에 확인하려고 하면 출혈이 많은 환자의 경우는 인접치의 출혈과 겹쳐서 확인이 곤란할 수 있으므로 주의한다.

우식 검사

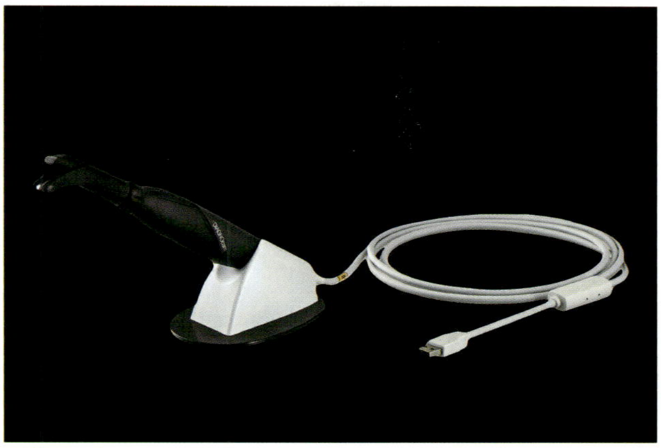

그림 1-3. 'DIAGNOcam'(KaVo Dental Systems Japan).

Mobility

Mobility에서 중요한 것은 치아의 동요를 그저 감각적으로 측정하는 것이 아니라 치아의 동요를 수평성분과 수직성분으로 나누어 확인하는 것이다. 이 정보를 가지고 골의 흡수 정도를 삼차원적으로 확인하는 목적이 있다. 먼저 수평성분에서는 협설측 및 근원심측 동요 방향을, 수직성분에서는 침하량을 확인하여 기록해 두면 임플란트 식립 전에 발치, 교합 진단의 판단 자료가 된다.

Plaque control record

Plaque control record에서는 면만 기재하지 말고 염색

치주질환 검사

그림 1-4. Probe는 1mm씩 표시된 타입을 권장한다.
그림 1-5. 임플란트를 위한 probing은 플라스틱 probe를 권장한다.

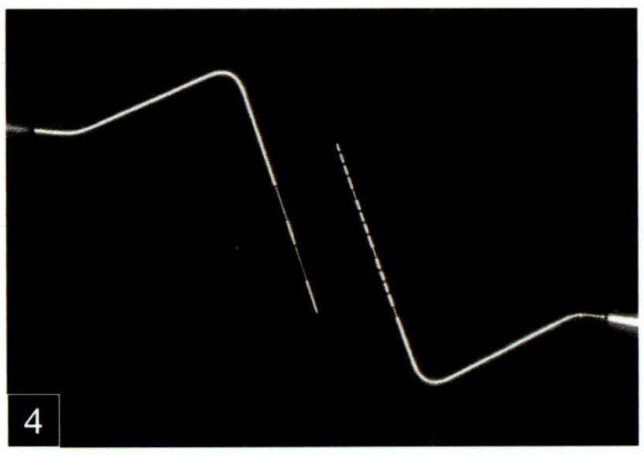

4

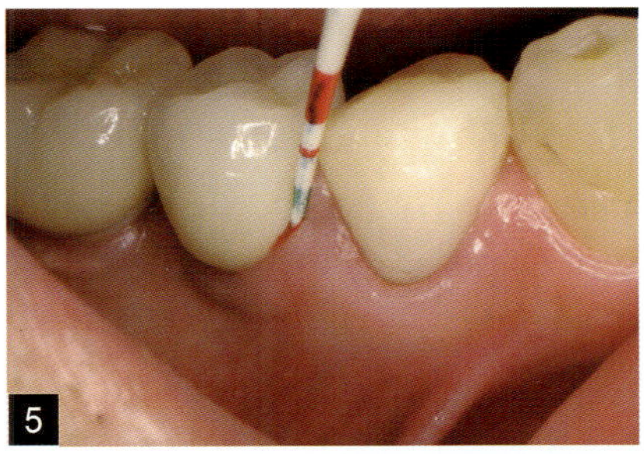

5

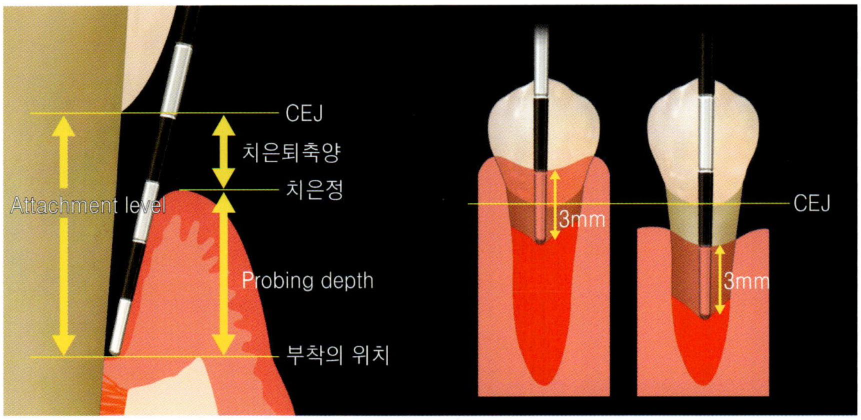

그림 1-6. Attachment level. 같은 깊이의 pocket도 상태에 따라 치주질환의 진행 정도와 attachment level은 다르다. ※ 참고문헌 15에서 변경하여 인용.

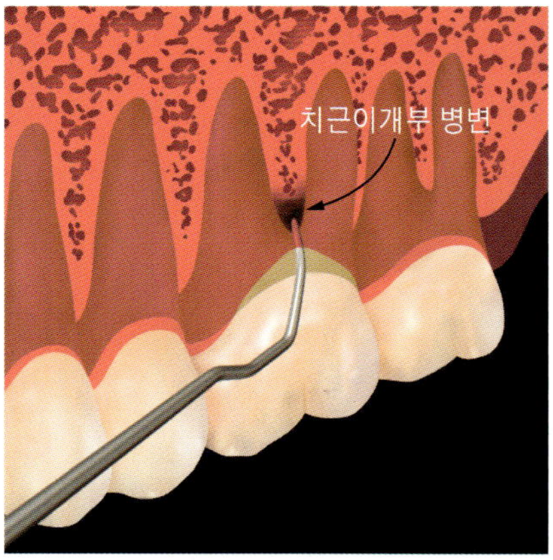

그림 1-7. 치근이개부 병변.

된 형태를 그리거나 디지털 카메라로 상태를 기록하면 좋다. 그러면 모든 치아의 plaque control record를 완성된 시점에서 보다 섬세하게 삼차원적으로 확인할 수 있고 환자의 양치질 방향과 습관을 파악하는 데 도움이 된다. 또한 디지털 데이터를 수집해 환자에게 plaque control의 숙달 정도를 확인시켜 주면 motivation up에도 도움이 된다.

Attachment level

Attachment level은 치면상에 치은이 부착해 있는 높이를 말하며 치아를 지지하는 치주조직의 양을 나타낸다(그림 1-6). 보통은 CEJ를 기준점으로 치주낭 기저부까지 거리를 pocket probe를 사용해 측정하고 그 값으로 표시한다. Attachment level은 치주조직에 의한 파괴, 치주질환의 개선 정도를 알기 위해 치주치료를 할 때 측정한다. 그리고 attachment level에는 기준점을 CEJ에 구하는 임상적 attachment level과 그 밖에 수복물, 교합면, stent에 설계해 측정하는 상대적 attachment level이 있다. 임상적 attachment level은 어느 시기에 국한된 역학조사나 단면조사에 효과가 있다. 상대적 attachment level은 치주치료의 효과를 경시적으로 조사할 때 유용하다.

치근이개부 병변(그림 1-7)

치근이개부 병변이란 복근치의 치근 사이 중격부에 발생한 병변을 말하며 프라그가 원인이 되는 치주질환이다. 상하악의 대구치 및 상악 제1소구치에서 관찰되며 치근이 복잡할수록 치근이개부 내에 있는 프라그와 치석을 제거하기가 곤란하므로 일반적으로 상악보다 하악의 예지성이 높다고 한다. 또한 치근이개부 병변의 원인이 될 수 있는 인자에는 법랑돌기(치근이개부까지 뻗어 있는 법랑질, 결합조직부착이 상실됨)의 존재와 감염근관에서 pulpal floor의 측지나 perforation으로 인한 감염을 생각할 수 있다. X선 검사에서는 치근의 형태, 측지의 유무, 치근이개부의 음영 정도를 검사한다. 그와 함께 육안으로 치아의 비정상 형태, 촉진에는 pocket probe, furcation probe, curette 등을 사용해 치주낭의 깊이, bleeding의 유무, 치근이개부 내의 골결손 상태를 검사한다.

세균 검사

치주질환과 가장 관련이 깊다고 하는 P. gingivalis, T. denticola, T. forsythia 3종류의 세균을 실시간 PCR법으로 검사할 수 있다(그림 1-8a).

이 검사는 초진 시에 중등도 이상의 치주질환이 확인된 경우, 또는 전악적 치주치료를 했는데도 개선되지 않는 증례에 효과가 있다고 생각한다. 이 검사를 통해 항생제의 선택투여가 가능해진다. 또한 임플란트 치료 시 위험이 있는 환자에게는 사전에 검사내용(그림 1-8b)을 고지할 수 있고 앞으로 있을 위험에 대해서도 설명을 해 동의를 구하는 판단 자료가 된다. 또한 본원에서는 위상차현미경을 사용해

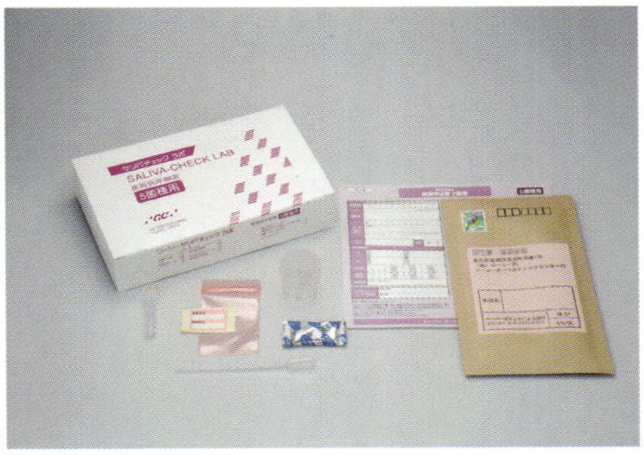

그림 1-8a. 'SALIVA CHECK LAB'(GC).

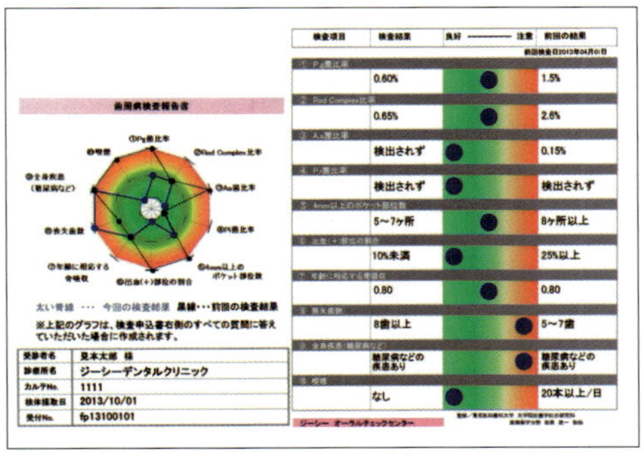

그림 1-8b. 'SALIVA CHECK LAB'의 치주질환 검사 보고서 예.

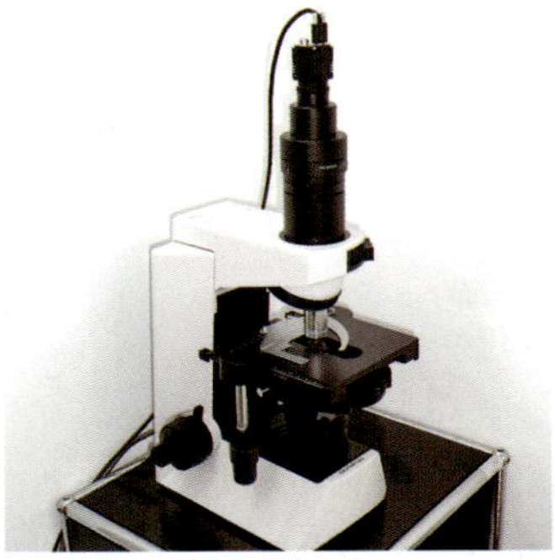

그림 1-8c. 위상차현미경.

세균의 종류와 양 및 활동성을 그 자리에서 확인하고 있는데 치료방침의 계획과 환자의 motivation up에 효과적이다(그림 1-8c).

item 5 구취 검사

최근에는 냄새 전반에 대한 관심이 높고 그중에서도 구취는 주목도가 높다. 특히 젊은 남녀 사이에 관심이 높아 구취를 주소로 내원하는 환자가 증가하고 있다. 그러나 구취의 판단은 환자의 감각에 의존하는 일면이 강하고 정신질환이 있는 환자도 있어 객관성이 떨어지는 점도 부정할 수 없다. 냄새의 원인은 구강 내 세균이나 소화기질환의 비율이 높아 plaque control이나 내과치료로 개선되는 비율도 높다. 최근에는 구취측정기처럼 구취를 수치화해 환자의 이해를 돕는 방법도 개발되었다(그림 1-9). 이와 같은 검사는 초기에 실시하고 TBI 등 motivation up에 활용하면 효과적이다. 또한 maintenance할 때 plaque control이나 생활습관의 개선을 판단하는 기준으로도 유용하다.

item 6 근관치료 검사

CHAPTER 3 근관치료 참조.

item 7 임플란트 검사

CHAPTER 5 임플란트 참조.

item 8 X선 촬영(그림 1-10a, b)

X선 촬영은 경조직의 위치와 형태의 파악, 정상 소견인가 비정상 소견인가의 판단, 병소의 장소나 범위, 치료 후 변화를 확인하는 데 검사의 목적이 있으며, 육안으로는 볼 수 없는 장소에 있는 병소를 검사하거나 진단하는 최강의 수단이다.

촬영방법에는 구강 내 X선 사진(10매법, 14매법, 바이트윙), 파노라마 X선 사진(orthopantomography)이 있고 현재는 머리만 촬영해 의과용 CT보다 피폭선량과 촬영시간이 적은 치과용 Cone Beam CT가 등장해 삼차원적 화상해석이 가능해졌다(그림 1-10c). 예를 들면 복잡한 치조골정의 흡수상태, 하악 매복 사랑니와 하악관의 위치관계, 치근이개부 병변, 치근의 형태, 근관 개수, 근첨병변의 범위 파악 등이다.

구취 검사

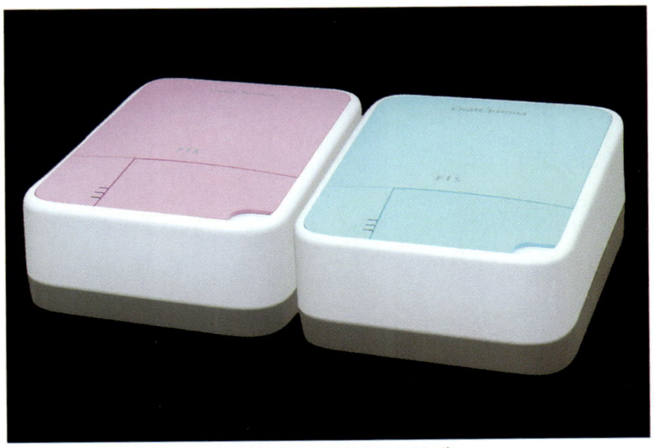

그림 1-9. 'OralChroma' 구취측정기(일본치과상사).

X선 촬영

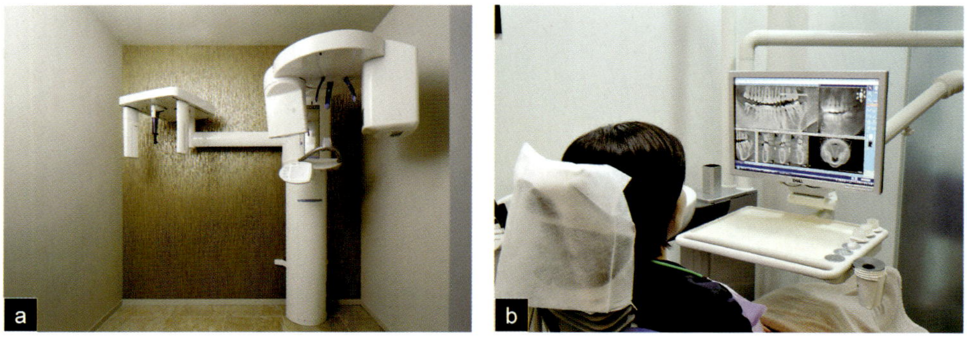

그림 10a. 세팔로 기능이 있는 CT.
그림 10b. X선 사진을 chair side에서 설명한다.

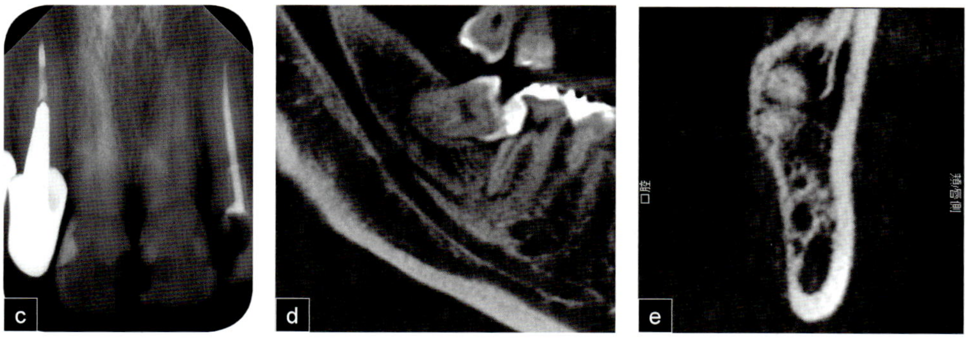

그림 1-10c. 구내법으로 촬영한 인접면 우식.
그림 1-10d, e. 하악 구치부 근첨과 하악관을 관찰해 하악관이 상하 2개로 분리된 것을 보이는 증례.

치주영역을 검사할 때는 치조정의 골흡수와 수평적 및 수직적 흡수, 치근이개부 등 치경부 부근을 관찰하는 촬영법을 선택한다.

인접면 우식을 검사할 때는 바이트윙이나 2등분법을 이용하고 근관치료에서 근관충전을 확인할 때는 등장법(rule of isometry)과 치근의 중첩을 피하기 위한 편심투영을 이용한다.

또한 상악동과 악관절의 관찰이나 전악 screening을 위해서는 파노라마 촬영이 유효하다.

촬영 시에 주의할 점은 필름이나 센서의 위치와 마찬가지로 환자 머리의 위치이다. 구내법이라면 촬영할 치아의 교합평면과 상이 평행해지도록, 파노라마 촬영이라면 frankfort 평면이 수평이 되도록 전후·좌우를 확인해 고정한다. 특히 하악이 돌출되듯이 위치를 잡으면 전치부가 단층영역에서 벗어나 영상이 흐릿해진다. 물론 피어싱이나 귀걸이, 가철성 국소 의치는 artifact가 되므로 제거하고 촬영한다.

현재 디지털화가 진행되어 방사선 피폭선량이 감소했다고 하지만 환자에게 무익한 촬영은 자제했으면 한다. 불필요한 피폭을 피하려면 재촬영하지 않는 것이 이상적이다. 해부학적 위치관계를 고려하여 인접치의 중첩, 치아의 경사, 치아의 회전이 있는 경우는 치근을 예측하여 필름이나 imaging plate를 설치하고 콘의 각도를 임의로 보정해 촬영한다. 그 밖에 주의할 점은 대지진 후 방사선 피폭선량의 관심이 높아져 X선 촬영에 과민반응을 보이는 환자도 있으므로 진단에 필요한 촬영이라는 것을 충분히 이해시켜야 한다.

item 9 구강 내 사진, 안모 사진(그림 1-11~1-13)

구강 내 사진은 기본적으로 5매법(정면, 상악 교합면, 하악 교합면, 좌측 측면, 우측 측면으로 구성)을 촬영한다. 그 밖에 구강 내외 각 평면을 검사하기 위해 안모 사진도 동시에 촬영하는 것이 좋다. 특히 전치부의 심미증례, 전악증례는 보다 자세한 정보가 많으면 많을수록 좋으므로 각각의 부분을 촬영하고 치료종료 시까지 연속성을 갖게 하면 치료의 진행과 치료 흐름을 쉽게 확인할 수 있다.

item 10 진단용 모형

연구 모형(그림 1-14a, 1-15a)

구강 검사의 한 자료이며 진단이나 계획에 사용하는 상하

구강 내 사진, 안모 사진

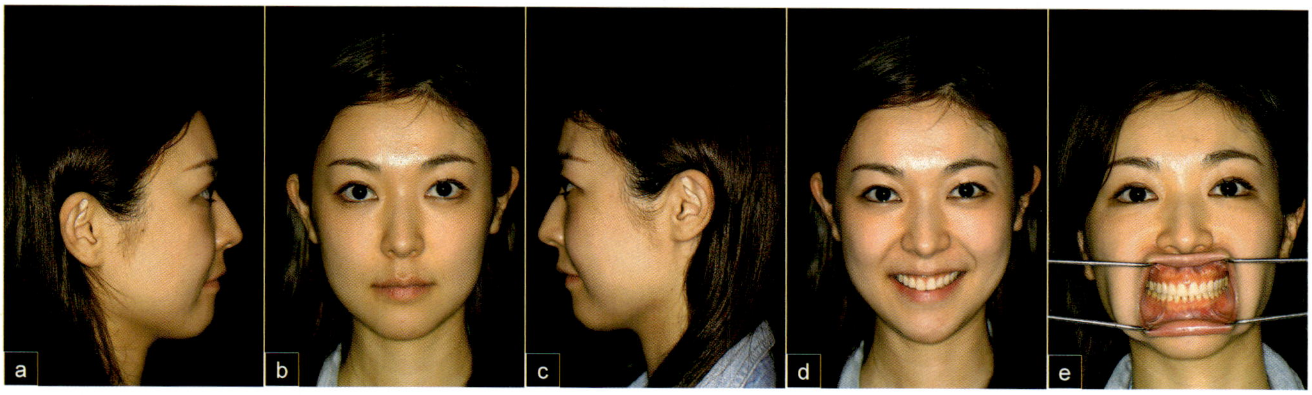

그림 1-11. 안모 사진.

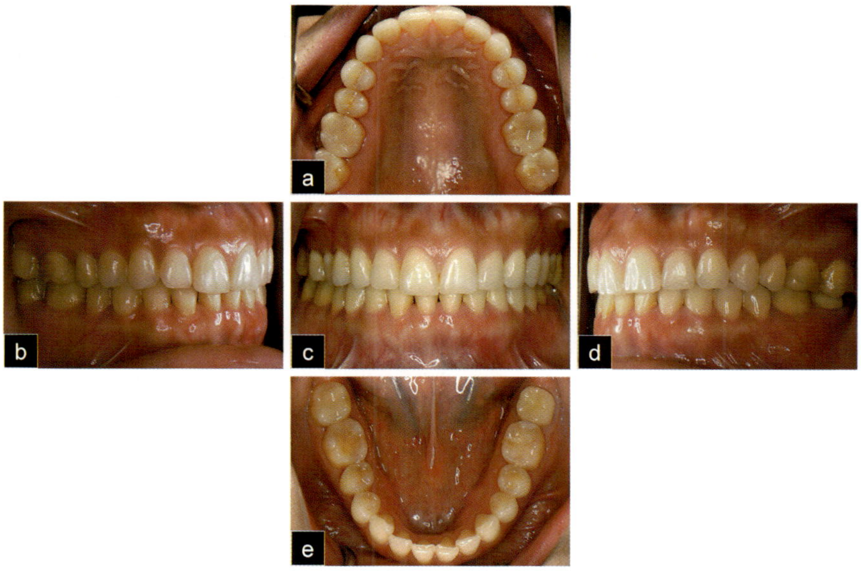

그림 1-12. 구강 내 사진.

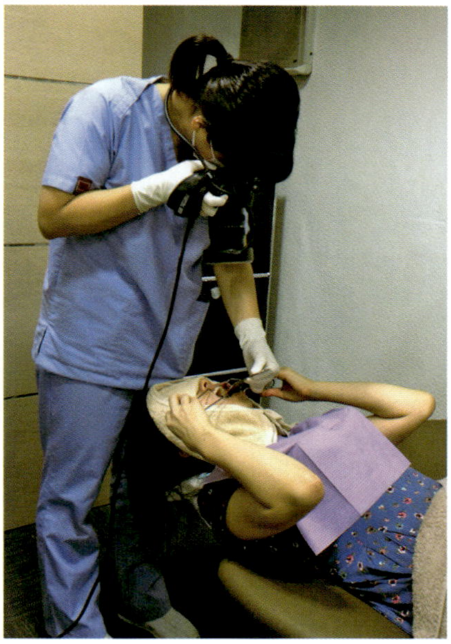

그림 1-13. 촬영 장면.

악 석고 모형이다. 구강 내 상태를 그대로 재현해 구강 내에서 직접 관찰하기가 어려운 치아와 치주조직의 형태와 기능을 다양한 각도에서 객관적으로 관찰할 수 있다.

진단용 wax up 모형(그림 1-14b, 1-15b)

교합고경을 올리는 전악치료에서 진단용 wax up 모형을 제작하면 이상적인 구강 내 환경을 모의적으로 재현하고 치료의 최종목표를 계획에 반영할 수 있다. Wax로 제작한 이상적인 교합면과 실제 치아의 식립위치 사이의 오차를 조사하여 차이가 없는 경우에는 치질의 삭제량이 적은 onlay type의 partial coverage를 선택할 수 있다. 또한 wax의 교합면과 치아의 식립위치 사이에 차이가 보이는 경우에는 치관형태와 치축을 어느 정도 변경할 수 있는 full coverage를 선택할 수 있도록 예측하고 검토할 수 있다. Wax의 교합면과 치아의 식립위치가 크게 차이 나는 경우에는 MTM과 같은 교정처치를 예측할 수도 있다. 그리고 결손부위에 임플란트를 식립할 때는 top-down treatment의 지표가 되기도 한다.

예측 모형(Set up model, 그림 1-16)

예측 모형이란 구강 모형상에서 각각의 치아를 분할하고 목적에 맞게 이동을 해 재배열한 모형이다. 이것은 교정치료를 계획할 때 참조자료가 되고 동적치료 종료 시점에서 이상적인 교합상태를 모의적으로 재현할 수 있게 된

진단용 wax up 모형

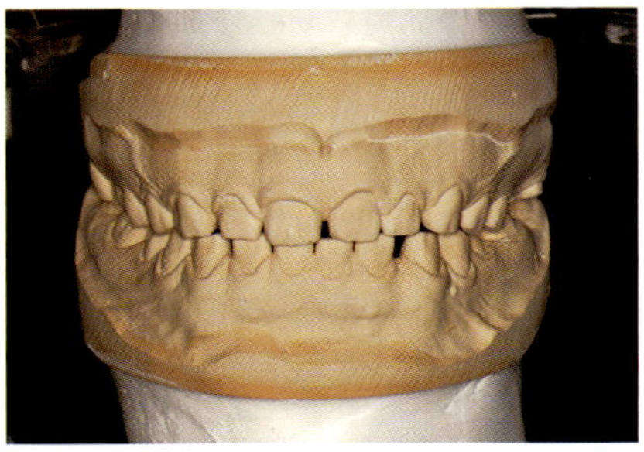

그림 1-14a. 연구 모형.

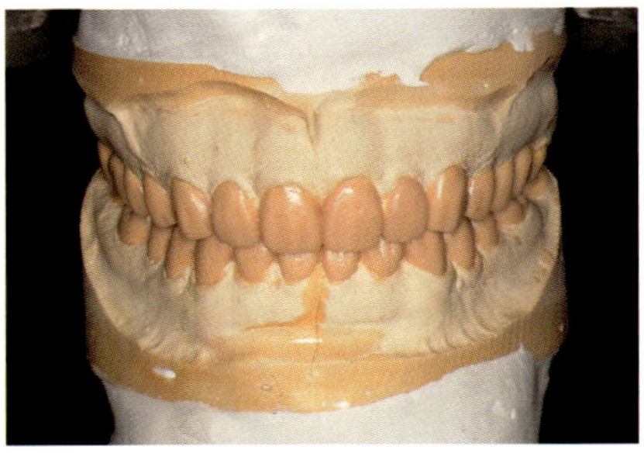

그림 1-14b. 진단용 wax up 모형.

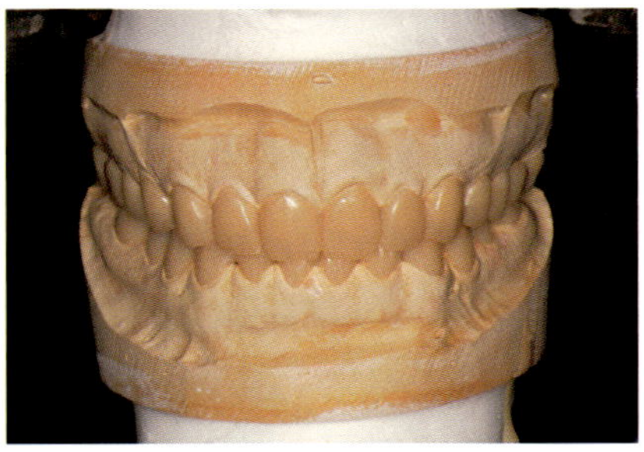

그림 1-14c. 진단용 wax up 모형에서 provisional restoration 제작.

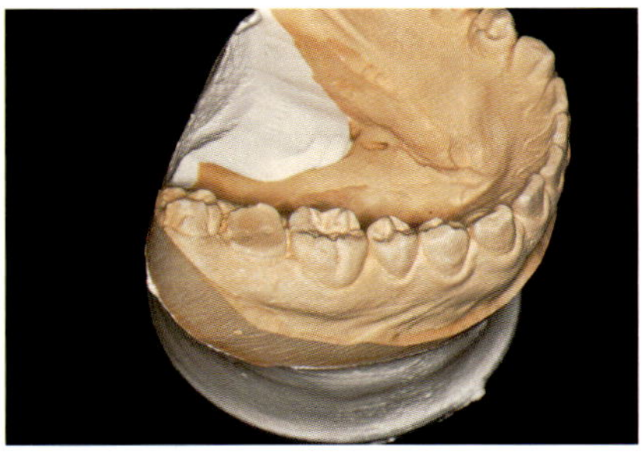

그림 1-15a. 연구 모형.

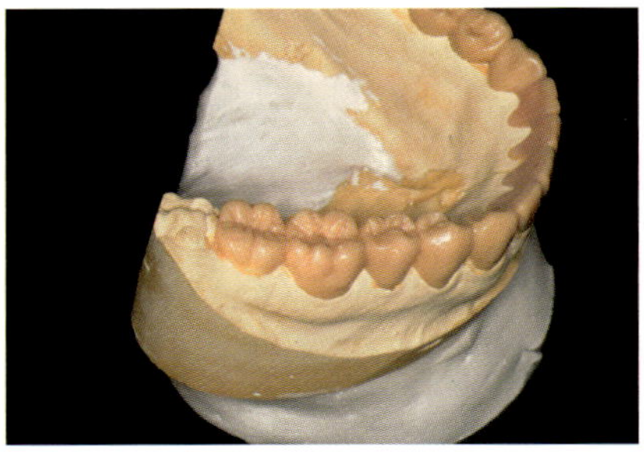

그림 1-15b. 진단용 wax up 모형.

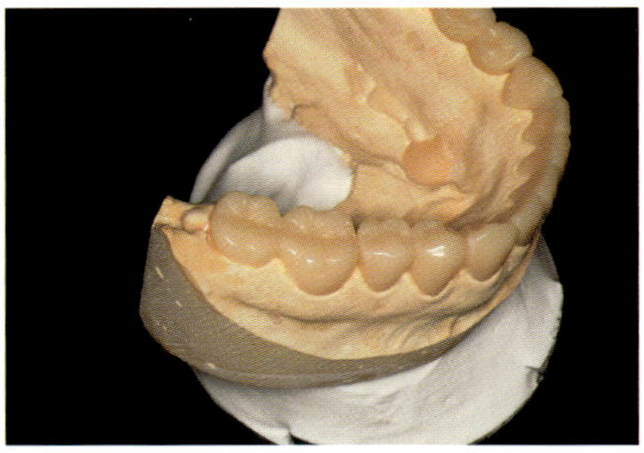

그림 1-15c. 진단용 wax up 모형에서 provisional restoration 제작.

다. 또한 각 치아의 이동방향과 이동량을 삼차원으로 평가할 수 있으므로 치료목표를 달성하기 위해 필요한 고정원의 세기, 적절한 발치부위, 치아의 이동한계 등을 평가하고 검토할 수 있다.

평행 모형

평행 모형은 모형의 상하악 기저면이 교합평면과 평행을 이루도록 제작한 모형이다.

치열의 디지털 데이터

최근에는 광학인상에 의한 스캐닝의 정밀도가 향상되었고 1회 촬영으로 얻을 수 있는 정보량도 비약적으로 증가하였다. 덕분에 모형으로 기공물을 제작하지 않아도 컴퓨터로 설계할 수 있게 되었고 모형 자체가 필요 없으므로 디지털 데이터로 보존할 수 있게 되었다. 따라서 수납공간의 문제, 시간 경과에 따른 약화, 환경 측면에서도 급속도로 발전할 분야로 기대를 모으고 있다.

예측 모형

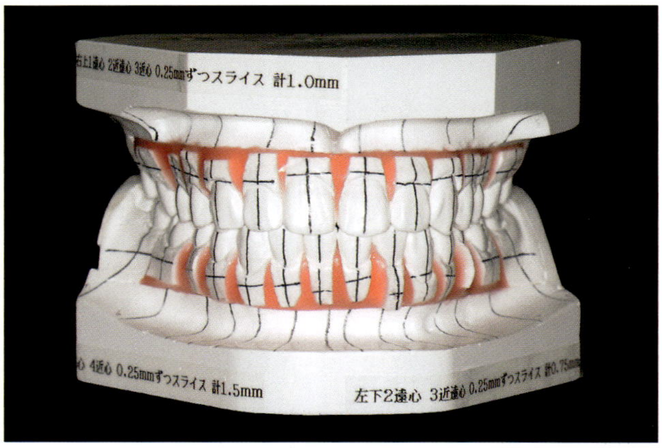

그림 1-16. 예측 모형(Set up model).

item 11 교합채득(그림 1-17, 1-18)

교합채득은 환자의 고유한 상하악 위치관계를 수평적, 수직적으로 기록하는 방법이다. 크게 정적 기록방법, 동적 기록방법, 디지털 기기를 이용하는 방법으로 분류할 수 있다.

정적 기록방법은 wax, 인상재, 실리콘, modeling compound, 석고 등의 재료를 상하악 치열 사이에 개재하여 교

교합채득

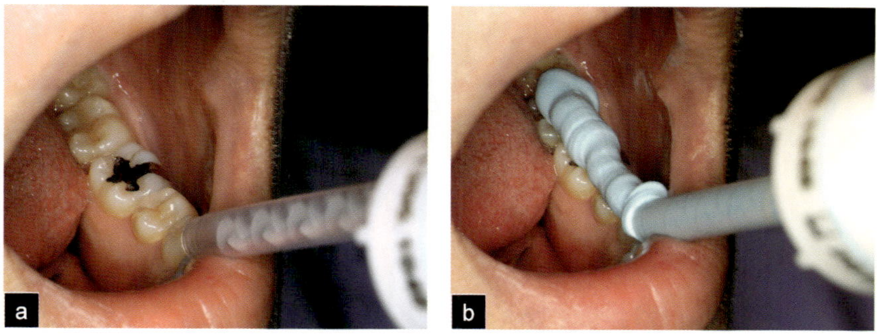

그림 17. 교합채득.

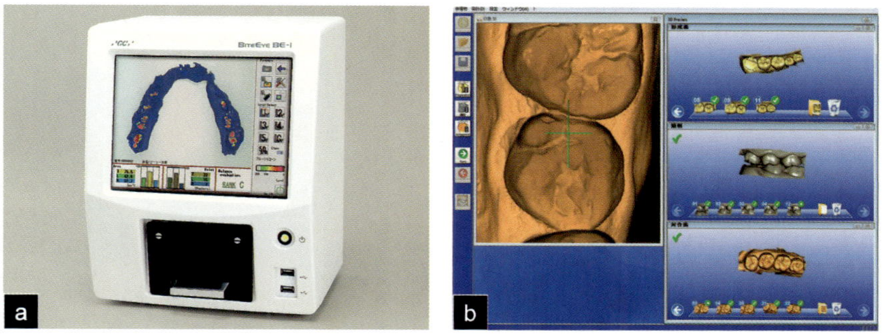

그림 1-18a. 'BITEEYE BE-I'(GC).
그림 1-18b. CEREC에 의한 교합채득.

합을 채득한다.

동적 기록방법은 하악의 기능운동로를 포함한 상하악의 위치관계를 기록하는 방법으로 대표적인 채득방법은 chew-in method가 있는데 오래 전부터 이용되어 왔다. 주로 상하악 치아의 접촉 활주운동을 기록하는 데 적합한 방법이다.

디지털 기기를 이용하는 방법에는 교합판과 모양이 비슷한 것을 물고 그 교합접촉면을 전자신호로 컴퓨터에 전송해 디지털화하여 교합접촉점을 재현하는 방법과, 디지털 인상으로 직접 구강 내에서 상하악 치열을 각각 스캐닝한 후에 다시 상하악 치열을 문 상태에서 측방의 위치관계를 스캐닝하고 미리 스캐닝한 상하 치열의 데이터와 적합시키는 방법이 있다.

item 12 Face bow(그림 1-19a~h)

Face bow는 악관절에 대한 상악의 위치관계를 기록하여 같은 관계에서 교합기의 개폐축에 대해 상악 모형을 설치하는데 이용하는 캘리퍼스와 비슷한 장치이다. 해부학적 기준점으로는 과두의 transverse horizontal axis와 지정된

Face bow

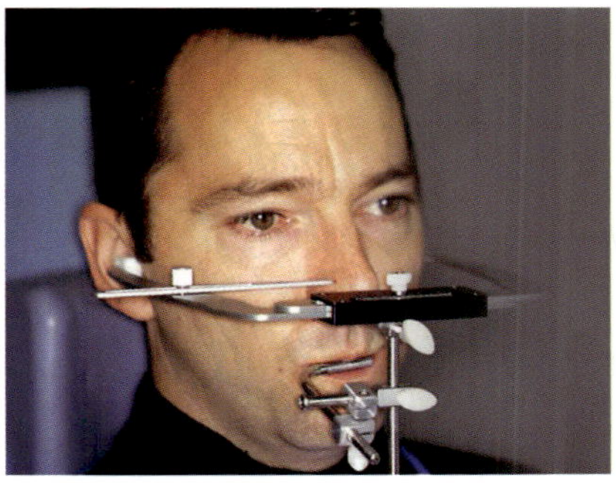

그림 1-19a. 'EXACTA FACE BOW MARKII'(Morita).

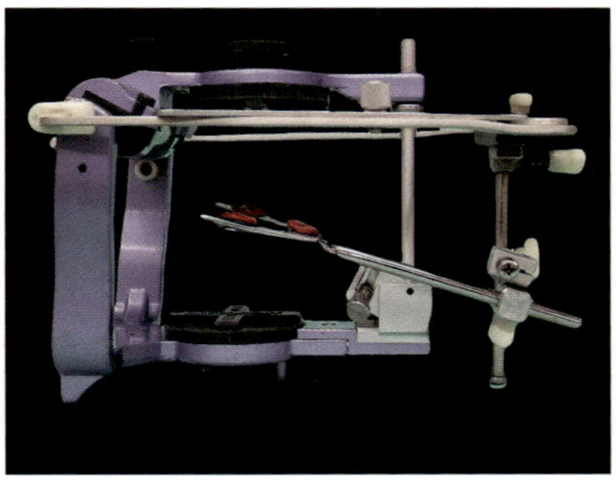

그림 1-19b. TWINHOBY 교합기(Morita)에 face bow를 설치한다.

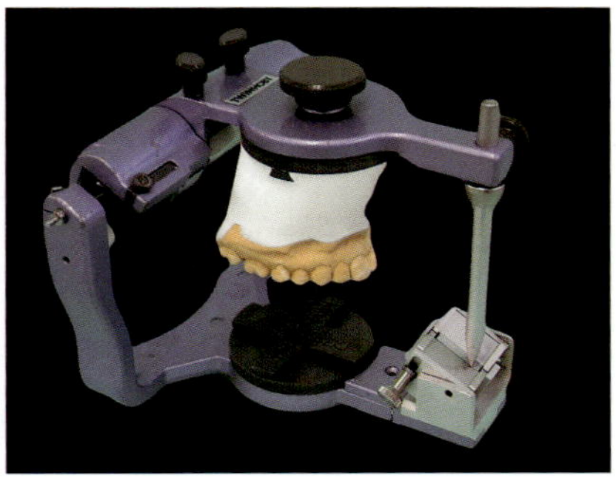

그림 1-19c. TWINHOBY 교합기에 face bow로 상악 모형을 mounting한다.

그림 1-19d. 'ARCUS'(KaVo Dental Systems).
그림 1-19e. 'PROTAR'(KaVo Dental Systems).

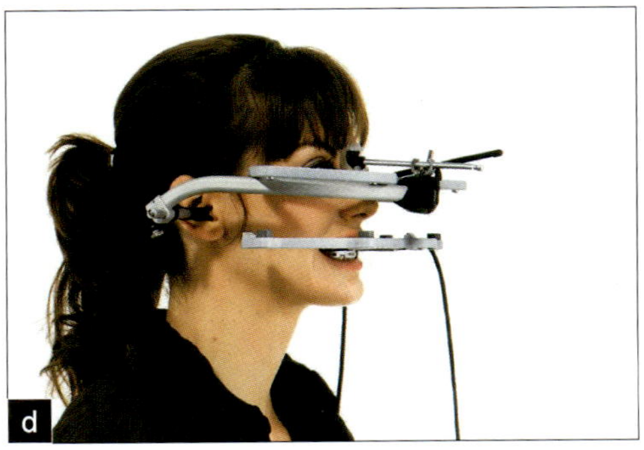

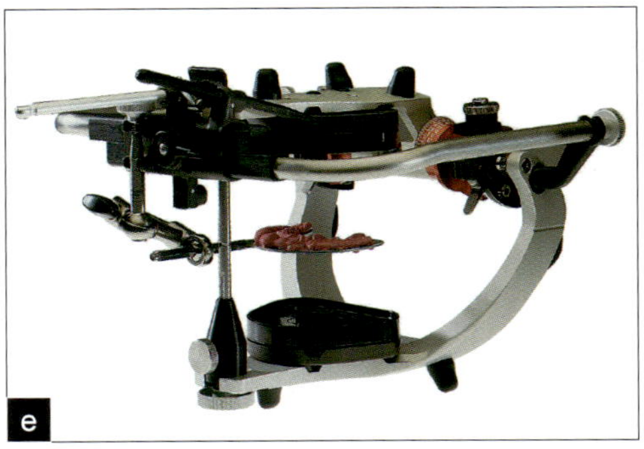

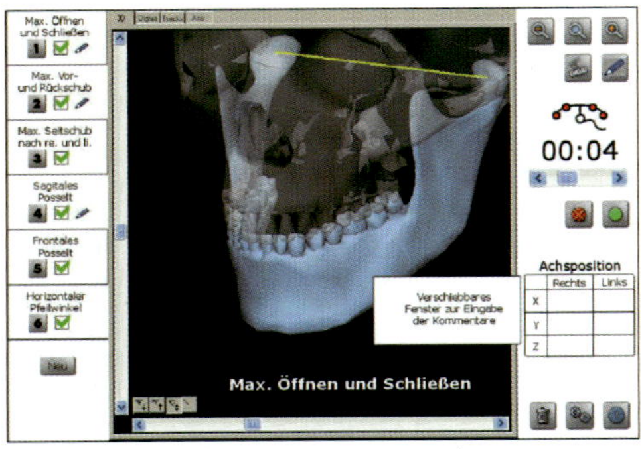

그림 1-19f. 'SC1'(KaVo Dental Systems)

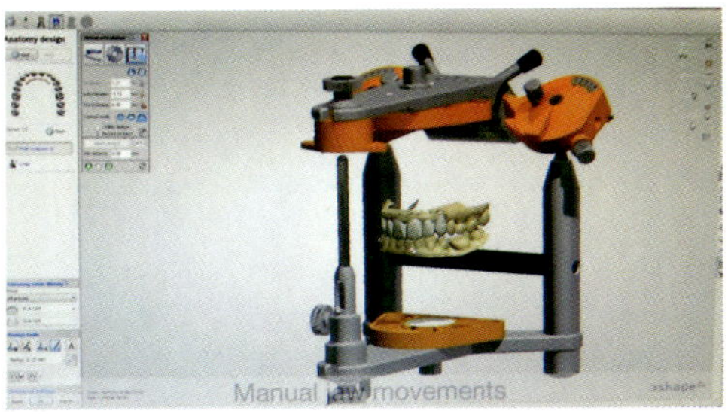

그림 1-19g. 'Virtueller Artikulator'(Zirkonzahn).

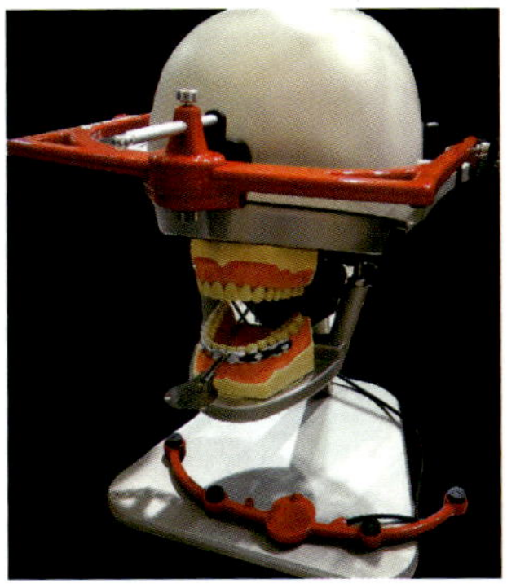

그림 1-19h. 'SICAT FUNCTION JAW MOTION TRACKER'(Sirona).

전방기준점을 사용한다. 그것은 상악치열의 위치를 기록하는 bite fork, face bow 후방기준점을 가리키는 stylus, 전방기준점을 지시하는 reference pointer로 구성된다.

최근에는 'ARCUS digma'(KaVo Dental Systems, 그림 1-19d~f)처럼 디지털로 face bow와 교합채득, 악관절의 운동을 복합적으로 채득할 수 있는 기기가 등장해 환자의 자세한 정보를 수집할 수 있게 되었다. 그 정보를 토대로 전용 교합기에 마운트하고 진단과 보철물 제작의 정밀도를 높인다. 또한 이 분야는 계속해서 발전하고 있으며 응용 가능성도 높아 업체마다 개발에 힘쓰고 있다. 따라서 가까운 미래에는 교합기 자체도 디지털화(그림 1-19g)되어 디지털 인상과 CAD/CAM으로 정밀도 높은 전악 보철물을 컴퓨터 작업으로 제작할 수 있게 될 것이다.

참고문헌

1. 日本歯科保存学会・編. う蝕治療ガイドライン. 京都：永末書店, 2009.
2. 名和弘幸, 後藤滋巳, 岡山直樹. 矯正歯科における技工　第２回 矯正診断に用いる模型を知る. 歯科技工 2003；31(8)：944-951.
3. 保母須弥也, 高山寿夫, 波多野泰夫. 咬合学辞典. 東京：クインテッセンス出版, 1998.
4. 角田正健. 口臭測定の現状. デンタルハイジーン 1999；203：1100-1103.
5. Misch CE. Contemporary implant dentistry. Missouri：Mosby Elsevier, 1993.
6. Lindhe J, Karring T, Lang NP. Clinical periodontology and implant dentistry. Blackwell, 2003.
7. Hobo S, Whitsett LD, Jacobi R, Brackett SE. Fundamentals of fixed prosthodontics. Quintessence Publishing, 1997.
8. Cook KT, Fasbinder DJ. Accuracy of CAD/CAM crown fit with infrared and LED cameras. Int J Comput Dent 2012；15(4)：315-326.
9. Papasotiriou OS, Nathanson D, Goldstein RE. Computer imaging versus conventional esthetic consultation：a prospective clinical study. Computer imaging versus conventional esthetic consultation：a prospective clinical study. J Esthet Dent 2000；12(2)：72-77.
10. 日本歯周病学会・編. 歯周病の診断と治療の指針. 東京：医歯薬出版, 2007.
11. 東京医科歯科大学医学部付属病院検査部. 院内検体検査基準範囲一覧　改訂第一版, 2006. http://www.tmd.ac.jp/med/mlah/new_for_patient/reference_interval_20120418.pdf
12. 古本啓一, 岡野友宏, 小林　馨. 歯科放射線学　第４版. 東京：医歯薬出版.
13. 日本口腔インプラント学会・編. 口腔インプラント治療指針. 医歯薬出版, 2012.
14. 井上孝, 松坂賢一. 口腔医療に必要な臨床検査. 東京：デンタルダイヤモンド, 2012.
15. 鈴木丈一郎. 認定歯科衛生士が行う歯周病管理に必要な知識と技能. 日歯周誌 2010；52(3)：270-274.

CHAPTER 2

보존수복

CHAPTER 2 보존수복

MI를 기본으로 하는 CR 수복의 기본 테크닉

method 1 CR 수복의 장점

Composite resin(CR)은 금속주조수복과 달리 인상채득이 필요 없고 자연치 색에 가까운 충전재료로 아말감 치료를 대체해 발전해 왔다. 인상재, 모형, 금속의 구입비, 기공료가 발생하지 않고 환자 입장에서도 내원 회수와 치료비를 줄일 수 있으며 '보험이 되고 치아 색으로 치료할 수 있어' 폭넓게 보급되었다.

2002년 FDI(국제치과연맹)에서는 우식관리를 위한 MI(minimal intervention)의 기본 원칙을 제안했는데, 우식에 대해 최소 침습, 불량 보철물에 대해서는 제거하기보다는 보수를 선택할 수 있다는 관점에서 CR은 중요한 역할을 담당한다. 기본 개념은 표 2-1의 5항목으로 요약할 수 있다.

재료의 진보와 심미

상아질에 대한 접착이 가능해지고 self etching system 같은 접착 시스템의 진보, layering technique에 의한 색의 재현성과 연마성이 뛰어난 광중합형 CR의 개발, 고출력의 광중합 재료와 기기가 등장해 우리 일반 개업의 입장에서 CR은 큰 설비투자 없이 1회 치료로 심미적 요구가 강한 환자를 만족시킬 수 있어 심미치과영역에서 가능성이 큰 매력적인 재료가 되었다.

구치부에도 사용할 수 있고 기존의 와동 내에 충전하는

표 2-1. FDI가 제안한 MI의 5항목

① 구강 내 세균총의 개선	우식은 감염증이므로 가장 중요한 것은 감염 자체의 조절, 즉 프라그를 제거하고 당분의 섭취를 제한할 필요가 있다.
② 환자 교육	환자에게 우식이 되는 과정을 설명하고 식사지도와 구강청소지도를 병행해 예방법을 설명할 필요가 있다.
③ 법랑질, 상아질의 우식, 아직 cavity를 형성하지 않은 우식의 재석회화	탈회와 재석회화 사이클에서 타액은 중요한 역할을 담당하므로 양적, 질적으로 평가되어야 한다. 법랑질의 white spot이나 cavity를 형성하지 않은 우식은 진행이 정지되거나 치유된다는 사실이 증명되었다. 따라서 그런 병변에 대해서는 먼저 재석회화요법을 진행해 경과를 관찰해야 한다. 병변의 확대 여부를 경과관찰을 통해 확인할 수 있도록 병변의 범위를 객관적으로 기록할 필요가 있다.
④ Cavity를 형성한 우식에 대해 최소 침습	치질을 삭제하는 외과적 개입은 우식의 진행을 정지시킬 수 없는 cavity가 있는 경우나 심미적, 기능적 요구가 있는 경우로 제한해야 한다. 치아를 삭제할 때 자연치질의 보존에 절대적으로 힘쓰고 삭제 행위는 파절할 것 같은 법랑질과 감염 상아질로 제한한다. 삭제할 때는 상황에 맞게 hand instrument, 회전기구, 음파 및 초음파장치, airbrasion 장치, 레이저 장치를 사용한다. 와동은 대부분의 경우 감염 상아질의 확대 정도를 보고 결정하므로 형태가 저마다 다를 수 있다. 와동의 형태가 미리 결정된 것은 아니다. 와동의 크기를 최소화해 글래스아이오노머 시멘트나 composite resin 등 접착성 재료로 수복한다.
⑤ 결함이 있는 수복물의 보수	수복물을 제거하면 결과적으로 건전치질도 어느 정도 삭제하게 되므로 와동의 크기가 확대되는 것을 피할 수 없다. 치과의사는 임상적으로 판단하고 상황에 맞게 수복물 전체를 재수복하는 대신 보수하는 방법을 선택할 수도 있다.

※ 일본치과보존학회의 우식치료 가이드라인에서 인용.

내측성 타입에서부터 onlay나 direct veneer 등 구강 내에서 직접 제작하는 방법도 소개되고 있다.

Maintenance는 필요하다

심미적 배려가 필요한 곳은 꼼꼼한 보수가 필요하고, 교합에 직접 관여하는 영역에 충전한 경우는 night guard같은 보호 장치가 필요하다는 사실과 시간 경과에 따른 변화의 가능성을 환자에게 설명한다. 이차우식이나 탈락에 이르지 않도록 정기 내원을 독려하는 환자교육은 이후 환자와의 신뢰를 이어가는 데 있어서 MI의 중요한 요인이 된다.

우리들이 예방적인 확대를 포함하여 치질을 다량으로 삭제하면 그것은 비가역적인 행위가 되고 만다. 현시점에서 CR 수복에 그치지만, CR 처치는 몇 년 후에 더 뛰어난 수복물이 등장할 때까지 임시충전재로서의 역할도 한다.

날마다 새로운 CR과 접착 시스템이 발매되므로 굳이 재료의 우열과 조성에 대해서는 언급하지 않고 개업의가 임상에서 사용할 때 주의할 점과 테크닉에 대해 기술하기로 한다.

method 2 검사

CHAPTER 1 '우식 검사', 'X선 검사' 항을 참조.

method 3 마취

MI 관점에서 마취 없는 치료도 선택할 수 있지만 환자의 심리적 부담을 생각하면 러버댐 방습과 같은 처치는 마취 필요성이 높아진다. 바늘을 찌를 때에 표면마취를 활용하거나 'SYRIJET'처럼 바늘 없는 마취로 공포심을 억제할 수 있는 기기를 사용했으면 한다(그림 2-1a). 주입속도나 압력을 조절할 수 있는 전동주사기의 활용도 좋다(그림 2-1b). 삭제를 시작할 때에 마취 효과를 확인하는 것은 물론 치료가 길어진 경우에는 항상 환자상태를 파악하여 마취약을 추가할지 판단한다.

※ CHAPTER 3 참조.

method 4 러버댐(그림 2-2a~e)

러버댐을 이환치에, 필요하다면 인접치를 포함하여 장착한다. 러버댐 방습은 타액이나 혈액이 와동을 오염시키는 것을 예방할 뿐만 아니라 접착에 영향을 미친다고 여겨지는 환자가 내뱉는 호흡에 들어 있는 수분도 배제할 수 있다. 특히 시간이 필요한 다수치 처치에는 환자에게도 편안함을 준다. 러버댐이 불가능한 경우, 간이방습이기는 하지만 'ZOO'(APT)는 뛰어난 방습기기이다(그림 2-2d, e).

method 5 감염치질의 제거(그림 2-3a~e)

연마제를 묻힌 robinson brush로 연마한 후 건전치질을 보존하면서 감염치질과 충전물을 제거한다. Microscope를 사용할 때는 MI용 round diamond bur를 사용한다(그림 2-3a~c). 이때 우식 상아질의 감염층을 염색하는 우식검

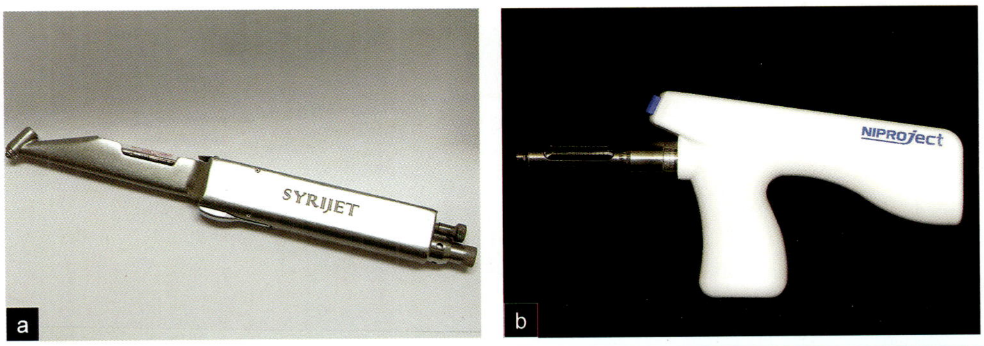

그림 2-1a. 바늘 없는 주사기 'SYRIJET'(Mokuda trading Co).
그림 2-1b. 'NIPROJect'(Morita).

러버댐

그림 2-2a. 라텍스 프리 러버댐 시트 'Flexi Dam'(roeco), clamp(Hu-Friedy).
그림 2-2b. CLAMP FORCEPS (Hu-Friedy).

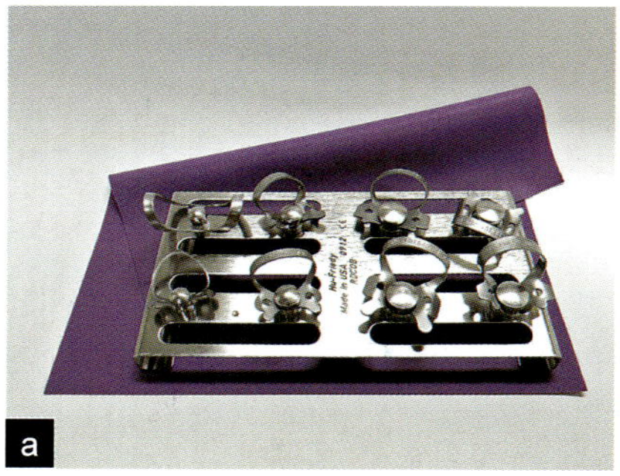

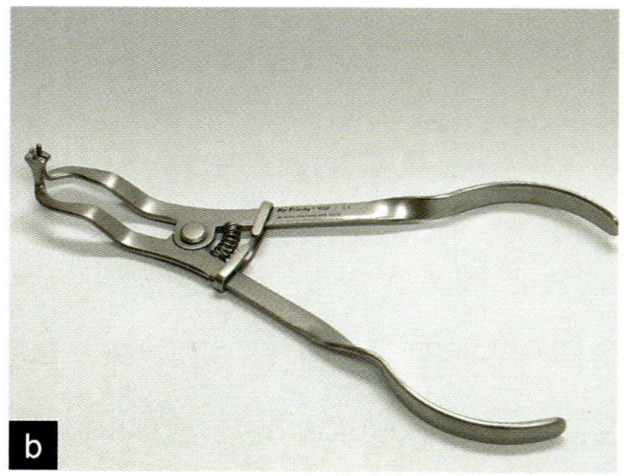

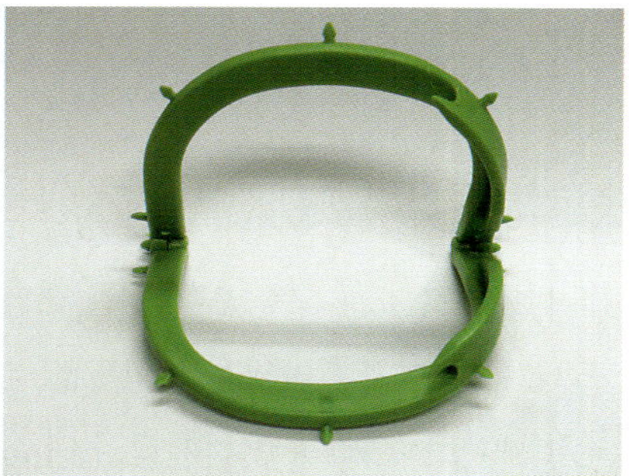

그림 2-2c. 힌지부분에서 개폐가 가능한 플라스틱 프레임(roeco).

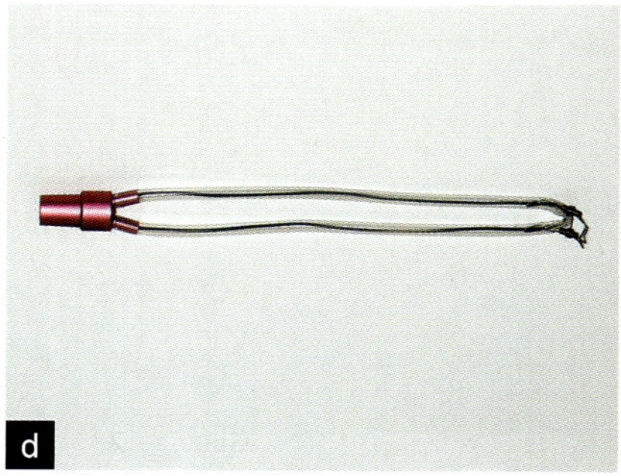

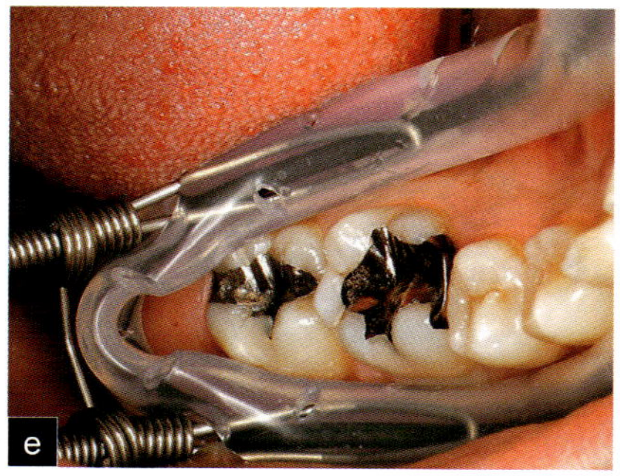

그림 2-2d, e. 'ZOO'(APT).

지액 'Caries Check'는 임상경험이 적은 치과의사에게도 좋다(그림 2-3d). 와동 내를 건조시켜 염색액으로 염색하고 3초 후(Caries Check의 경우)에 수세한다. 특히 법랑상아질 경계의 우식 확인에는 microscope를 사용했으면 한다. 제거할 때는 저속회전의 round bur와 잘 드는 excavator가 필요하다(그림 2-3e).

감염치질의 제거

그림 2-3a. MI용 다이아몬드 버(GC).
그림 2-3b. MI용 STAINLESS BURS(MANI).

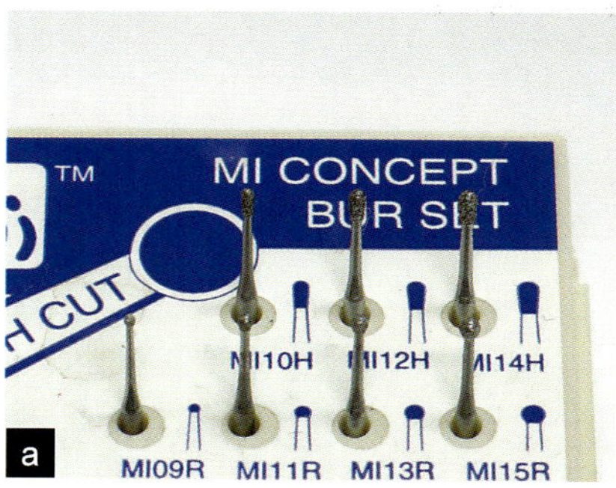

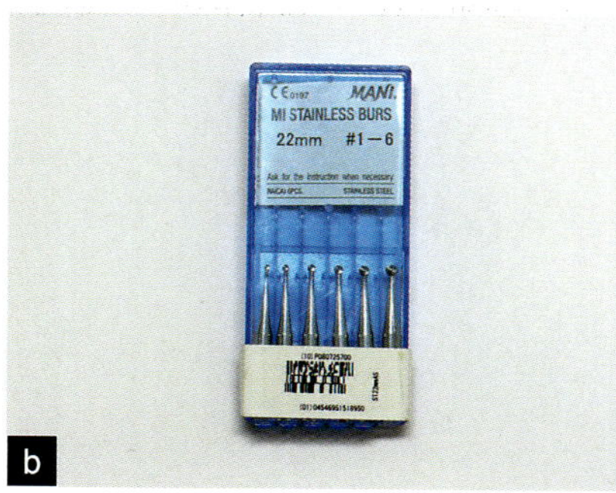

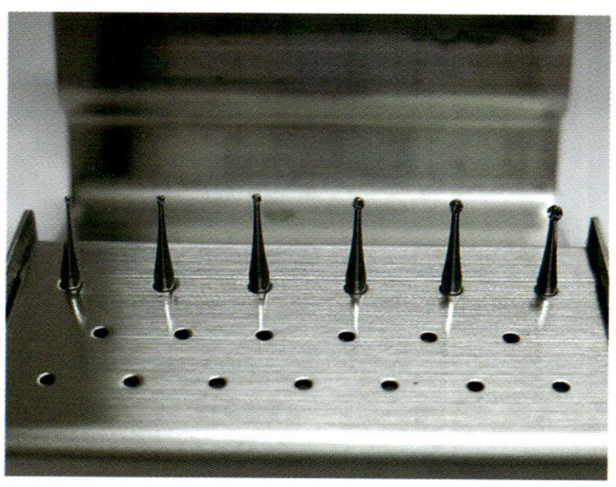

그림 2-3c. MANI #1~#6(MANI).

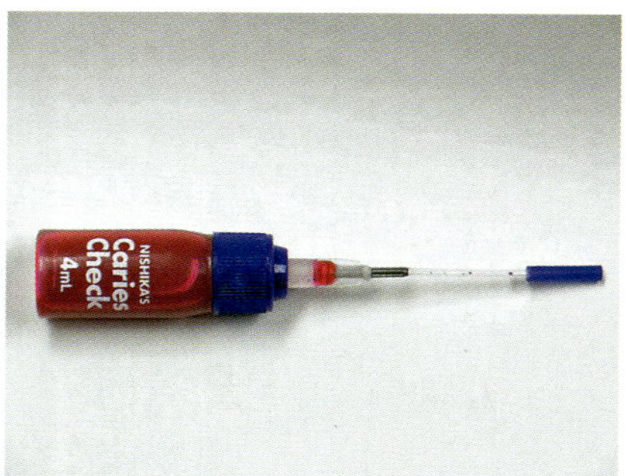

그림 2-3d. Caries Check(일본치과약품).

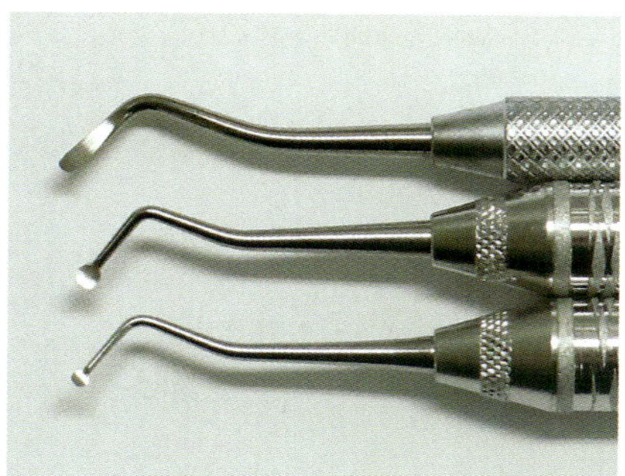

그림 2-3e. Excavator(위: YDM, 아래 2개: Hu-Friedy Japan).

method 6 형성(그림 2-4a~e)

기본적으로 감염치질을 제거한 후의 상태의 와동을 대상으로 형성을 한다. 와동 바깥쪽에는 bevel을 길게 만들어 접착력을 높이고 CR과 경계부분을 알아볼 수 없도록 wave bevel로 마무리한다(그림 2-4a, b).

유리에나멜도 가능하면 보존한다. CR이 뒤에서 받쳐주어 보존이 가능해질 뿐만 아니라 레진을 축성할 때 형태를 부여하기가 쉬워진다. 인상채득을 고려하여 undercut이 없고 밖으로 벌어지는 와동을 형성할 필요는 없지만 교합관계를 미리 확인해 와동 경계부에 교합압이 가해지지 않도록 한다. 버가 인접면을 훼손하지 않도록 metal matrix를 사용하는 경우도 있다. 접착력을 기대하기 위해 접착면적을 확대하면서 불필요한 삭제를 줄이고 치질구조의 약화를 방지하는 터널 형성이나 슬롯 형성이 효과적이다(그림 2-4c).

이때 문제가 되는 것이 주위 치질에 가려 잘 보이지 않는 곳의 감염치질을 완벽하게 제거하지 못하거나 레진 충전 후 마진부의 micro-leakage이다. 이것은 이차우식이나 탈락, 치주질환의 원인이 되고 냉수통이나 교합통 같은 치수증상의 발현으로 이어진다.

건전치질과 유리 에나멜을 남기려면 터빈 헤드에 방해받지 않는 long shank bur가 microscope를 사용할 때도 상당히 효과적이다(그림 2-4d, e).

Shade taking은 우식이나 충전물이 치질 색에 영향을 미치지 않도록 우식이나 충전물을 제거해 본래 치질 색을 확인한 후 진행한다. 건조되면 치아가 하얗게 보이므로 부착물을 제거하고 진료를 개시한 직후 바로 shade taking하는 것이 좋다.

형성

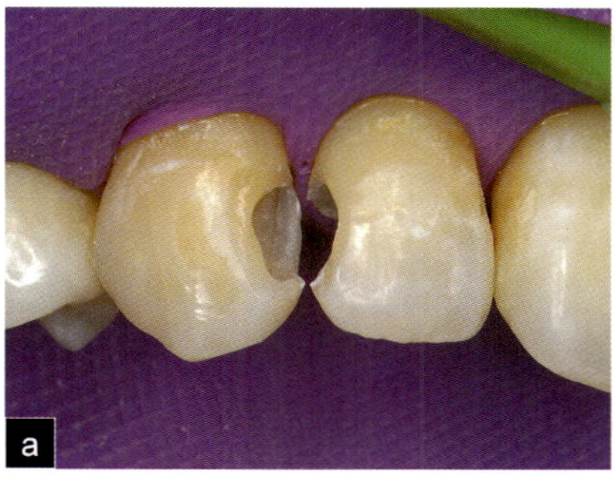

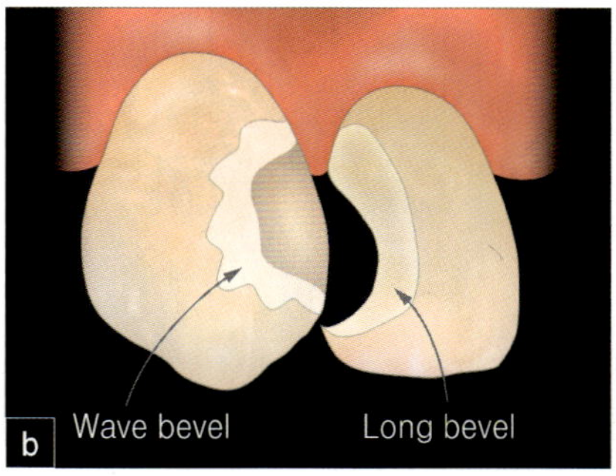

그림 2-4a. 충전물이나 감염치질이 색에 영향을 미치지 않도록 하고 shade taking한다. 치아를 건조시키면 하얗게 보이므로 주의한다.
그림 2-4b. Long bevel이나 wave bevel을 형성한다.

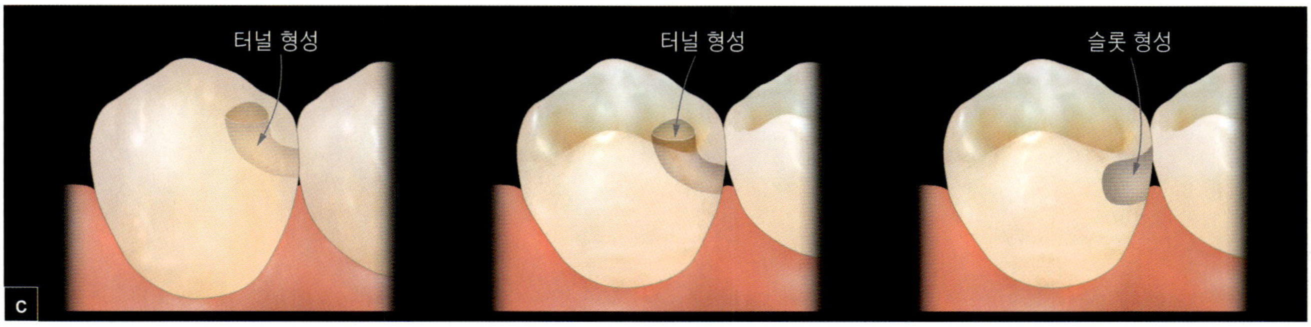

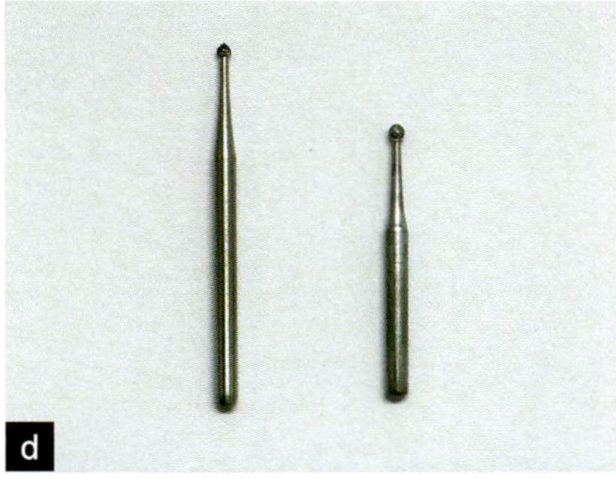

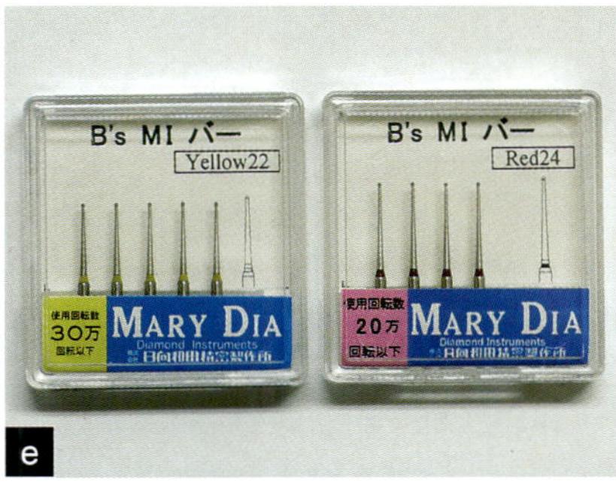

그림 2-4c. Class II의 터널 형성과 슬롯 형성. 변연융선을 보존하면서 감염치질을 남기지 않도록 주의한다.
그림 2-4d. Long shank bur와 regular bur의 비교.
그림 2-4e. B's MI bur(MARY DIA).

method 7 매트릭스(그림 2-5a~h)

치관의 풍융을 재현하고 인접면의 형태부여가 편리한 투명밴드나 'VariStrip'(Garisson, 미국)이 있다(그림 2-5a). CR 충전할 때 부족하거나 흘러나오는 것을 막아주고 출혈에 의한 오염과 인접치에 불필요한 etching을 방지한다. Wedge(그림 2-5b), 'Composi-Tight 3D'(Morita, 그림 2-5c~f), 'Wedjets Stablising Cord'(HYGENIC, 그림 2-5g, h), 바이타이링으로 틀어지지 않도록 치경부에 확실하게 고정한다. Wedge는 충전작업과 광조사하는 반대측에서 삽입하면 그 후 작업이 쉬워진다.

method 8 치면처리(그림 2-6)

현재는 etching, priming, bonding의 3단계 타입에서 1회에 etching과 priming하고 본딩재를 도포하는 2단계 타입, 1 bottle 1 step(올인원)의 self etching type까지 판매되고 있다. 그러나 치과의원이 다양한 종류의 시스템을 준비하는 것은 비용이나 작업의 측면에서 현실적이지 않다. 술자에 상관없이 실패가 없는 시스템이 바람직하겠지만 다른 시스템보다 접착력은 다소 떨어지더라도 조작성을 생각해 1 step type이 좋다고 생각한다.

매트릭스

그림 2-5a. 'VariStrip'(Garrison Dental Solution)은 전치부 인접면의 풍융에 맞는 형태.
그림 2-5b. 매트릭스를 치경부에서 지지해 주는 'Inter Dental Wedge'(Sybron Dental).

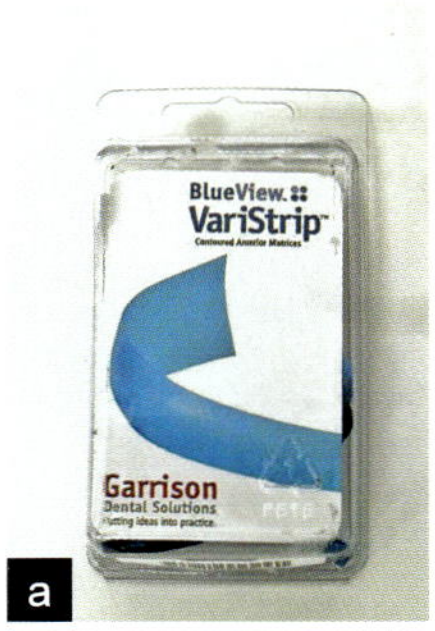

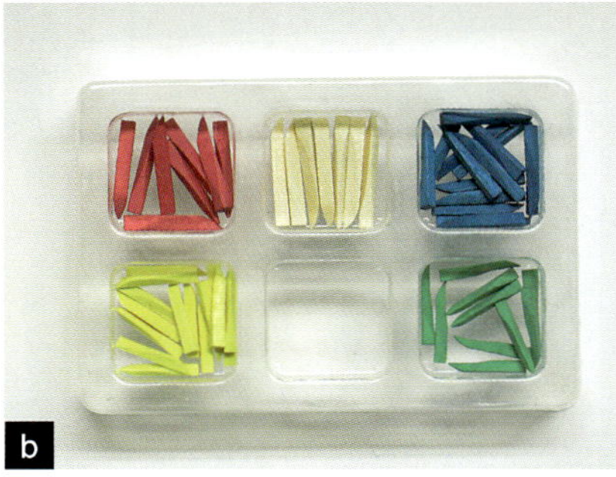

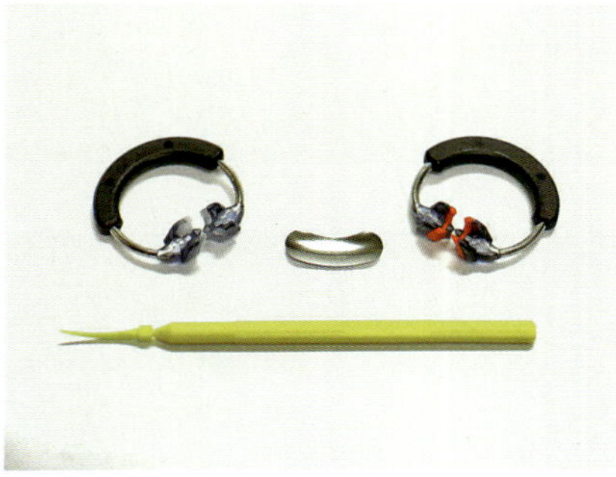

그림 2-5c. 'Composi-Tight 3d Retainer'(위 좌우), '3D Matrix band'(위 중앙), 'Wedge Wands'(아래, 이상 Morita).

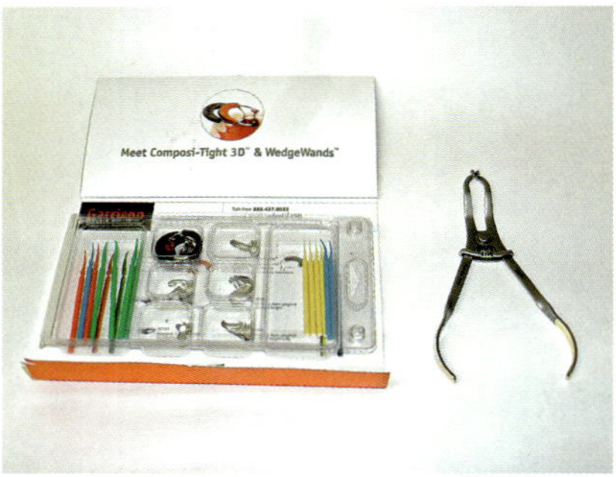

그림 2-5d. 'Composi-Tight Starter Kit'(좌측, Morita). 'Composi-Tight 3d Ring Forceps'(우측, Morita).

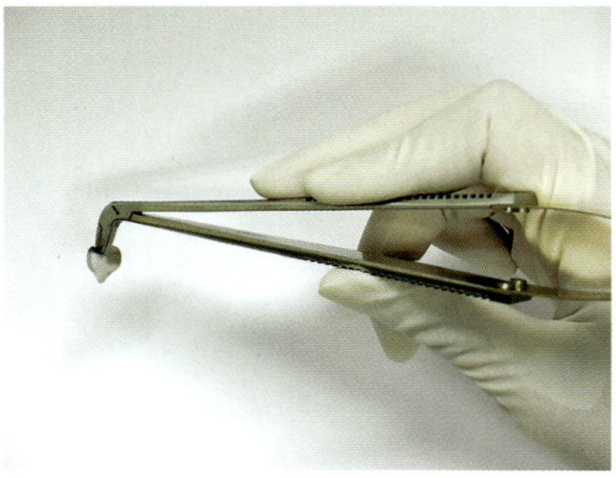

그림 2-5e. 매트릭스 밴드를 잡고 제거하기 위한 플라이어.

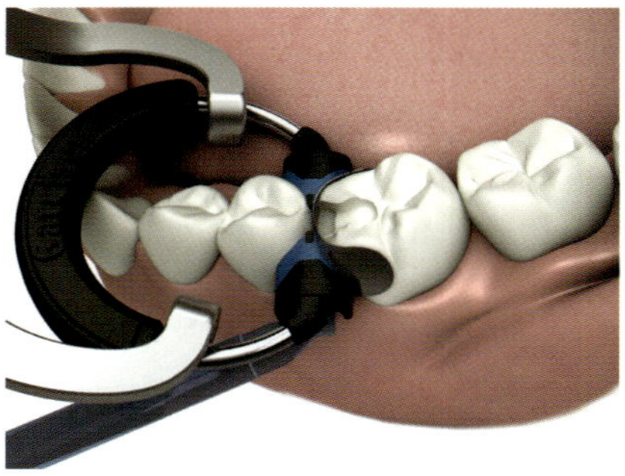

그림 2-5f. 'Composi-Tight 3d Retainer System'의 '3D Matrix band'를 retainer와 wedge로 고정한다.

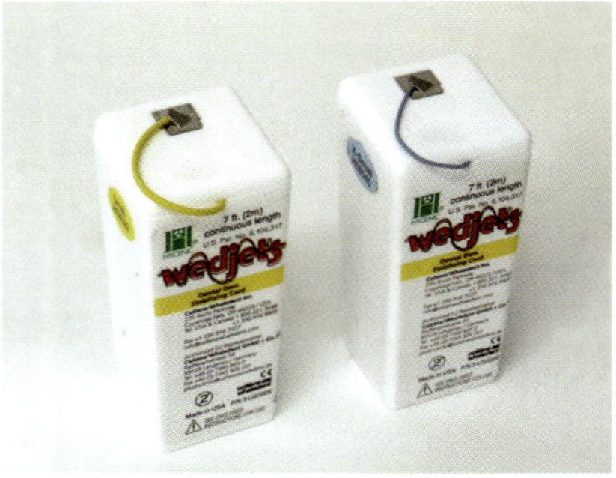

그림 2-5g. 'wedjets'(Takara Belmont).

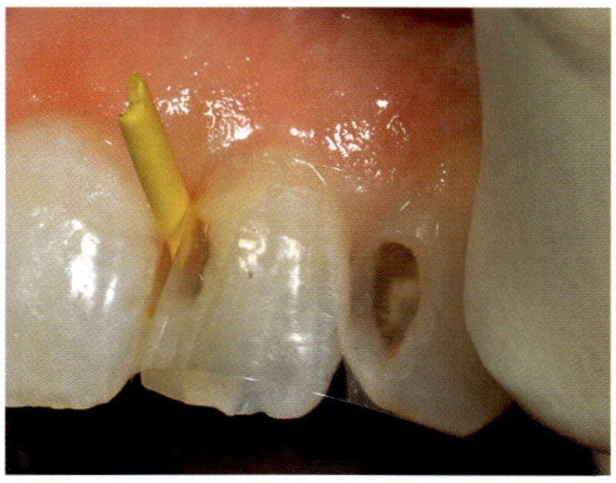

그림 2-5h. 매트릭스를 넣고 'wedjets'(Takara Belmont)로 치경부에 압접한다.

주의사항

치면처리는 설명서에 정한 시간과 도포방법을 지키고 chair side의 타이머로 확인하는 습관을 기른다. 이 점을 지키지 않고 대충 처리하면 기계적 성질을 충분히 발휘하지 못하는 원인이 된다. 특히 본딩할 때 air blow는 본딩 레진에 들어 있는 아세톤, 에탄올을 휘발시키는데, 층이 얇아지지 않도록 시간과 강약에 주의한다.

치면처리

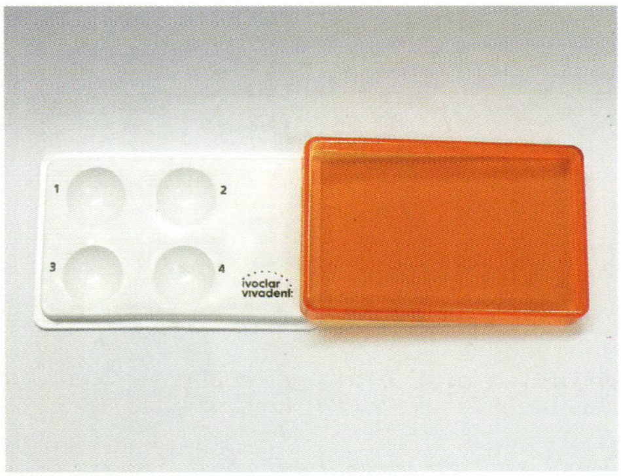

그림 2-6. 차광 덮개가 있는 'VIVAPAD' (Ivoclar Vivadent).

보존과 관리

보존과 관리 상태를 무시하기 쉬운데 트레이의 오염과 수분을 확실하게 제거한다. 또한 액을 떨어뜨리기 전에 병을 잘 흔들어 처음 1방울을 버린다. 건조하면 성분이 변하므로 사용하기 직전에 트레이에서 꺼내고 유닛 주변의 조명에 영향을 받지 않도록 본딩재를 차광하고 액을 도포하는 시간을 지킨다. 충전기에 묻은 알코올류나 진료용 글러브의 가루는 경화를 방해하므로 반드시 제거한다(그림 2-6).

method 9 충전

광중합 composite resin(그림 2-7a, b)

CR을 선택하는 기준은 기계적 성질은 물론 형태부여의 용이성, 충분한 작업시간, 단시간의 광중합, 연마 후 심미성 등을 생각할 수 있는데 술자가 직접 여러 종류를 사용해 보고 선택하는 것이 좋다. 보다 심미적인 요구에 부응하려면 2~4종의 페이스트로 적층한다. 페이스트 타입과 flowable type 중에 중합 후 색이 다른 타입이 있다. 중합과정에서 색에 변화가 생기므로 CR 전용 shade guide를 사용하거나 소량의 페이스트를 치아 표면에서 경화시켜보아 비교하는 방법도 있다.

레진 충전 및 성형기구(그림 2-7c~e)

치과의사가 경험을 토대로 고안해 형태가 매력적인 기구를 사용한다. 레진이 잘 분리되도록 티타늄이나 DLC(diamond like carbon) 가공이 되어 있다. 기구에 상처가 있거나 표면 코팅이 벗겨지면 조작성이 떨어지므로 꼼꼼하게 확인한다.

붓

붓으로 충전하면 연결부를 부드럽게 마무리하기가 쉽고 연마를 줄일 수 있다.

충전

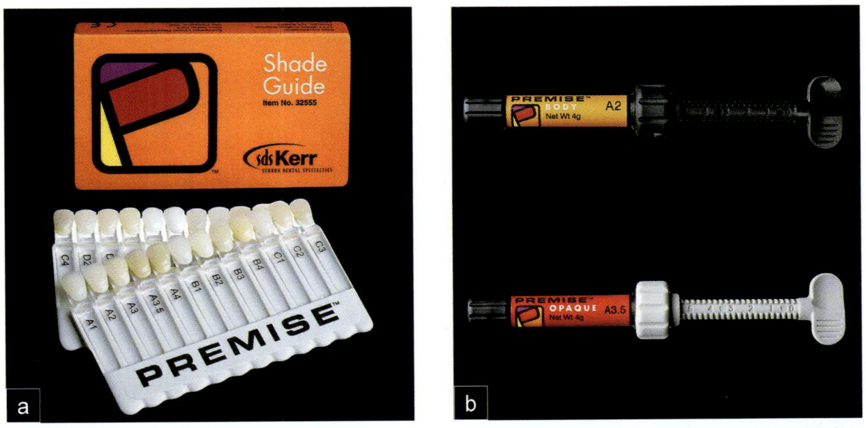

그림 2-7a, b. Multi layering할 때는 shade selection guide 'ShadeGuide'(KaVo Dental Systems Japan)에서 색을 선택해 적층한다.

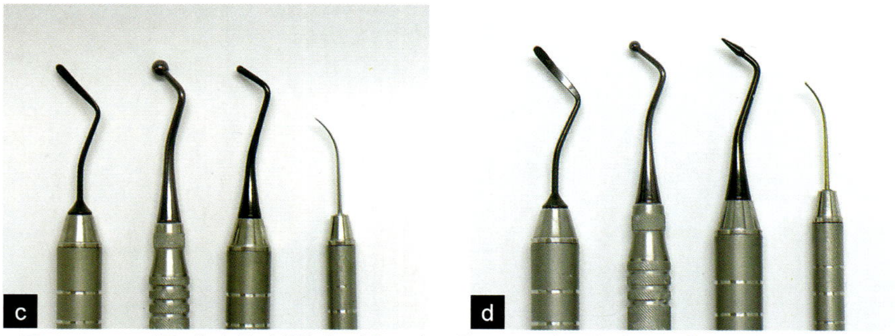

그림 2-7c, d. 각종 레진 충전성형기. 좌측부터 3개는 DLC 가공한 타입. 우측 끝의 'GDS Flowable Art'(Tokuyama Dental)는 바늘 형태와 구슬 형태의 어플리케이터로 flowable resin을 도포하고 착색하는 데 사용한다.

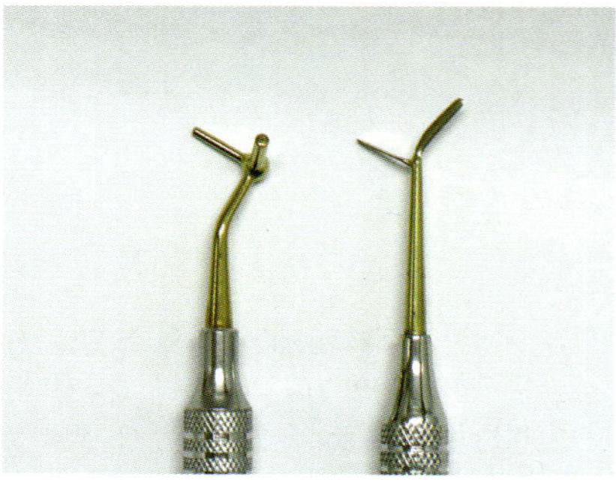

그림 2-7e. 3종류(좌측), 2종류(우측)의 형태를 가진 'MultiFunction Composite 충전기'(Morita).

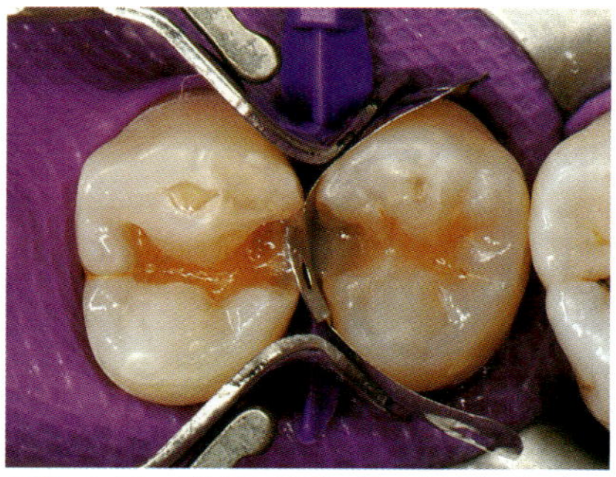

그림 2-7f. 러버댐 장착 후 매트릭스를 'V-ring'(GC)으로 고정한다.

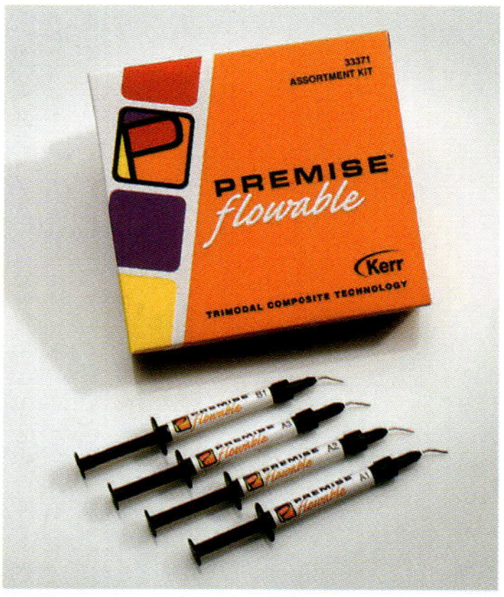

그림 2-7g. 점도가 낮은 flowable resin 'PREMISE flowable'(KaVo Dental Systems).

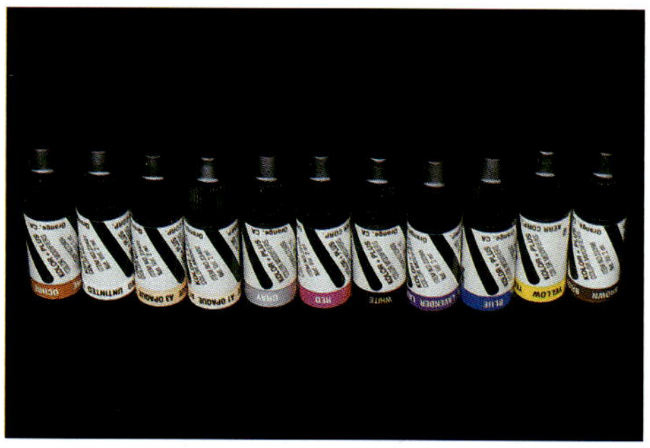

그림 2-7h. 개성을 표현할 때 적층 중간이나 표면에 사용한다. 'KOLOR PLUS'(KaVo Dental Systems).

Flowable resin(그림 2-7f~h)

매트릭스를 이용한 Class Ⅱ 와동에서는 유동성이 좋은 flowable resin을 사용해 인접면의 치경부부터 충전하고 미중합층을 피하기 위해 몇 개의 층으로 나눠 광조사한다. 와동이 여러 개일 때는 와동을 단순화해 레진을 충전한다.

깊은 와동도 처음에 flowable resin으로 이장하는데 기포가 생기지 않도록 한다.

Layering(그림 2-8, 2-9)

깊이가 2mm 이상 되는 와동은 layering(적층이나 사층(斜層))법으로 몇 차례에 나눠 광중합한다(그림 2-8). 와동 내에 레진을 올리고 충전기로 와동 안쪽을 향해 넓히듯이 충전해 전체가 치면과 잘 접촉하도록 한다. Staining할 때는 소량을 사용한다. 유닛이나 microscope의 조명에도 경화가 촉진되므로 주의가 필요하다.

작은 Class Ⅰ, Class Ⅴ 중에는 flowable resin으로 충전이 가능한 증례도 있는데 Class Ⅳ은 반대로 유동성이 없고 형태부여하기가 쉬운 타입을 선택한다. 그때 미리 만든 silicone putty를 사용하면 구개측 성형과 충전작업이 편해진다(그림 2-9, 그림 Ⅲ-11, Ⅲ-12). 이후에 연마를 하므로 다소 많이 축성한다.

광조사(그림 2-10)

광중합 CR의 문제점이기도 한 중합수축을 줄이는 조사방법이 연구되어 다양한 조사모드와 조사범위를 가진 광중합조사기가 판매되고 있다. 조사시간이나 심도 등 성능이 좋은 제품이 좋겠지만 아무리 성능이 뛰어난 제품도 조사면에 부착물이 있거나 조사방향이 잘못되거나 거리가 멀어지면 성능을 발휘하지 못한다.

파워(조사기의 빛의 세기)가 부족한 제품은 그만큼 조사시간을 연장한다. 그러나 장시간 조사하면 발열하는 타입도 있어 치료하는 치아에 air 냉각이 필요하다.

Layering

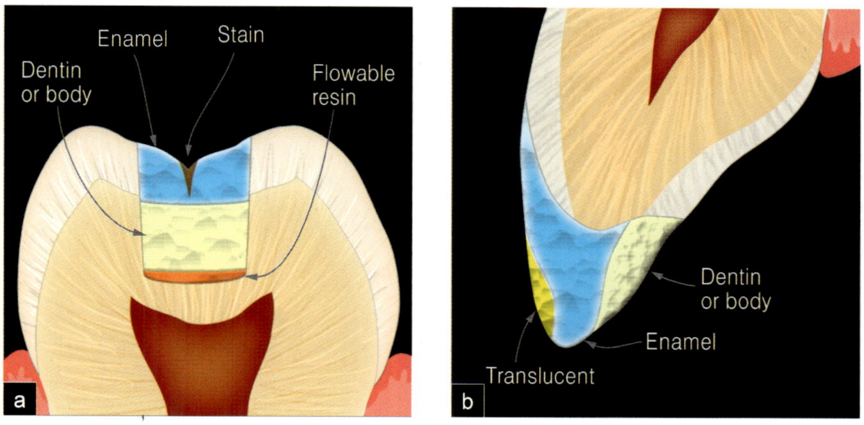

그림 2-8a. 구치부 layering의 일례. Flowable resin을 얇게 와동의 기저부에 깐다. 교두에서 와저를 향해 enamel shade를 표현할 때 삽입하듯이 스테인을 사용한다.
그림 2-8b. 전치부 layering의 일례. 구개측에 enamel shade로 shell을 만들고 dentin shade로 구강 내 그늘을 차단한다.

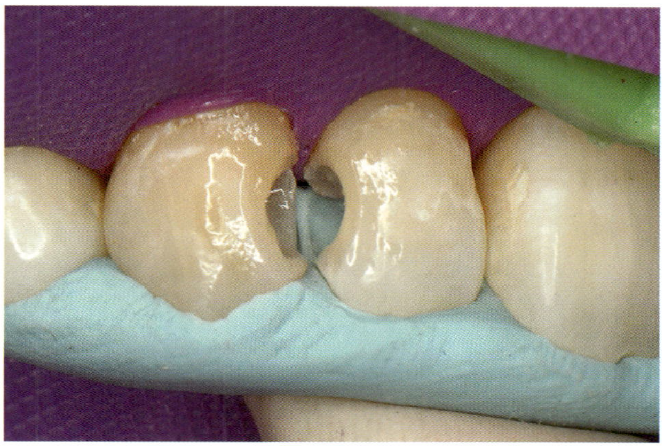

그림 2-9. 미리 제작해둔 silicone putty를 대고 와동에 확실하게 적합시켜 구개측에 shell을 만든다.

광조사

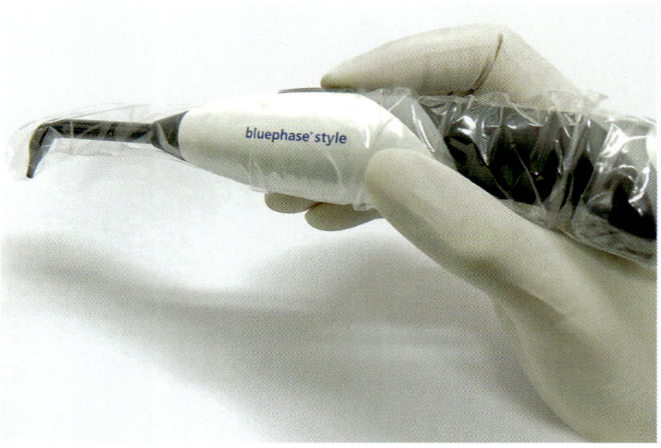

그림 2-10. LED 광중합조사기 'bluephase style'(Ivoclar Vivadent).

method 10 러버댐 제거, 교합조정, 연마
(그림 2-11a~f)

형태수정과 교합면 형태를 부여할 때는 법랑질을 훼손하지 않도록 카바이드 버를 사용한다(그림 2-11a). 인접면에는 metal strip을 사용한다.

러버댐을 제거하고 교합지를 사용해 교합조정을 한다. 회전방향에 주의하고 카바이드 버로 표면을 한층 삭제하고 미립자 다이아몬드가 들어 있는 실리콘 포인트, 컵이나 디스크, 휠로 연마하는데(그림 2-11b~d) 이 시점에 staining해 개성을 표현할 수도 있다. 치관 길이가 긴 치아의 치경부를 연마할 때는 long shank bur가 편리하다. 연마재가 필요 없는 연마용 브러시도 판매되고 있다(그림 2-11e). 인접면에는 'EPITEX'(GC, 그림 2-11f)를 사용한다.

러버댐 제거, 교합조정, 연마

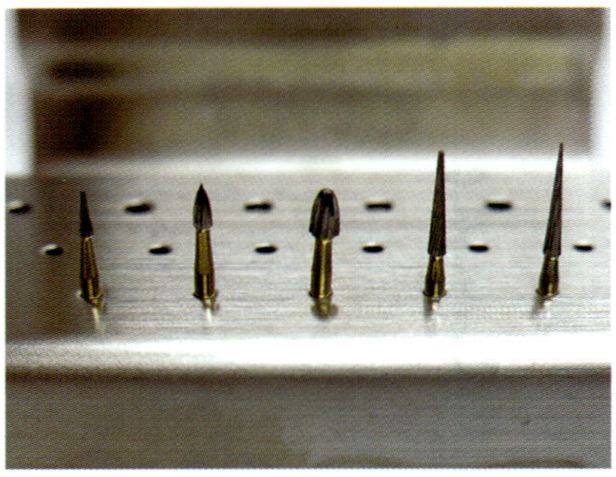

그림 2-11a. '블루화이트 카바이드 버'(Kerr, Ka-Vo Dental Systems Japan). 12매날, 30매날이 있고 형태수정과 연마까지 진행한다.

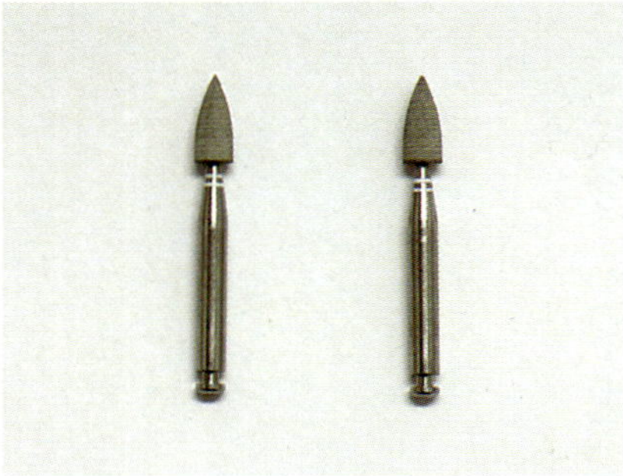

그림 2-11b. 연마용 실리콘포인트 'COMPO MASTER'(Shofu).

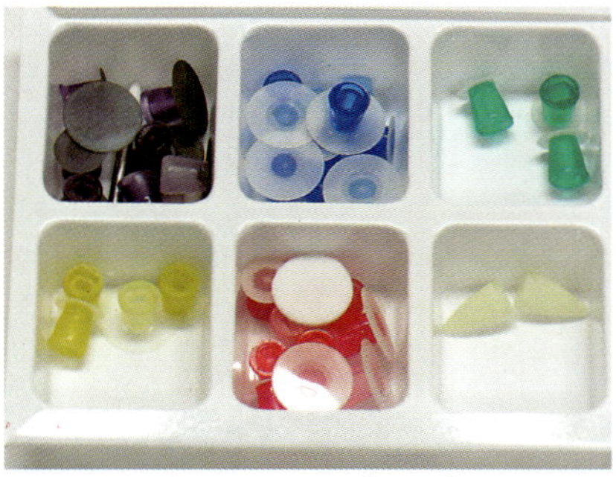

그림 2-11c. 'SUPER SNAP'(Shofu)으로 수정하면서 광택까지 표현한다.

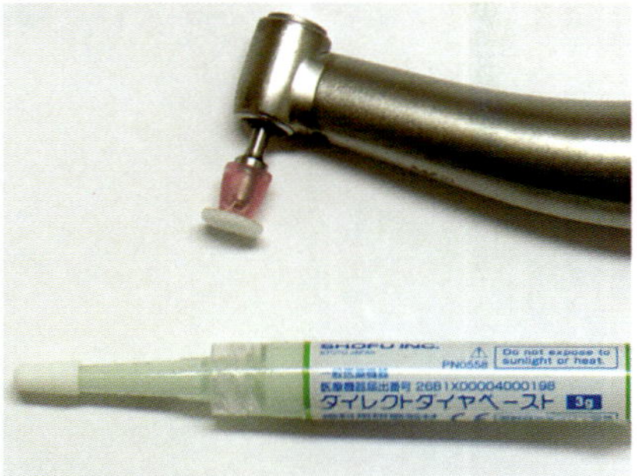

그림 2-11d. 버프 디스크를 콘트라앵글 핸드피스에 연결해 최종 광택을 표현하고 연마재는 'DirectDia Paste'(Shofu).

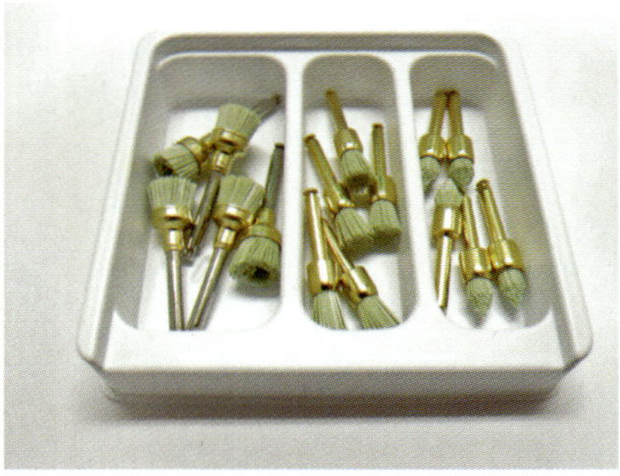

그림 2-11e. 'Astrobrush'(Ivoclar Vivadent)는 브러시에 연마재를 침투시켜 마모되어도 연마성이 뛰어나다.

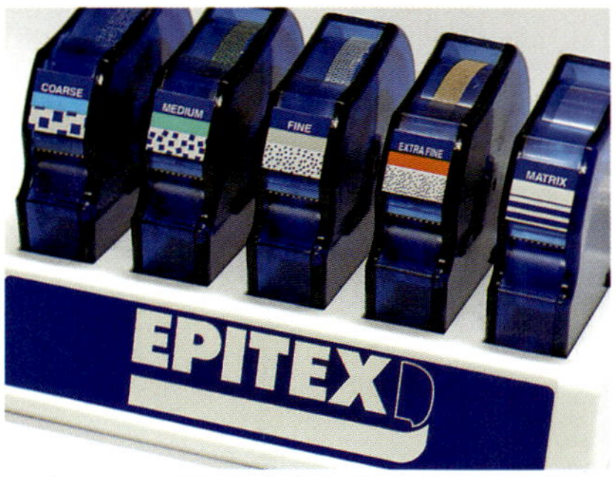

그림 2-11f. 거친 연마에서 최종 마무리 연마까지 4종의 인접면 연마용 strips 'EPITEX'(GC).

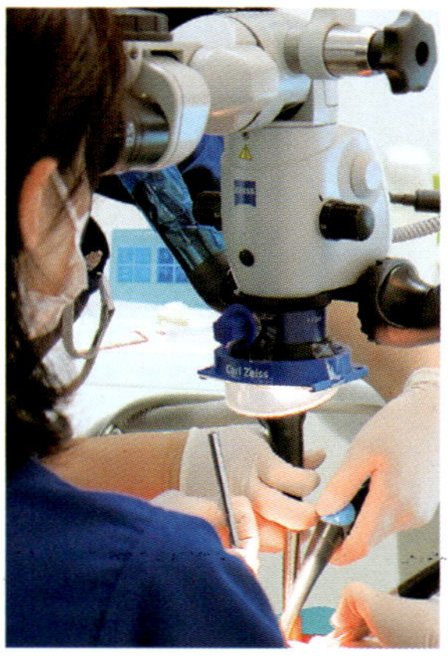

그림 2-11g. 최종 연마한 CR 표면과 치질의 연결부를 microscope로 확인한다.

method 11 최종 마무리의 확인

CR의 마진과 표면을 확인할 때 microscope를 사용한다(그림 2-11g). CR은 1회 appointment로 처치를 종료하지만 술자의 테크닉과 접착 시스템의 기자재를 정확하게 사용하지 못하면 진료결과에 큰 차이가 생긴다. 우식을 치료할 때 치료기간이나 내원회수에 제한이 있는 경우, 그 진료시간이 환자의 희망과 일치한다면 CR을 가장 먼저 선택할 것이다.

APPENDIX Class I 와동수복의 치료 흐름

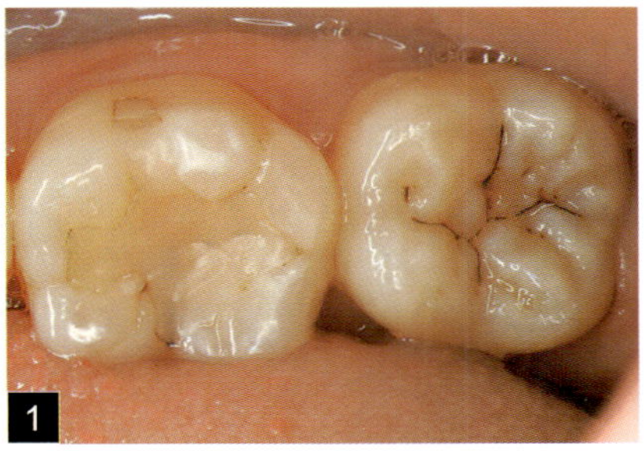

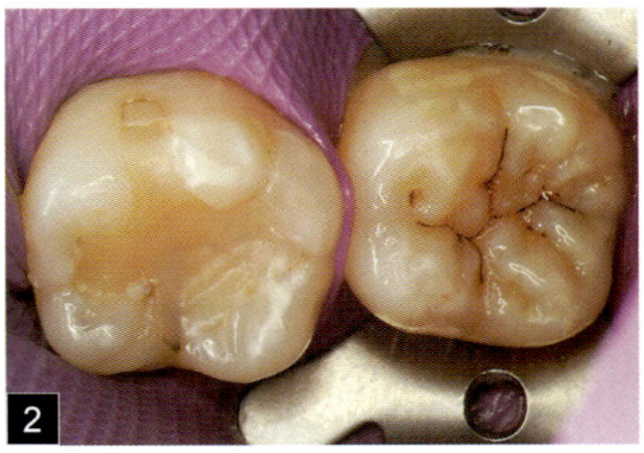

그림 I-1. 술전.
그림 I-2. 러버댐을 장착.

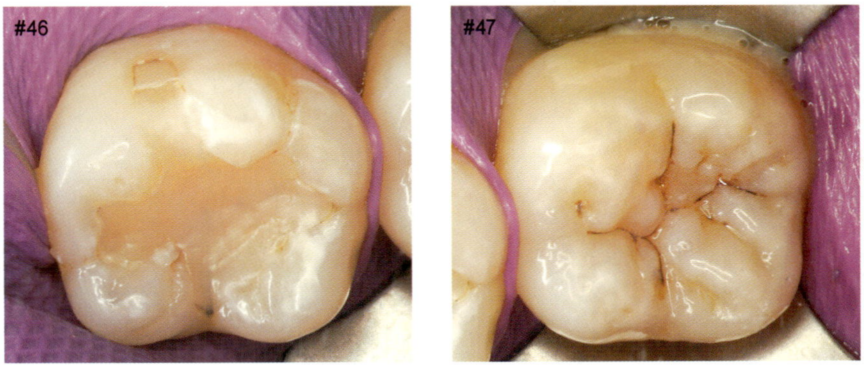

그림 I-3. #46: CR 제거 전. #47: 우식 제거 전.

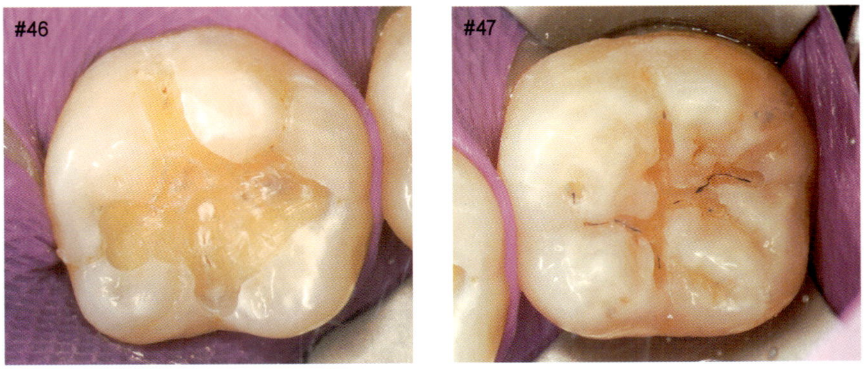

그림 I-4. #46: CR 제거. #47: 우식 제거.

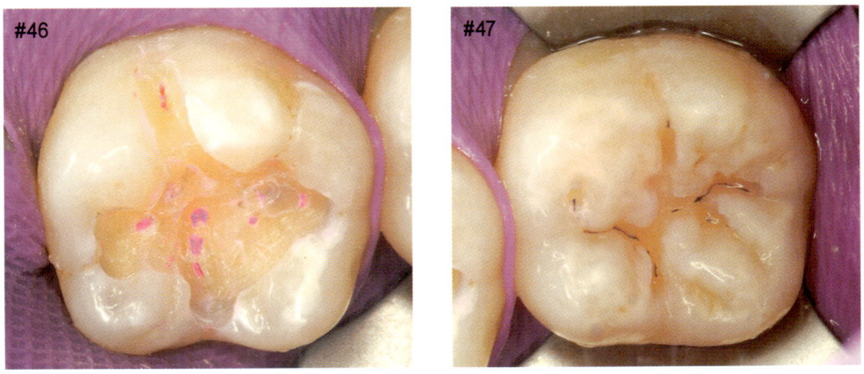

그림 I-5. 우식검지액으로 잔존 연화상아질을 확인한다.

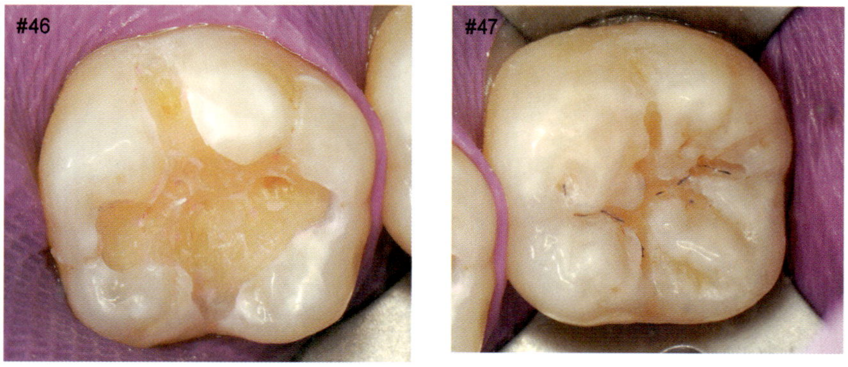

그림 1-6. 연화상아질을 제거한다.

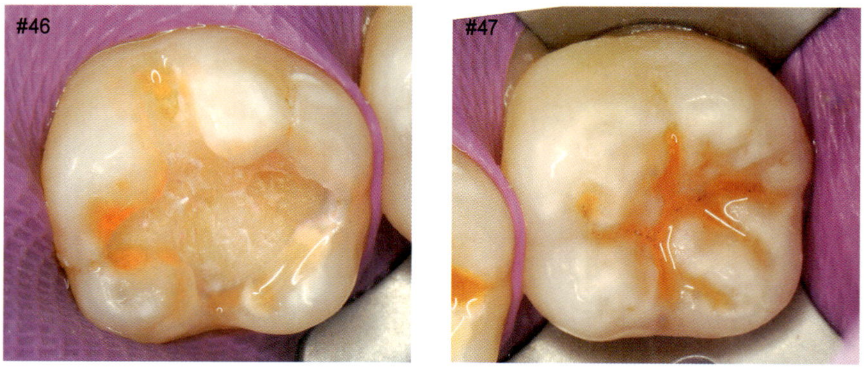

그림 1-7. Etching.

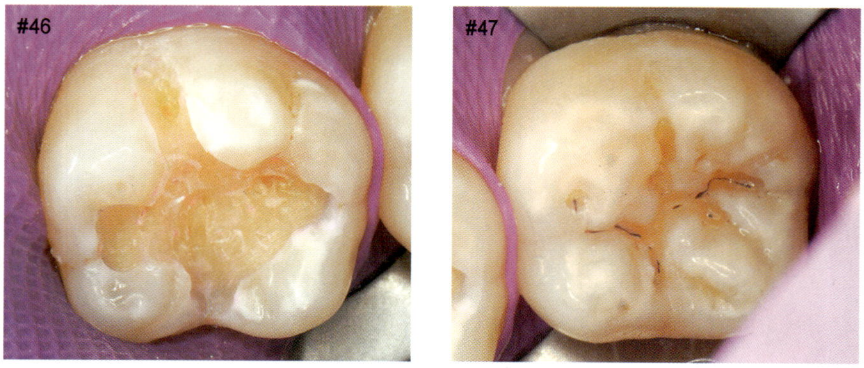

그림 1-8. 수세 후.

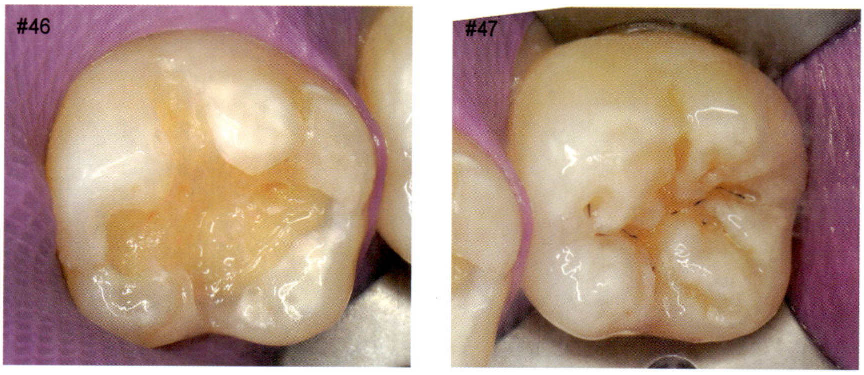

그림 1-9. 본딩재 'Tokuyama Bond Force'를 도포. Air blow 후 광조사.

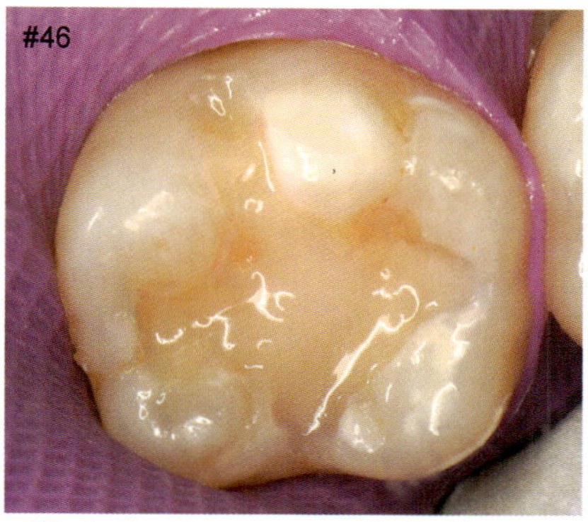

그림 I-10. Flowable resin을 충전(PREMISE Flow A2).

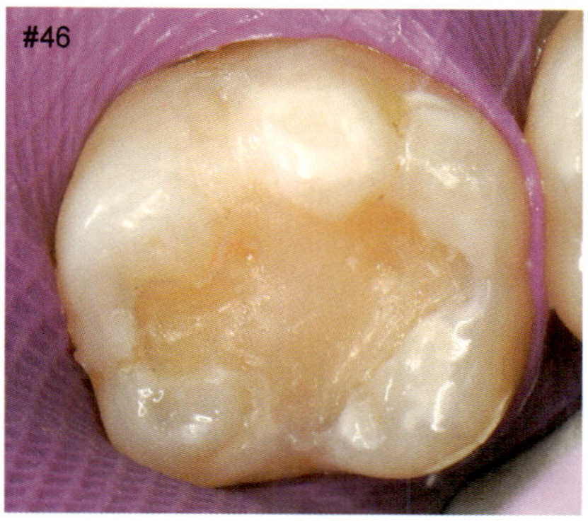

그림 I-11. 협면 groove에 Body를 축성하여 I급 복잡와동에서 단순와동으로 조정한다(PREMISE Body A3).

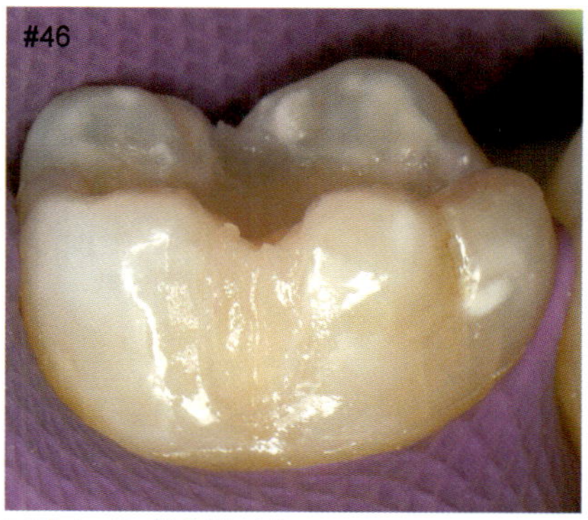

그림 I-12. 협측면 모습.

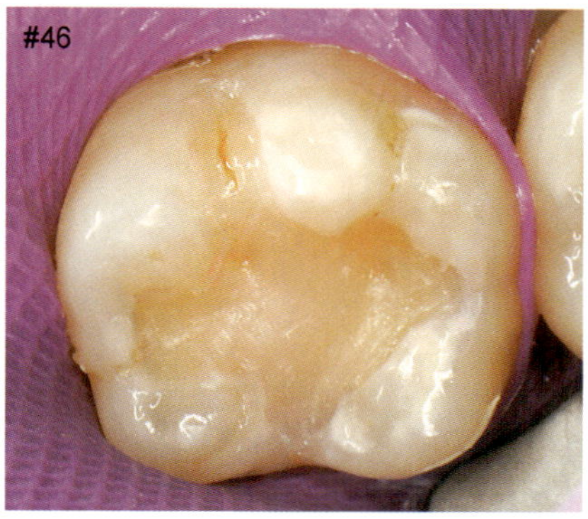

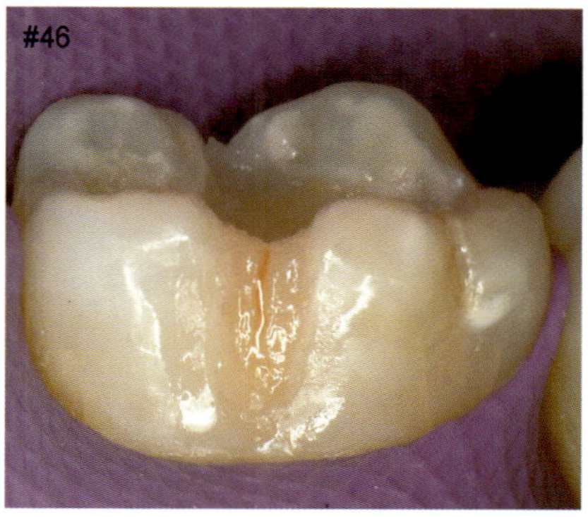

그림 I-13. 협면 groove에 K 파일로 Stain을 도포한다(Kolor Plus Brown).
그림 I-14. 협측면 모습.

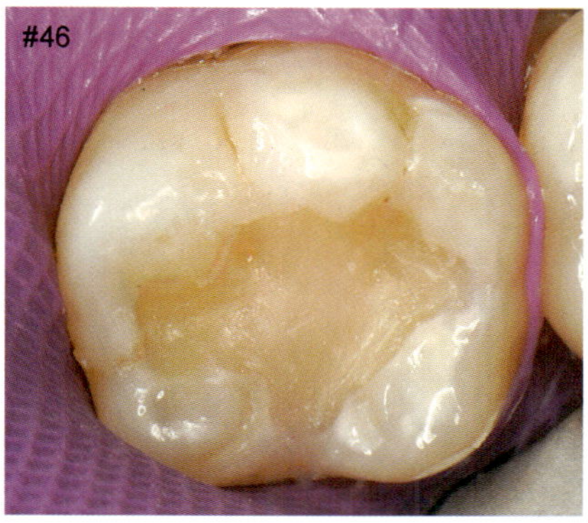

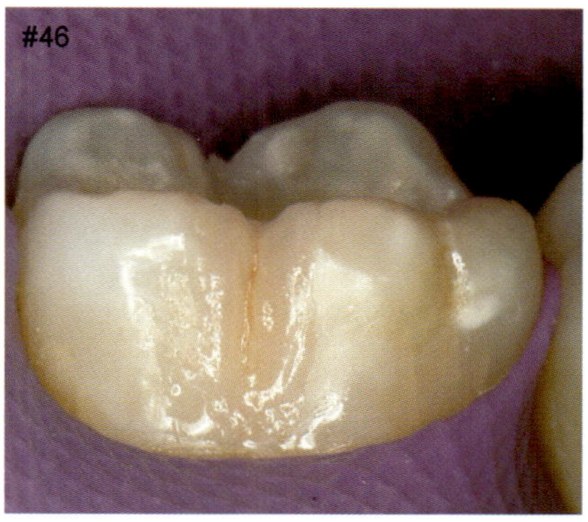

그림 I-15. 협면 groove에 Trans를 축성(PREMISE Translucent Clear).
그림 I-16. 협측면 모습.

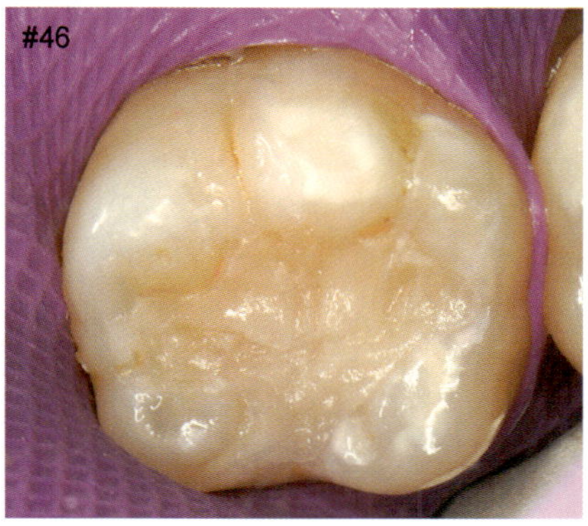

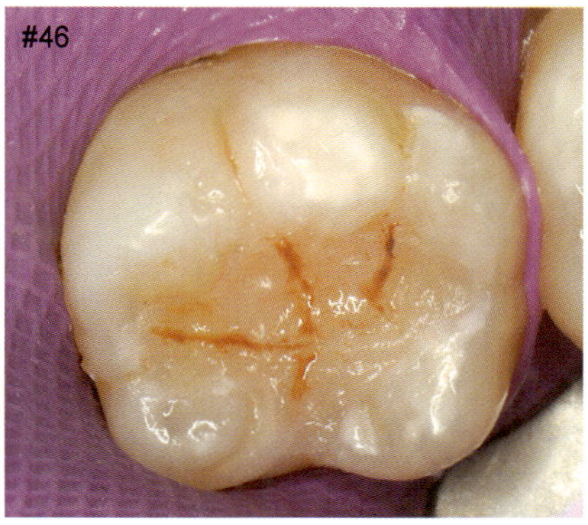

그림 I-17. 교합면에 Body를 축성하고 main groove를 넣는다(PREMISE Body A3.5).
그림 I-18. 교합면 groove에 Stain을 바르고 CR에 Stain을 삽입하듯이 instrument로 다듬는다(Kolor Plus Ochre와 Brown).

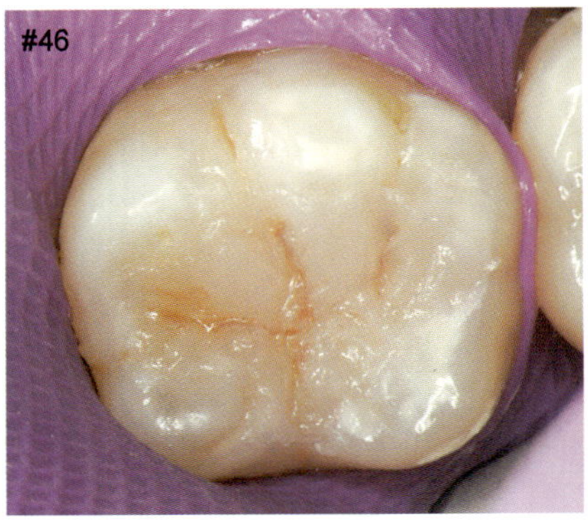

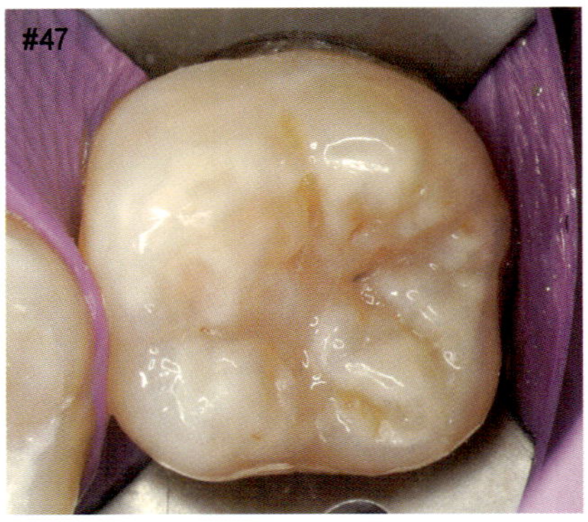

그림 I-19. #46: Trans를 축성(PREMISE Translucent Clear). #47: flowable resin을 축성(PREMISE Flow A3.5).

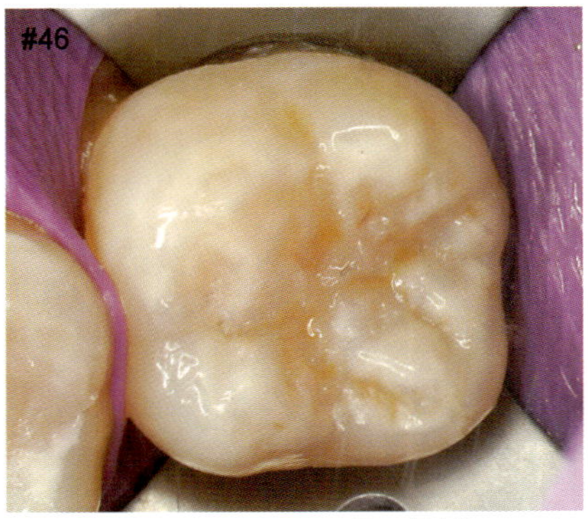

그림 I-20. #46: Trans를 축성(PREMISE Translucent Clear). #47: 연마.

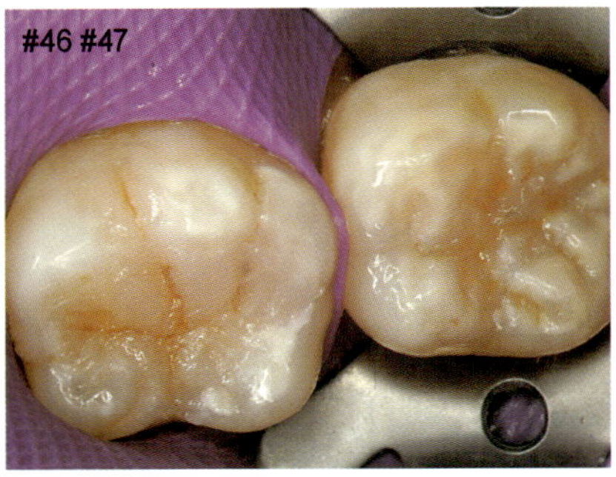

그림 I-21. 연마.

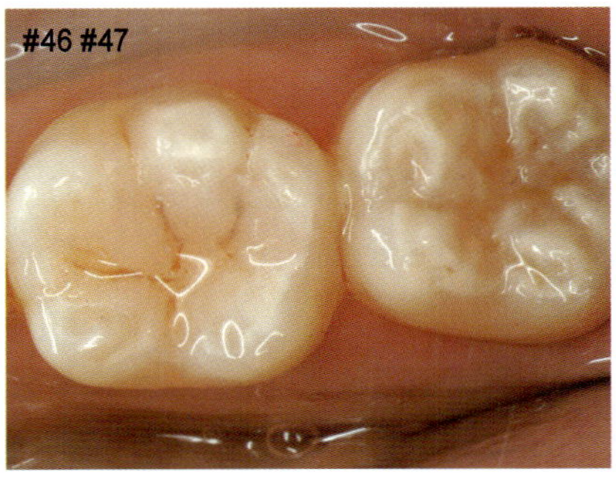

그림 I-22. 완성.

Class II 와동수복의 치료 흐름

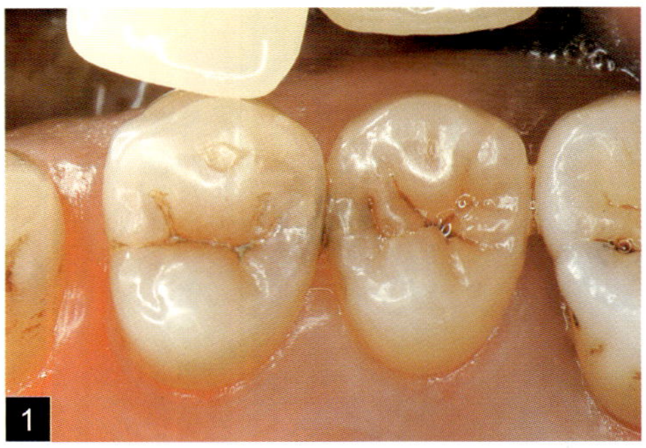

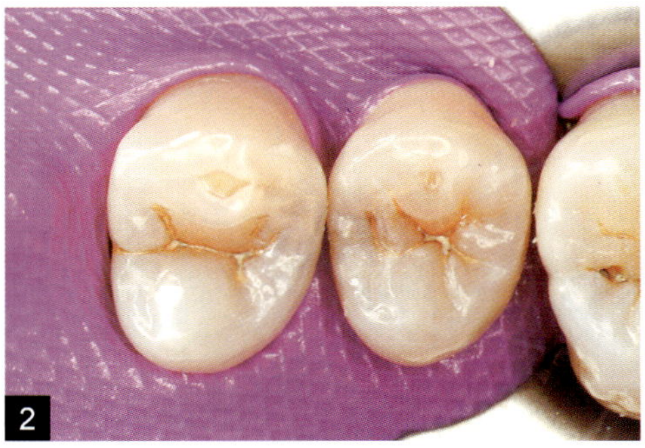

그림 II-1. Shade taking.
그림 II-2. 러버댐을 장착한다.

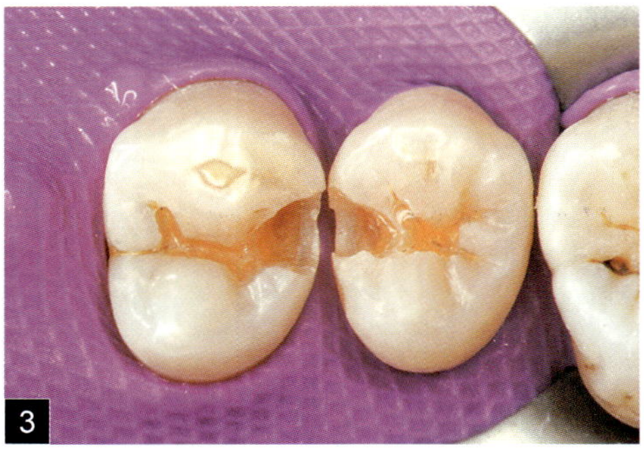

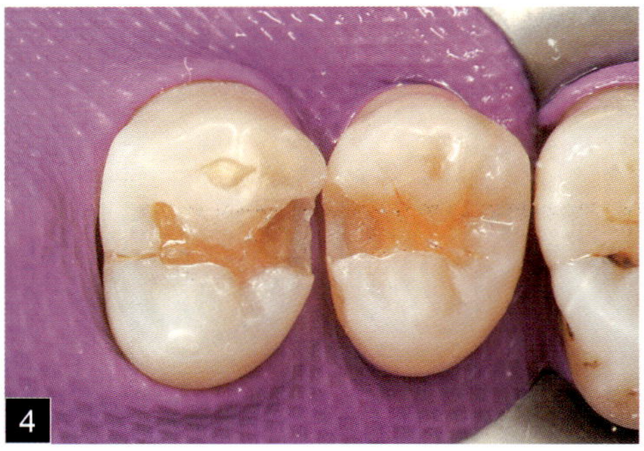

그림 II-3. Cavity를 개방.
그림 II-4. 연화상아질을 제거한 후.

그림 II-5. Etching, bonding 후 광조사.
그림 II-6. #25에 contact matrix를 장착(V-ring system).

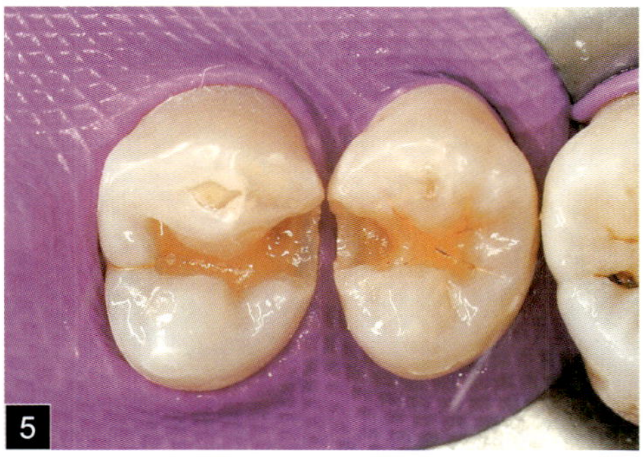

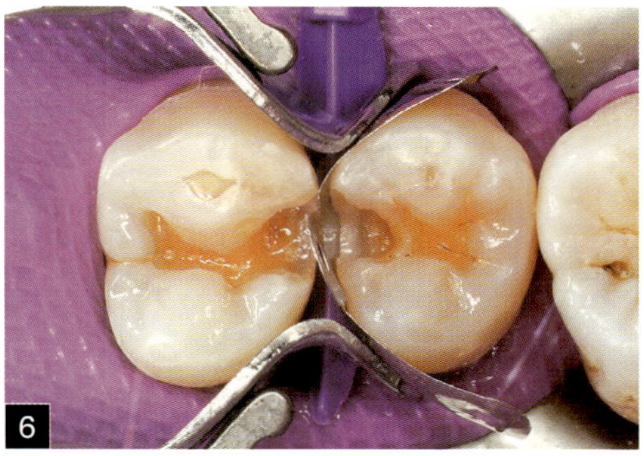

그림 II-7. #25에 flowable resin을 충전(PREMISE Flow A2).
그림 II-8. #25에 Body를 축성(PREMISE Body A2 → Body A3.5 → Translucent Clear).

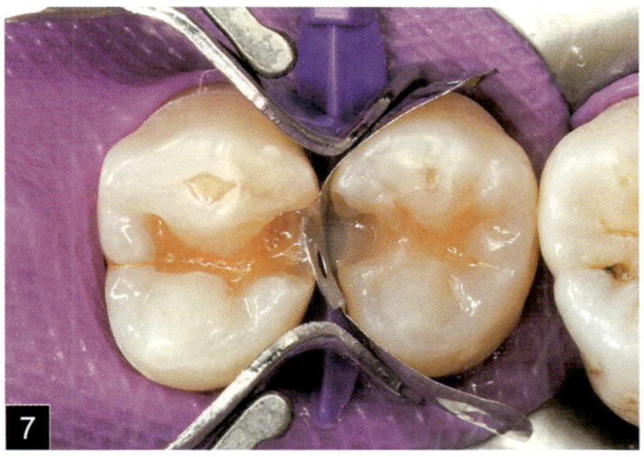

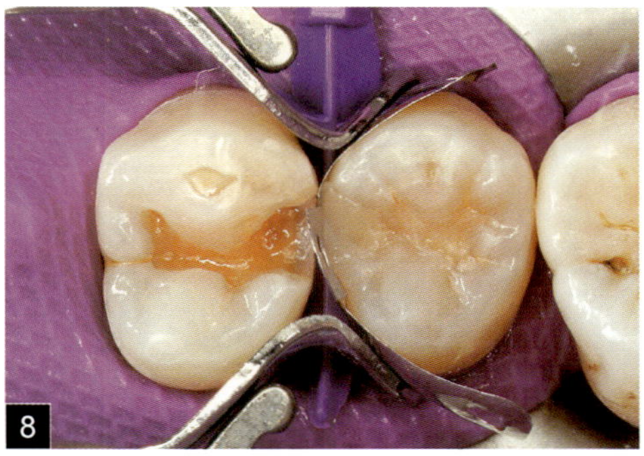

그림 II-9. #25에 Stain(Kolor Plus Brown, Ochre).
그림 II-10. #25에 Trans를 축성(PREMISE Translucent Clear).

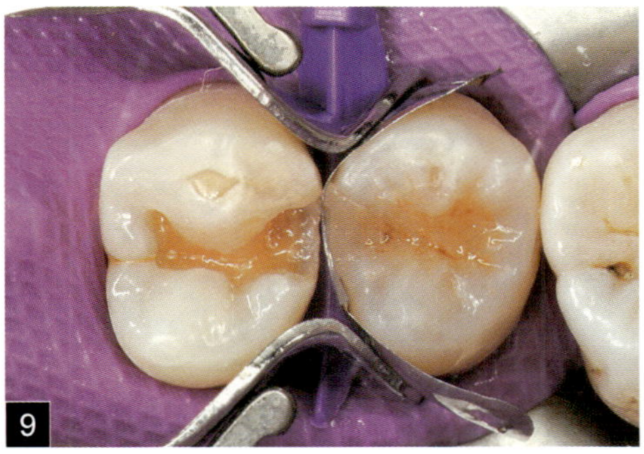

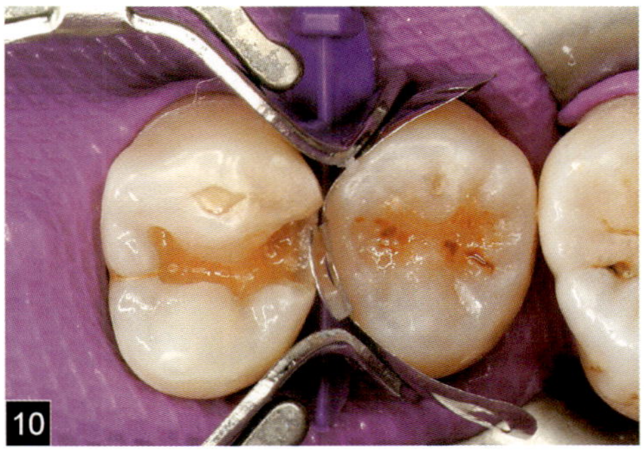

그림 II-11. #24에 매트릭스 장착.
그림 II-12. #24에 Flowable, Body를 축성(PREMISE Flowable A2 → Body A1 → Opaque A2 → Body A3.5).

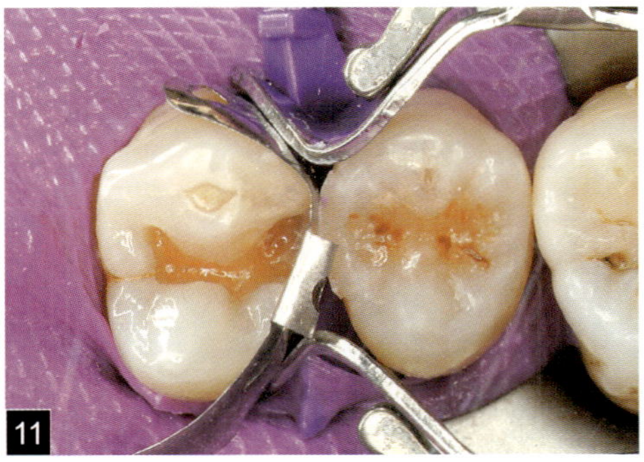

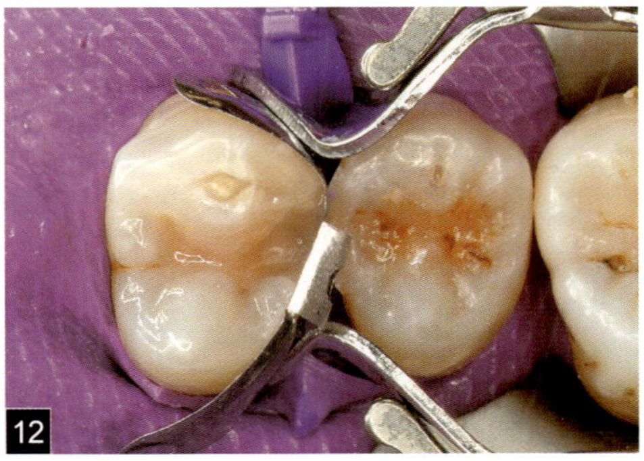

그림 II-13. #24에 Stain(Kolor Plus Brown, Ochre).
그림 II-14. #24에 Trans를 축성(PREMISE Translucent Clear).

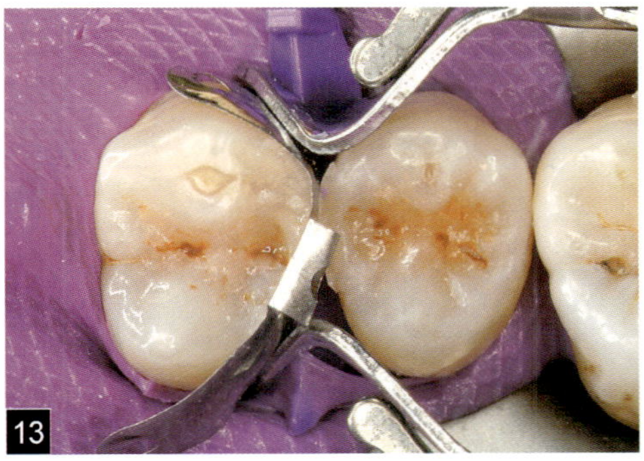

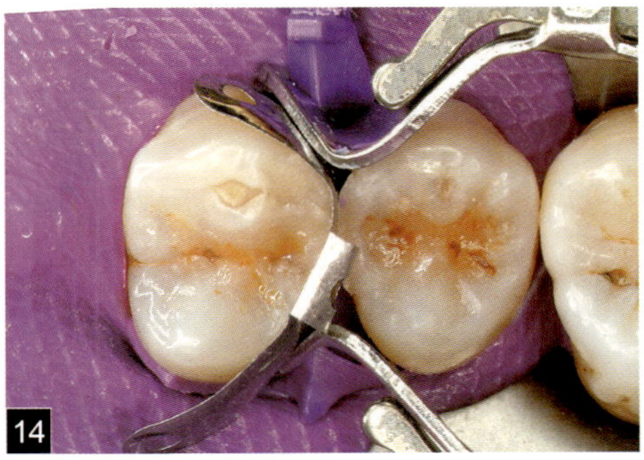

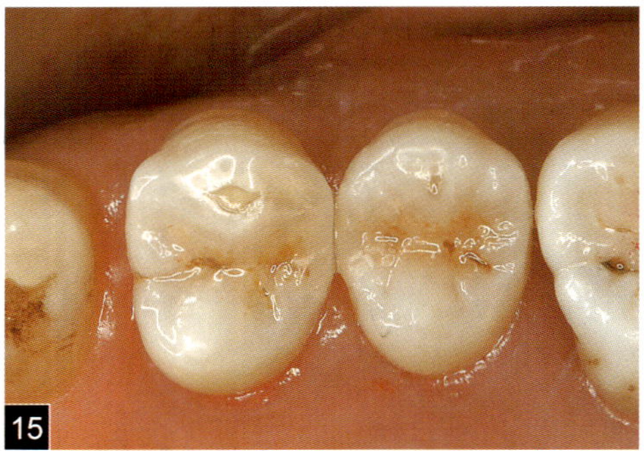

그림 II-15. #24도 같은 작업을 거쳐 연마까지 완성.

Class III 와동수복의 치료 흐름

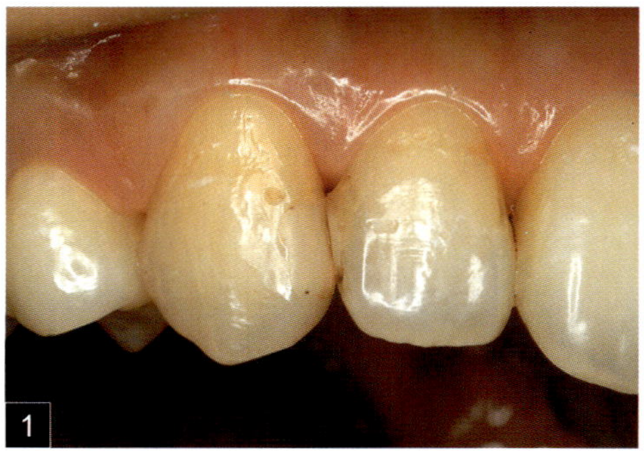

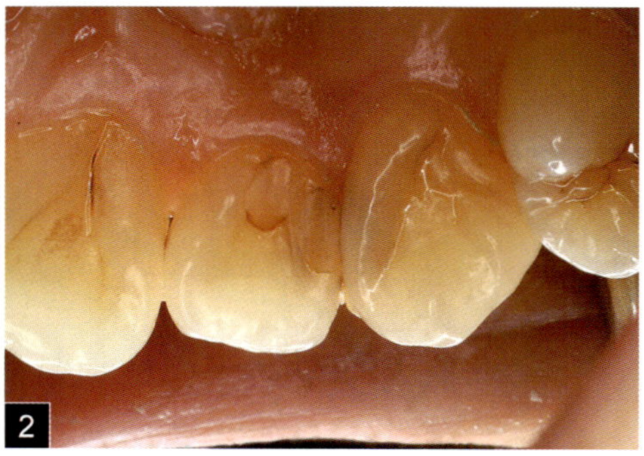

그림 III-1. 술전(순측). #12 원심과 #13 근심의 이전 CR 아래에 이차우식이 관찰된다.
그림 III-2. 술전(구개측).

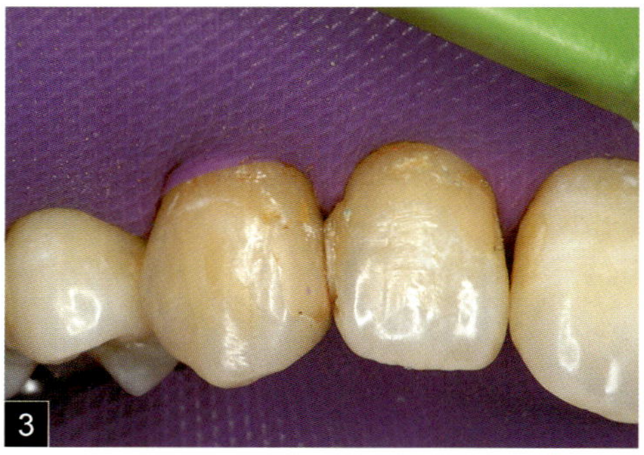

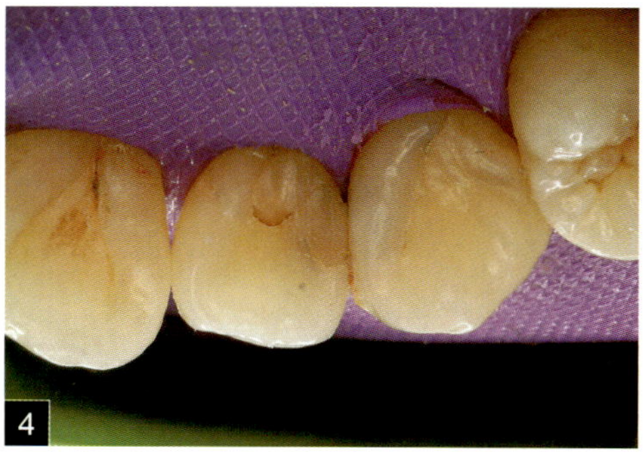

그림 III-3. 러버댐 장착(순측).
그림 III-4. 러버댐 장착(구개측).

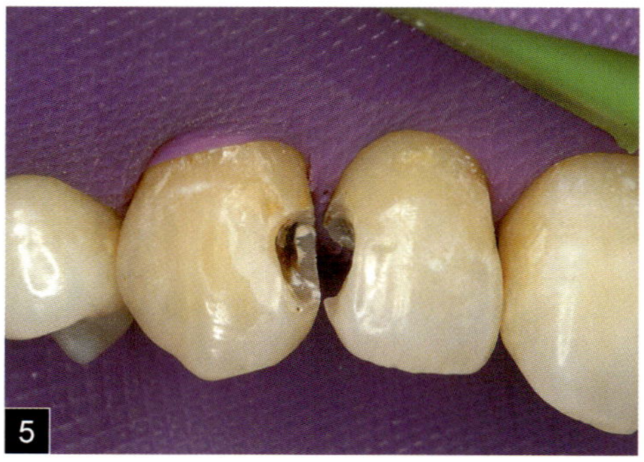

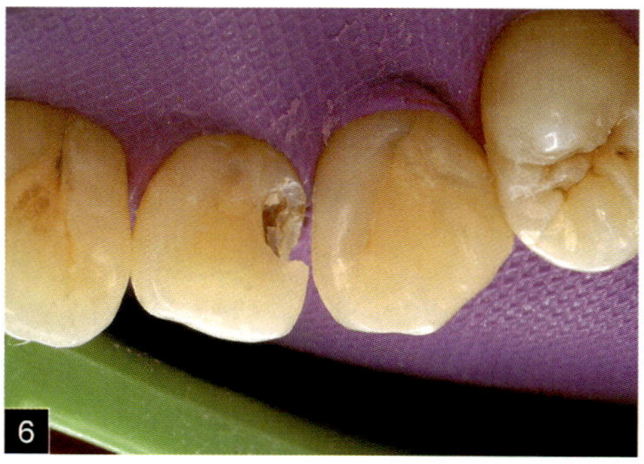

그림 III-5. Cavity를 개방(순측).
그림 III-6. Cavity를 개방(구개측).

그림 Ⅲ-7. 연화상아질을 제거한 후 bevel을 부여(순측). Long bevel.
그림 Ⅲ-8. Bevel 부여(구개측).

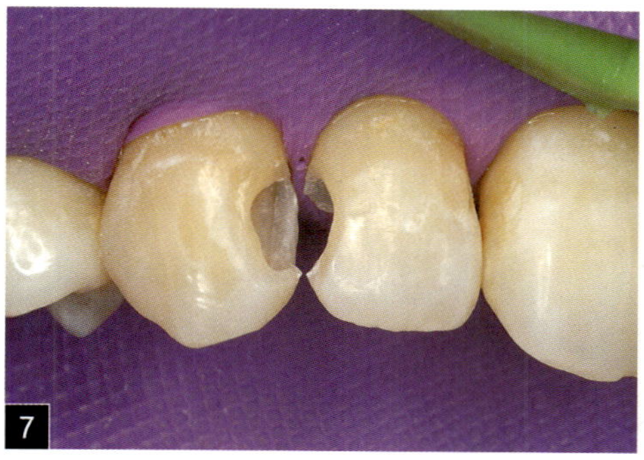

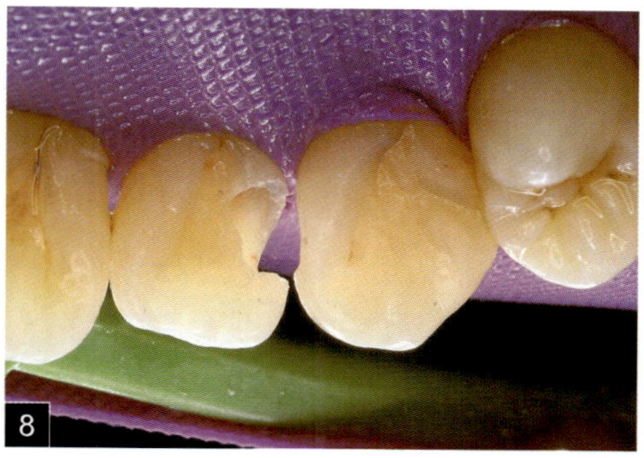

그림 Ⅲ-9. Etching, bonding, air blow 후 광조사까지 종료(순측).
그림 Ⅲ-10. 광조사 후(구개측).

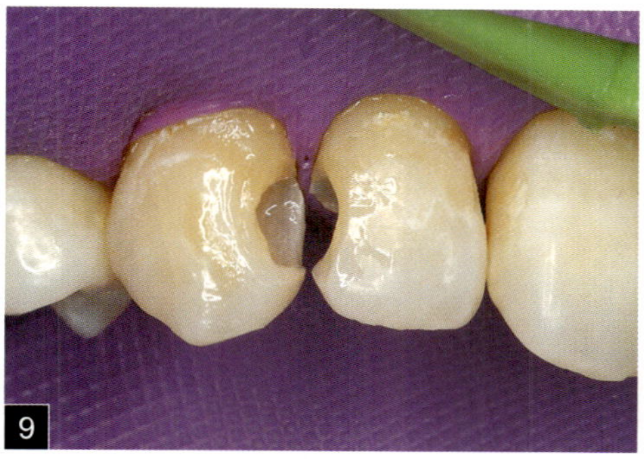

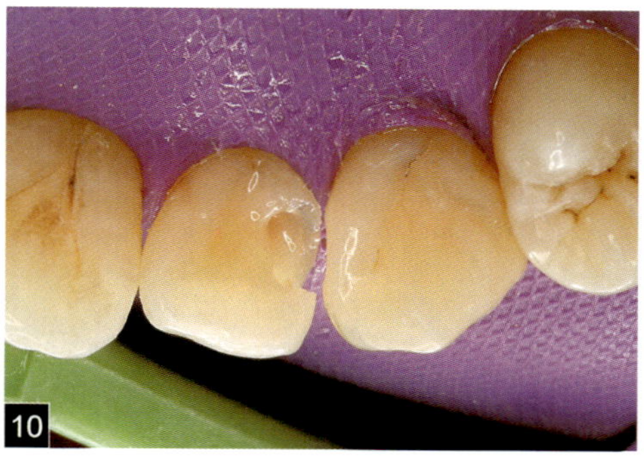

그림 Ⅲ-11. #12 silicone putty를 시적. 술전에 모형 상에서 구개면 형태를 wax up하고 silicone putty를 제작해 시적한다.
그림 Ⅲ-12. #12 구개측면 shell을 제작하기 위해 Trans를 축성(PREMISE Translucent Clear).

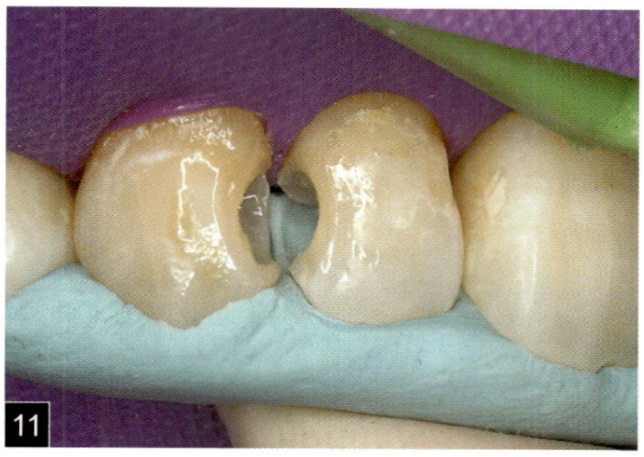

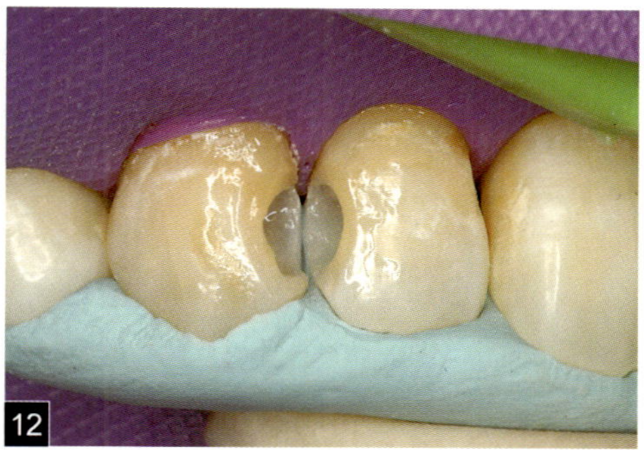

그림 Ⅲ-13. #12에 Body를 축성(PREMISE Opaque A2).
그림 Ⅲ-14. #12에 Trans를 축성(PREMISE Clear).

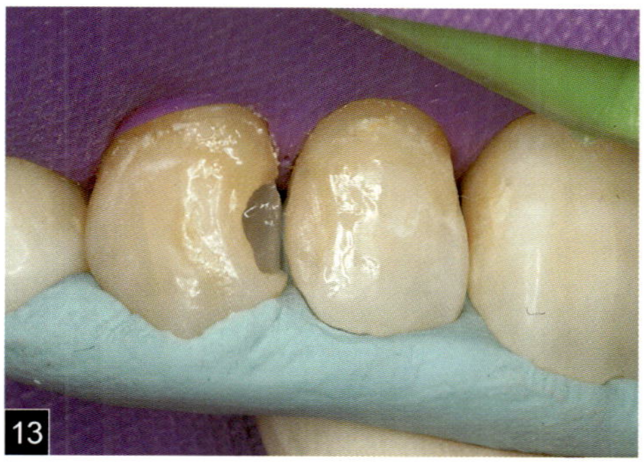

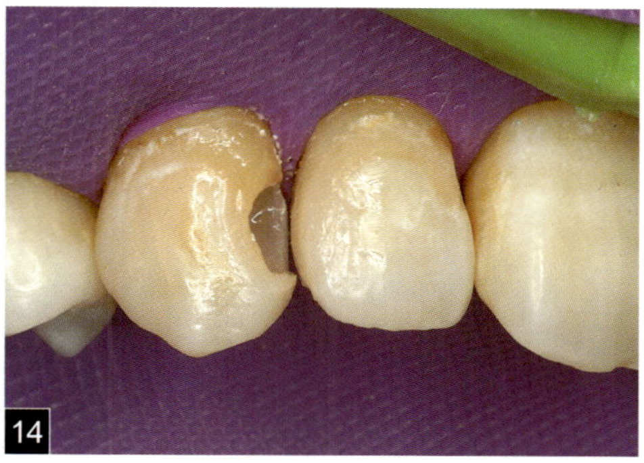

그림 Ⅲ-15. #12 구개측을 확인한다.
그림 Ⅲ-16. #13에 매트릭스를 장착(Adapt Sectional Matrix, Adapt Luciwedge).

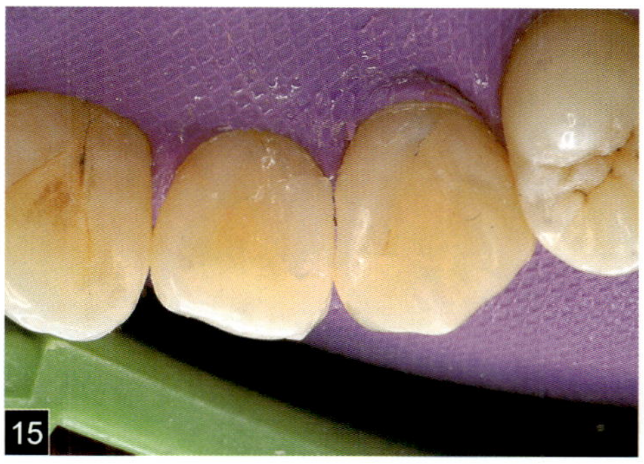

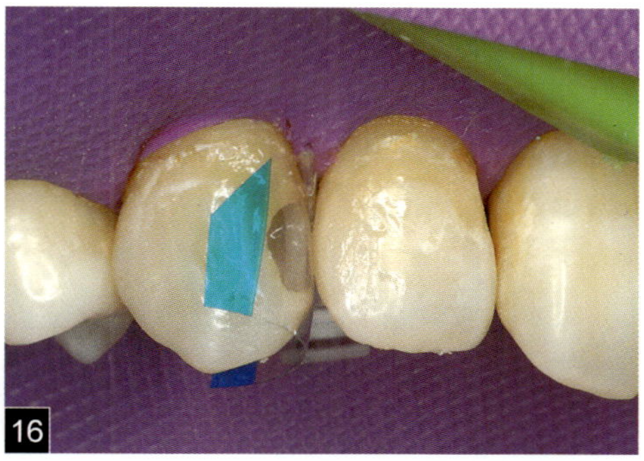

그림 Ⅲ-17. #13(순측)에 Body색. 'PREMISE Opaque A2'를 충전하고 근심 벽을 만들어 contact을 회복한다.
그림 Ⅲ-18. 구개측을 확인.

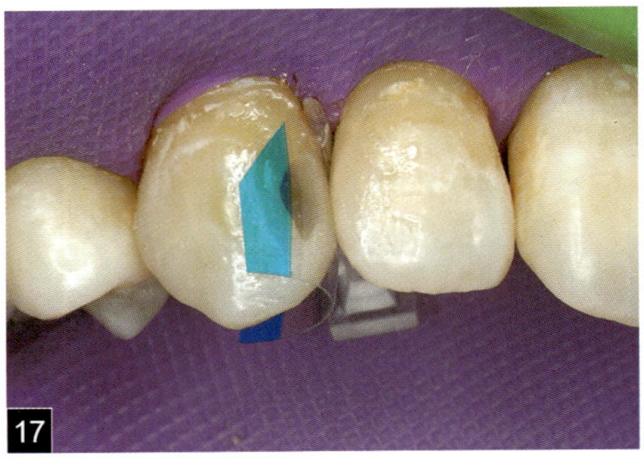

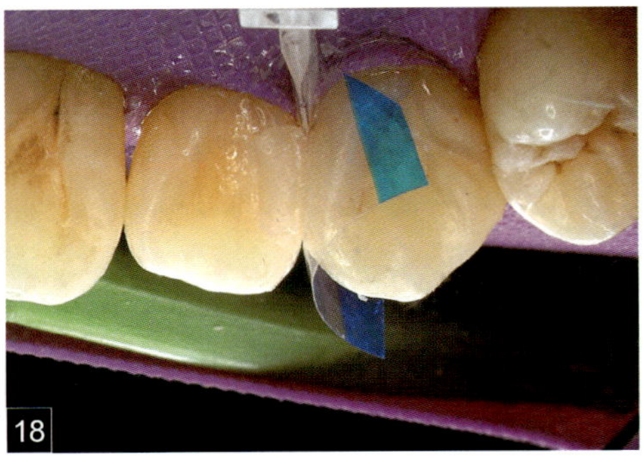

그림 Ⅲ-19. #13의 매트릭스를 제거(순측).
그림 Ⅲ-20. #13의 매트릭스를 제거(구개측).

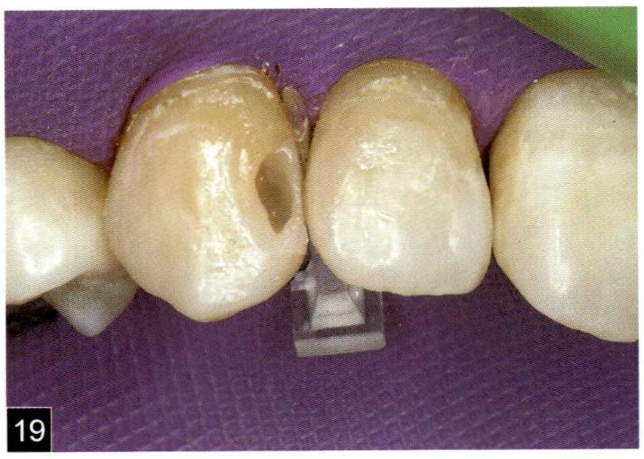

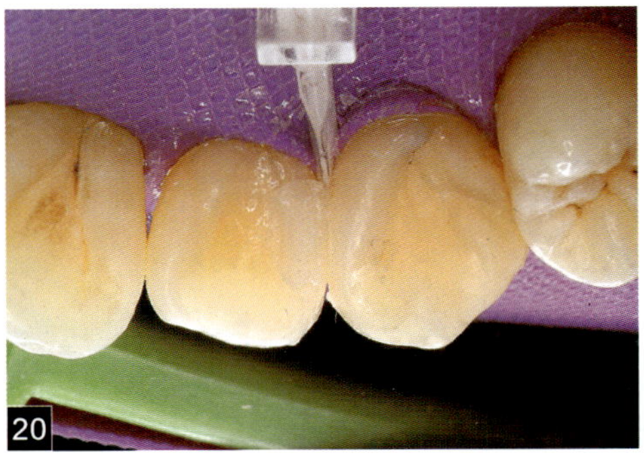

그림 Ⅲ-21. #13에 Body(PREMISE Opaque A2)를 축성.
그림 Ⅲ-22. #13에 Trans(PREMISE Translucent Clear)를 축성.

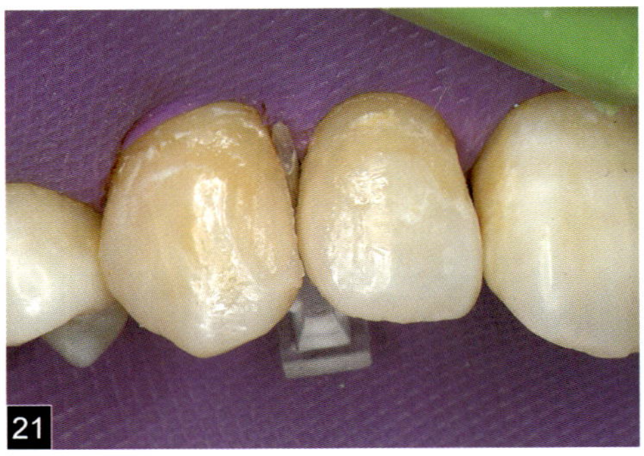

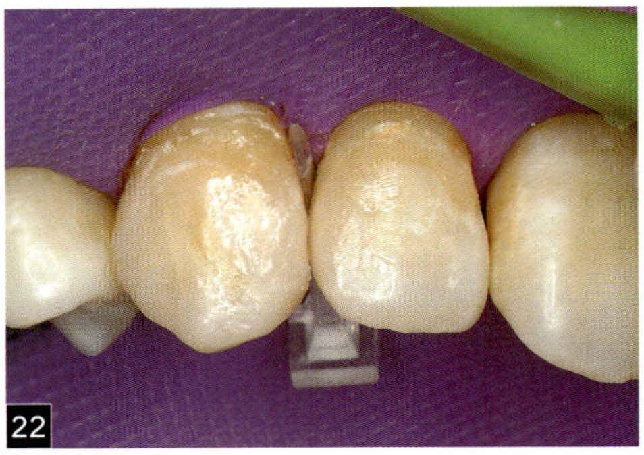

그림 Ⅲ-23. 형태수정, 연마(순측)(Esthetic Composite Finishing Kit, 옵티디스크 다이아폴리셔, Enamelize).
그림 Ⅲ-24. 형태수정, 연마(구개측).

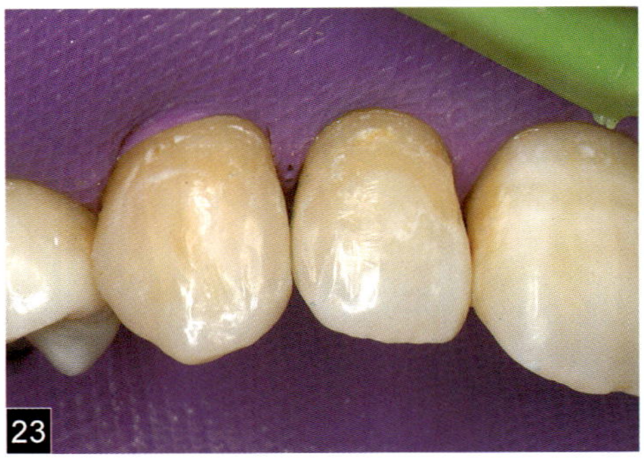

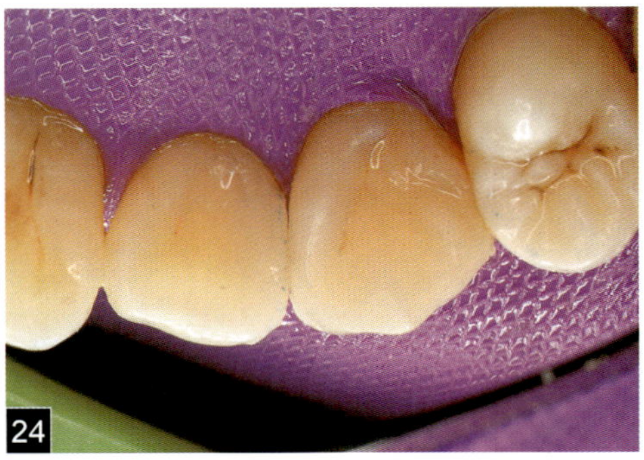

그림 Ⅲ-25. 완성(순측).
그림 Ⅲ-26. 완성(구개측).

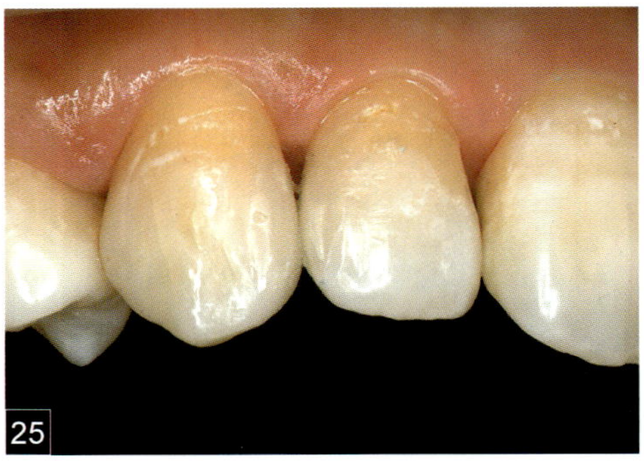

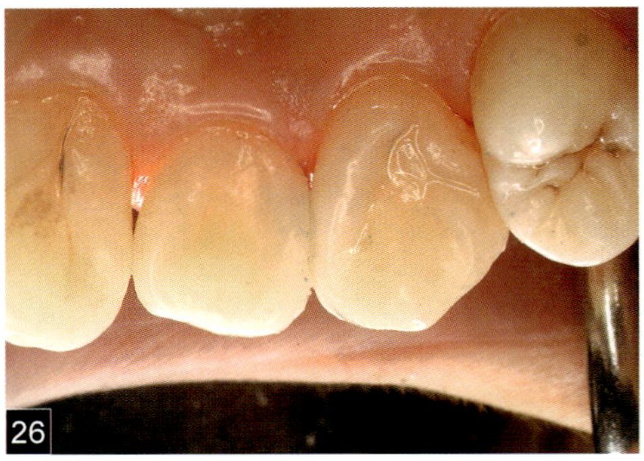

Class V 와동수복의 치료 흐름

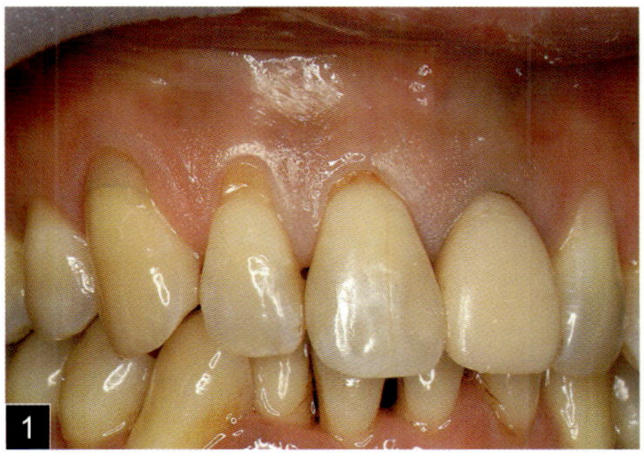
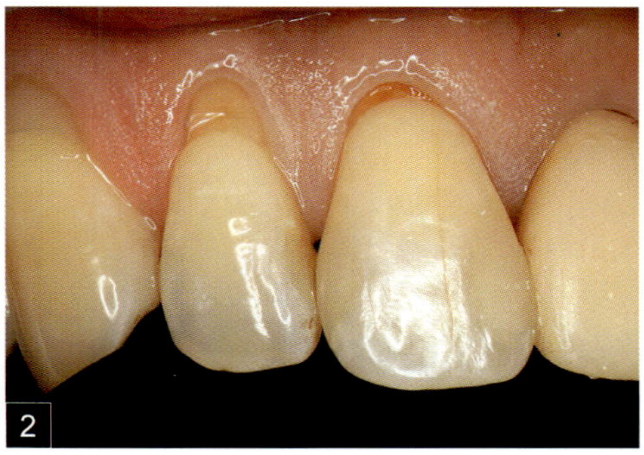

그림 V-1, 2. 술전.

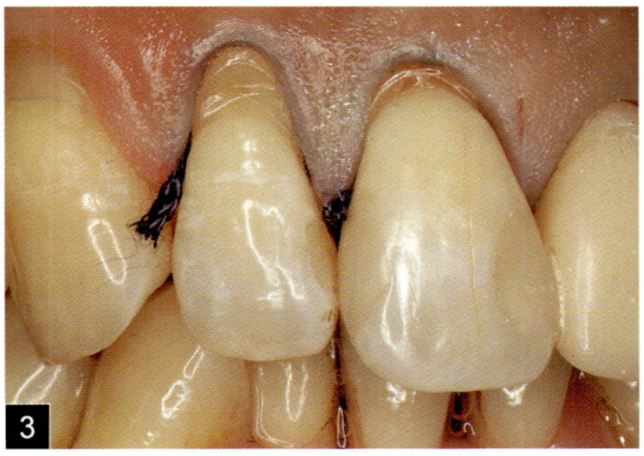
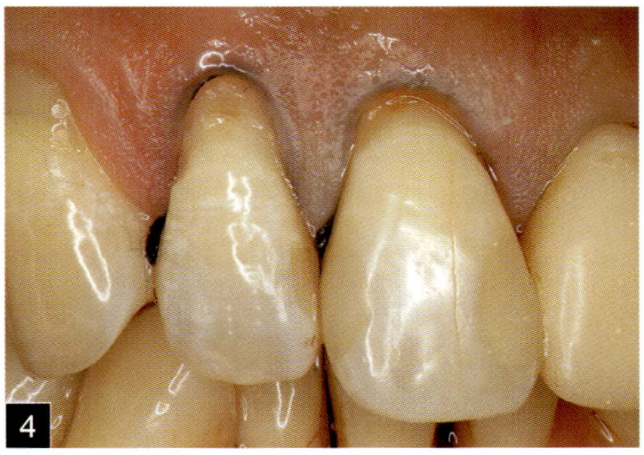

그림 V-3. 치은압배(압배사 삽입).
그림 V-4. 와동형성, 법랑질에 bevel을 부여한다.

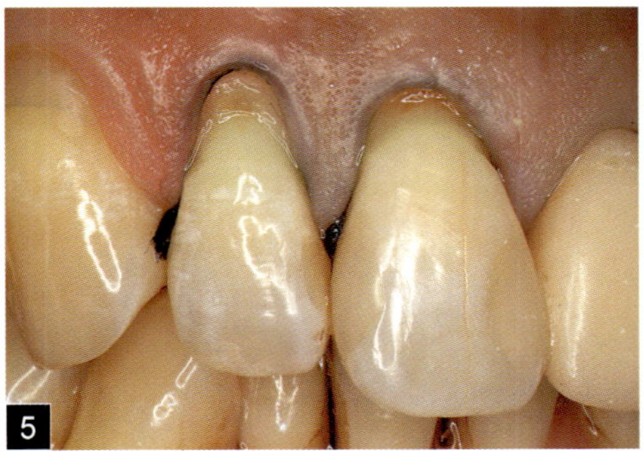
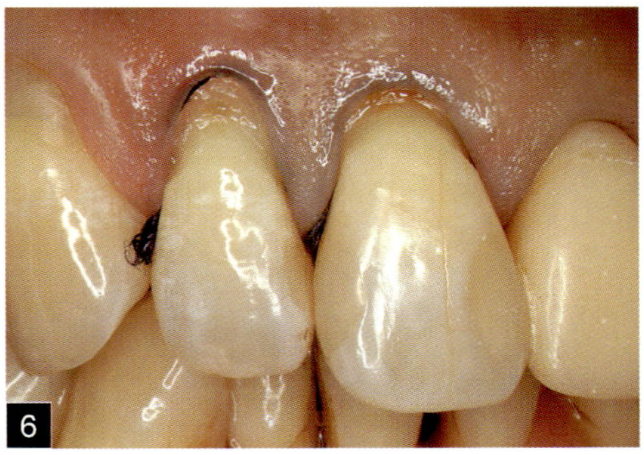

그림 V-5. Etching.
그림 V-6. Bonding.

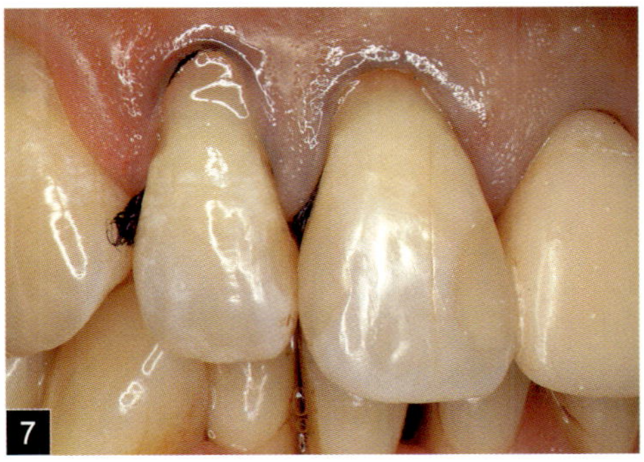
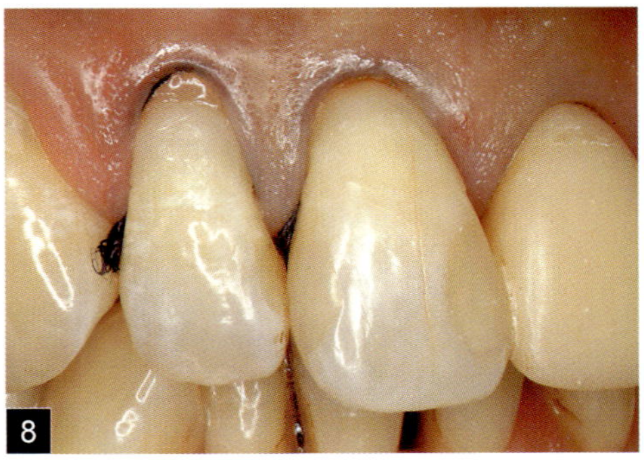

그림 V-7. Flowable resin(PREMISE Flowable A2)을 충전.
그림 V-8. Body 1차(PREMISE Body A3.5). ※ 주 치경부는 빛이 투과하지 않으므로 Trans색이 필요 없다.

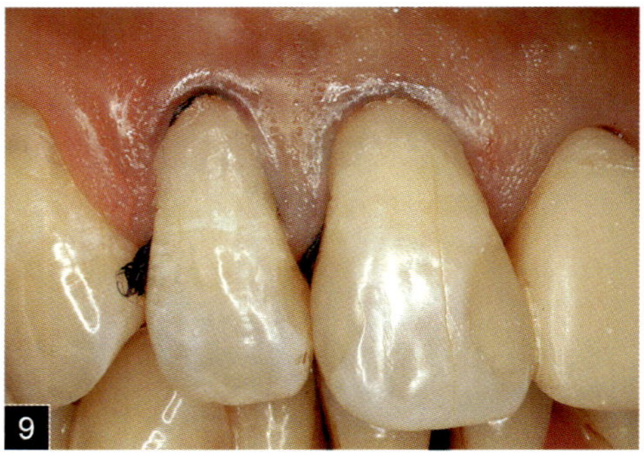

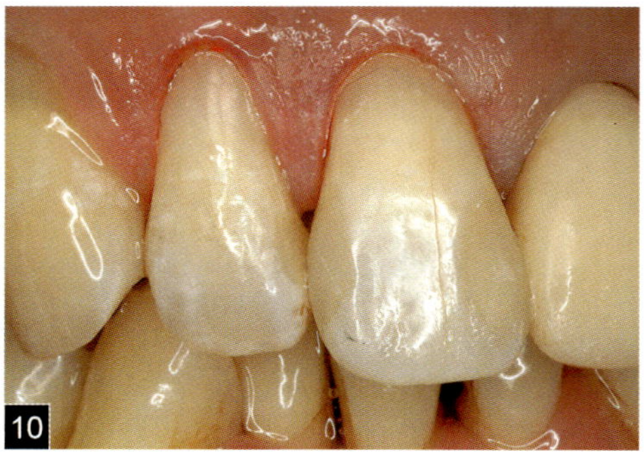

그림 V-9. Body 2차(PREMISE Body A1).
그림 V-10. 연마 후, 완성.

참고문헌

1. Harry FA. Tooth-colored restoratives principles and techniques 9th edition. Ontario : been published, 2002.
2. Loomans BA, Roeters FJ, Opdam NJ, Kuijs RH. The effect of proximal contour on marginal ridge fracture of Class II composite resin restorations. J Dent 2008 ; 36(10) : 828-832.
3. Palaniappan S, Bharadwaj D, Mattar DL, Peumans M, Van Meerbeek B, Lambrechts P. Three-year randomized clinical trial to evaluate the clinical performance and wear of a nanocomposite versus a hybrid composite. Dent Mater 2009 ; 25 (11) : 1302-1314.
4. Spreafico R, Roulet JF. Composite layering. In : Roulet JF, Vanherle G・eds. Adheisive technology for restorative dentistry. London : Quintessence Publishing, 2005 : 11-26.
5. Wendt SL Jr, Ziemiecki TL, Leinfelder KF. Proximal wear rates by tooth position of resin composite restorations. J Dent 1996 ; 24(1-2) : 33-39.
6. Willems G. Multi-standard criteria for the selection of potential posterior composites. Netherlands: University of Leuven, 1992.
7. 別冊 the Quintessence YEAR BOOK 2012 ここまで使えるコンポジットレジン 修復・補綴のボーダーラインを探る. 東京：クインテッセンス出版, 2012.
8. 猪越重久. 1からわかるコンポジットレジン修復：レジンが簡単にとれないためのテクニック. 東京：クインテッセンス出版, 2012.
9. 西川義昌, 小野寺保夫. 少ない色でスピーディーに仕上げるためのコンポジットレジン充填テクニック：白背景・黒背景窩洞理論活用のススメ. 東京：クインテッセンス出版, 2012.
10. 日本歯科評論別冊2012. コンポジットレジン修復の Art & Imagination：臨床に必須の知識と技術. 東京：ヒョーロン, 2012.
11. 月星光博, 泉英之. シリーズ MI に基づく歯科臨床 vol.03 コンポジットレジンと審美修復. 東京：クインテッセンス出版, 2012.
12. 安田登, 二階堂徹, 秋本尚武, 遠山佳之. 接着治療失敗回避のためのポイント45：なぜ付かないのか, なぜ治らないのか. 東京：クインテッセンス出版, 2012.
13. Sonis Stephen T. Dental Secrets Third Edition. Hanley & Belfus 2003.
14. 宮崎真至. コンポジットレジン修復のサイエンス＆テクニック. 東京：クインテッセンス出版, 2010.
15. 特定非営利活動法人 日本歯科保存学会編. う蝕治療ガイドライン. 京都：永末書店, 2009.
16. 久保至誠. くさび状欠損のコンポジットレジン修復に関する研究. 日歯保存誌 2007 ; 50 : 651-653.
17. 山本一世. 接着性コンポジットレジン修復：ボンディングシステムの変遷と臨床への適応. 大阪歯科大学同窓会報 2008 ; 178 : 58-68.
18. 吉川孝子. コンポジットレジンの重合収縮応力. 日歯保存誌 2010 ; 53 : 492-494.
19. 吉川孝子, 森上誠, 趙永哲, 田上順次. Slow-start curing 法による窩底部レジン重合促進効果. 日歯保存誌 2013 ; 56 : 208-214.

CHAPTER 3

근관치료

CHAPTER 3 근관치료

Microscope를 이용한 근관치료의 순서와 방법

우리들이 자주 듣는 환자의 불만은 통증에 관한 것이 많다. 그러나 환자에게 전해 듣는 증상을 가지고 원인이 무엇인지 간단히 밝혀내기는 어렵다. 환치에 통증과 위화감이 있는 경우, 그 원인이 치아에 있는지 아니면 다른 곳(치주조직, 악관절, 저작근 등)에서 유래하는지 또는 두 가지 모두에 원인이 있는지 판단이 필요하다. 물론 근관에 문제가 없는 경우는 근관치료 자체가 필요 없다.

검사 결과, 치수염이나 근첨성 치주염이라면 근관 내부에 치료 개입이 필요하다. 유수치이고 우식이나 치관의 파절이 치수까지 도달해 치수에 비가역적 염증(표 3-1)이 있는 경우는 발수를 선택한다. 이미 근관 내에 처치가 되어 있는 무수치라도 적절한 처치를 못해 근관 내부가 감염되고 그곳으로부터 근첨 치주조직까지 염증의 파급이 관찰되는 경우에는 (1) 감염치질이나 괴사치수, 근관충전재, 경우에 따라 파절된 기구를 버나 파일을 사용해 기계적으로 제거한다. (2) 동시에 약제로 세척해 근관 내부를 무균상태로 만든다. (3) 근관을 충전재로 밀폐하고 근첨공에서 근첨 주위조직으로 염증의 통로를 차단해 치유를 유도하고 재발을 예방하는 것이 근관치료이다.

method 1 Microscope

평소 우리들은 눈으로 관찰하면서 근관치료를 진행하는데 상당히 좁은 근관 내부를 작업하고 게다가 유닛의 조명과 치경에 의지해 어두운 근관 내부를 탐색한다. 이 동굴에서 신천지로 이끌어준 것이 microscope이다(그림 3-1a~c).

Microscope를 통해 일단 근관 내부를 관찰하는 체험을 하면 지금까지 했던 감염치질과 치수의 제거작업에 의구심을 가질 것이다. 이를테면 "근심 협측 제2근관(MB2)이 이런 식으로도 있네!"라고. 1990년대부터 근관치료에 microscope를 사용하였고 3~20배 확대된 시술 시야를 밝은

표 3-1. 임상증상에 따른 치수의 분류

분류	임상증상
정상 치수	온도 검사에서는 반응이 없는 경우도 많다. 있다고 해도 10초 정도이다. 타진은 교합이 높은 경우를 제외하고 반응이 없다.
가역성 치수염	치관형성 후 며칠이 지나지 않은 치아에서 볼 수 있다. 환자는 cold test에 통증을 호소하는 경우가 많은데 자극을 가하지 않으면 즉시 정상으로 돌아온다. 또한 X선 사진에서는 치근막강의 확대와 같은 변화를 볼 수 없다. Heat test에 통증을 호소하는 경우는 많지 않다. 가역성이지만 말기에는 heat test에 통증이 발현한다.
비가역성 치수염	큰 우식이나 보철물 등의 치료 기왕력이 있고 자발통이 있으며 환자도 원인치아를 자각하는 경우가 많다. 반대로 원인치의 대합 악궁이나 악관절, 귀 주변까지 통증을 호소하기도 한다. 전기 검사나 heat, cold test에서는 확실한 반응을 보이고 자극을 제거해도 동통이 사라지지 않고 계속된다. 또한 상태가 악화되면 온열자극에 예민해진다. 또한 수일간 동통을 계속 참다가 내원하는 환자도 많고 진통제를 복용하기도 한다. X선 사진에서는 치수강에 도달하는 우식이나 큰 수복물, 그 아래에 투과상의 존재, 치근막강의 확대, 치조백선의 소실, 근첨부의 투과상 등을 볼 수 있다.
치수괴사	자발통이나 온열에 예민하고 턱 전체에 통증을 호소하지만, 반대로 근첨 부근의 누공에서 배농이 있어 증상을 전혀 호소하지 않는 경우도 있다. X선 사진에서는 치근단 부분에 투과상을 볼 수 있다. 주위 골질에 따라서는 X선 사진에서 변화를 놓치는 경우도 있다. 이 단계가 되면 환자는 이전에 경험한 통증에서 벗어나 편하고 문제가 없다고 느끼기도 한다.

Microscope

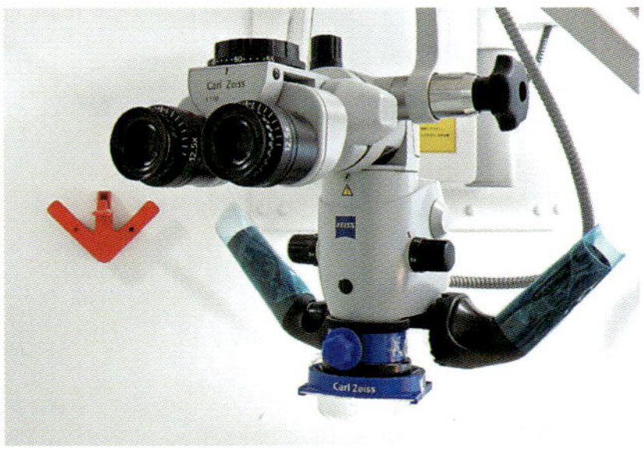

그림 3-1a. Microscope 'OPMI pico'(Carl Zeiss). MORA 인터페이스로 직접 보면서 진료할 수 있는 범위가 확대된다.

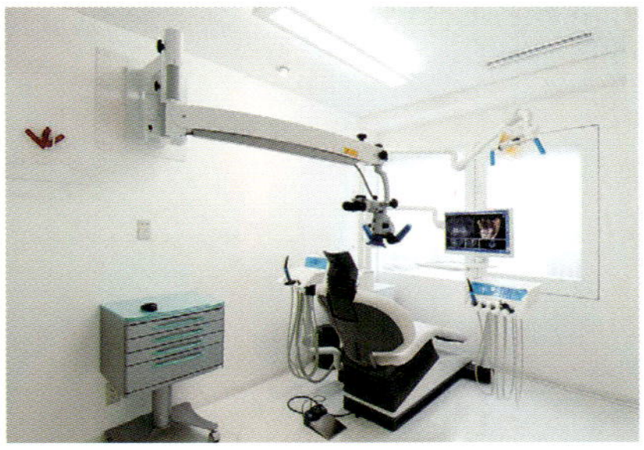

그림 3-1b. 능숙하게 사용하기까지 다소 시간이 걸리지만 진료의 질이 크게 향상된다. 진료환경도 개인실이 바람직하다.

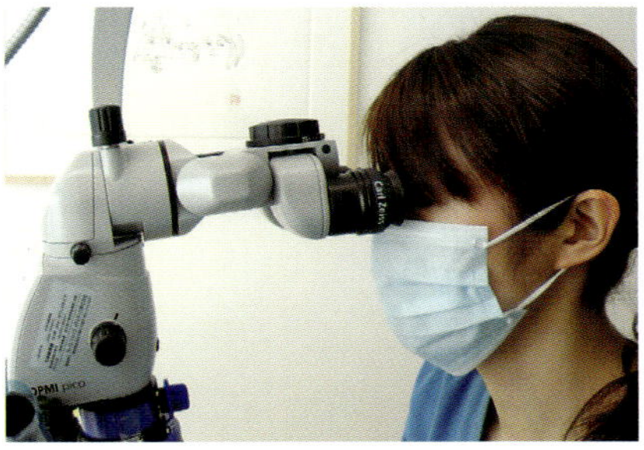

그림 3-1c. 근관치료뿐만 아니라 수복, 보철, 치주치료까지 치과의사와 치과위생사가 누리는 혜택이 크다.

할로겐이나 키세논, LED 조명 아래에서 진료할 수 있게 되었다. 또한 영상을 기록으로 보존할 수도 있어 환자 설명에 필요한 귀중한 매체가 되었다.

이 microscope와 함께 기존의 hand file을 대신하는 초음파 tip과 Ni-Ti rotary file(그림 3-2a, b)을 사용하면서 근첨공의 확인을 비롯하여 파절선이나 MB2를 탐색하기가 쉬워지고 치과용 CT가 등장해 협설적 병소의 범위 등 삼차원적 진단이 가능해졌다(그림 3-2c~e). 현재는 진료 레벨과 효율성을 높이는 필수품이 되고 있다.

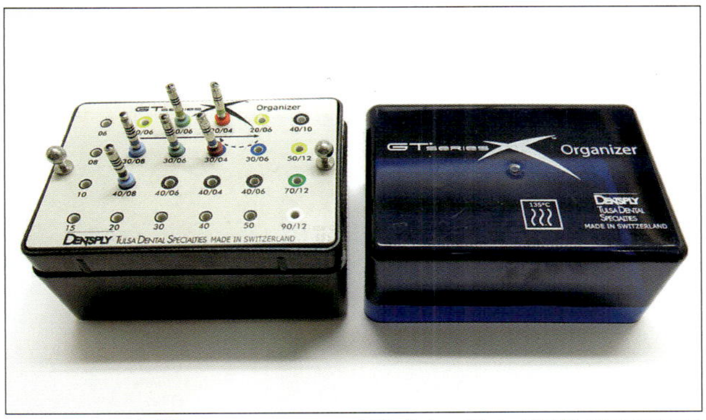

그림 3-2a. 다양한 Ni-Ti rotary file이 발매되고 있다. 사진은 'GT SERIES X Rotary File'(Dentsply Sankin).

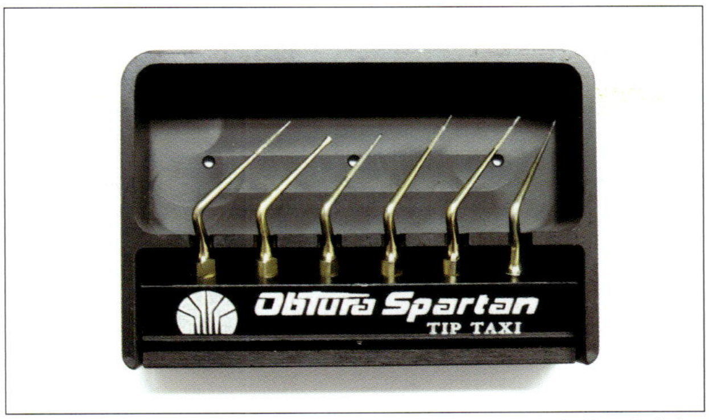

그림 3-2b. 근관 벽의 감염치질 제거와 pulpal floor의 평탄화는 다이아몬드 코팅 초음파 tip과 microscope를 함께 사용하면 효율적이다.

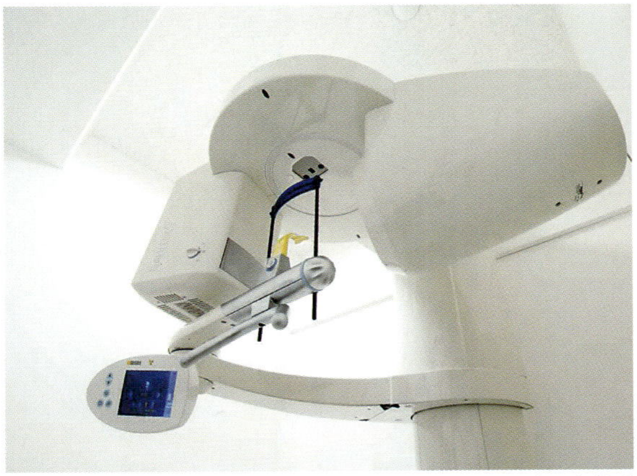

그림 3-2c. 치과용 Cone Beam CT. 근관치료에서는 병소의 확대나 fenestration(골의 열개), 치근파절의 진단에도 효과가 있다.

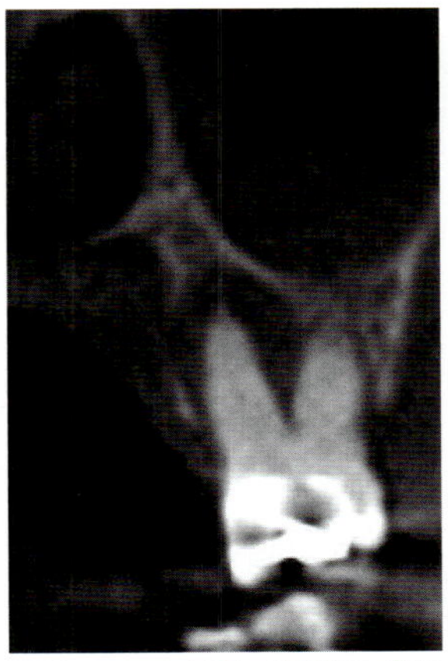

그림 3-2d. 상악 대구치의 협설 방향의 단층.

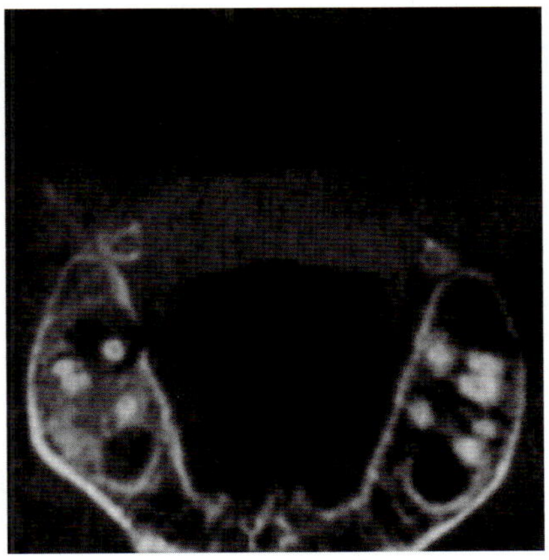

그림 3-2e. 상악치열의 수평단층.

근관치료의 수가에 대한 문제

그러나 microscope는 고가일 뿐만 아니라 rotary file이나 전용 엔진, 초음파치료기 등 초기 설비투자가 높다. 당연히 근관치료는 수고·시간·숙련을 요하는 치료이지만 일본의 보험진료체제에서 근관치료에 대한 평가(수가)는 어떠한가?

미국 근관치료 전문의(Endodontist)가 시행하는 근관치료는 single visit(1회 appointment로 치료를 종료한다)이 많고 appointment도 1회 치료가 2~3시간으로 길다. 파일 등도 일회용이며 진단에 필요한 X선 사진도 몇 장이고 촬영할 수 있다. 물론 치료비도 고액이지만 전문 훈련을 받고 자격증을 가진 치과의사가 치아를 구하는 데 받는 보수라고 생각하면 발치하지 않고 보존해 임플란트가 필요 없다고 했을 때 타당한 치료비라고 생각한다. 당연히 일본의 보험진료체제에서 받는 수가와 비교도 안 되지만, 양질의 진료에는 나름대로 인원, 설비, 재료, 시간투자가 필요하다.

환자의 첫 번째 우선순위가 저가의 치료라고 하면 microscope를 사용하는 치료를 계속하기가 곤란할 것이다. 치과의사를 생업으로 한다면 이 치료는 경영면에서 지극히 위험하며 의료보험제도에 맞지 않는다. 또한 임플란트 드릴과 CT를 구비해도 임플란트 전문가가 될 수 없는 것처럼 microscope만 가지고는 근관치료 전문의가 될 수 없다. Microscope를 사용해도 어려운 증례가 있고 습득하는 데 시간이 걸리는 경우도 많으므로 발거치를 이용해 일련의 과정을 계속해서 연습하고 매일 훈련을 통해 진료의 정밀도를 높였으면 한다. 또한 수준 높은 진료를 받기 원하는 환자는 많이 존재하고 그 환자의 QOL을 높이는 데 한몫을 할 것이다.

검사, 진단

표 3-2. 검사, 진단을 위한 평가항목

항목	정도와 평가
증상의 정도	매우 강하다/다소 강하다/보통/없음
반응	즉시 반응/다소 늦다/서서히/없음
통증의 종류	교합통/수직적 타진/화학적 자극/냉온열통(그림 3-3b, c)/단 음식을 먹을 때 느끼는 통증
증상의 종류	근첨부 부근의 치은 압통 및 종창/sinus tract/배농/동요
동통	동통의 정도/경증 or 중증/기간의 문제/발생원인/야간이나 입욕 시 심한가/이전에도 경험한 적이 있는가/만성인가/급성인가/지속성 or 일과성/국소 or 광범위
소견	우식의 유무/수복물이나 보철물의 존재/외상에 의한 파절/교모나 산 부식 등
X선 검사(구내법, 파노라마, CT)	우식/ 부적합 수복물/파절선/치근막강의 확대/치조백선의 비후/근첨부 투과상/내부 흡수
치주낭 내부의 확인	일부만 깊은 경우에는 치근파절이나 치근이개부 병변도 생각할 수 있음
필요한 기타 병변과 감별	상아질 지각과민(HYS)/치주질환/악관절증/상악동염/매복치/구강암

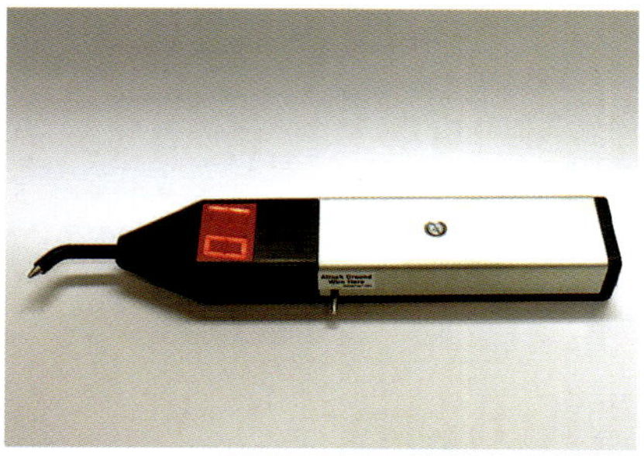

그림 3-3a. 전기치수진단기 'DIGITEST'(Morita). 치수의 생사를 판단, 마취 효과를 확인하는데도 사용할 수 있다.

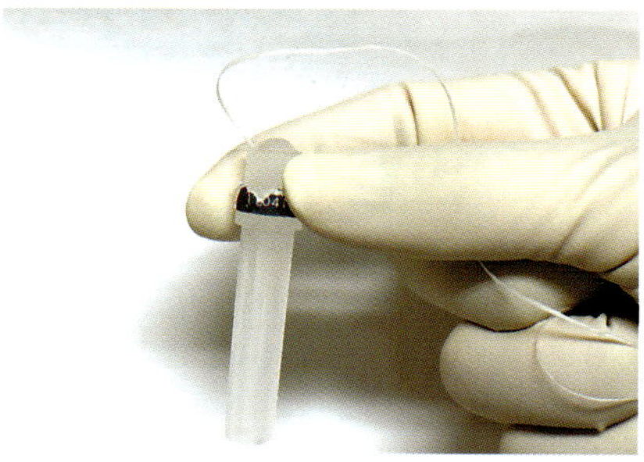

그림 3-3b. 치수 검사에 사용하는 얼음 스틱을 직접 제작한다. 마취 주사용 바늘 캡에 치실과 물을 넣고 냉장고에 넣어 얼린다.

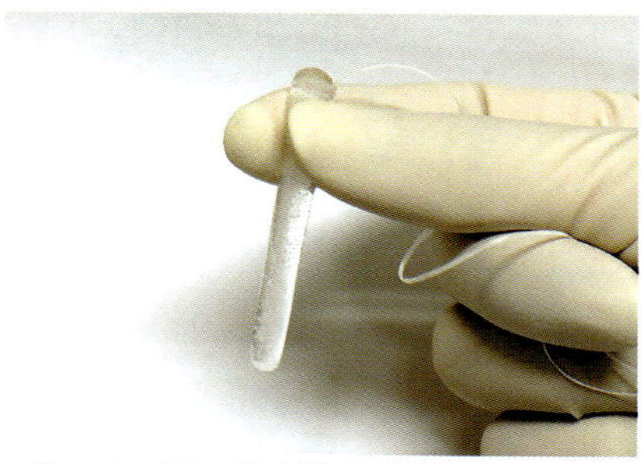

그림 3-3c. 물로 약간 씻어 치실을 빼 사용한다.

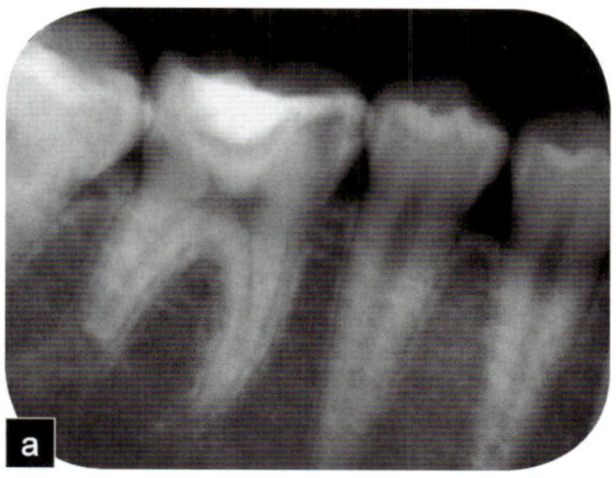

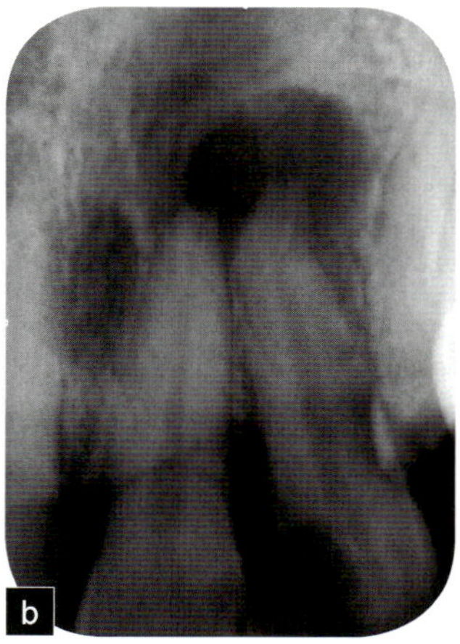

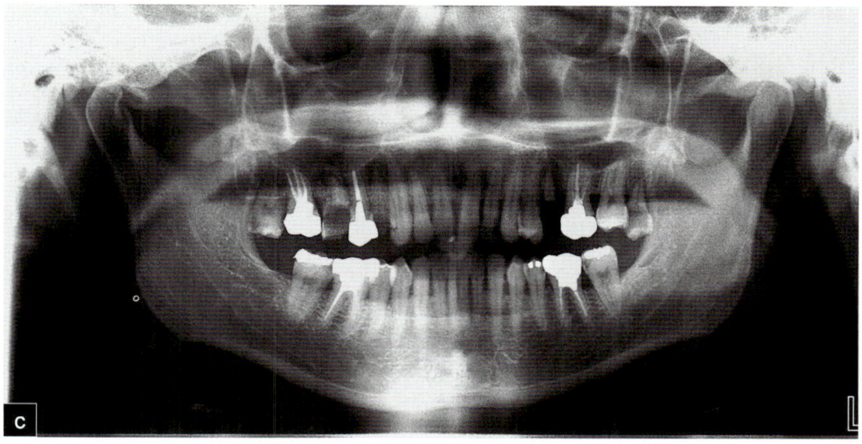

그림 3-4a. #46은 냉수에 강한 유발통을 보인다.
그림 3-4b. 근첨부에서 압통. #21, #22 모두 실활치.
그림 3-4c. '입 전체가 아프다'며 내원하였다. 파노라마 X선 사진에서는 좌우·상하 전치부, 구치부의 우식과 부적합 수복물, 근첨부의 투과성 병변이 확대되었고 치조골의 흡수도 관찰할 수 있다.

method 2 검사

원인치의 특정

정상 치아와 다른 점을 확인하고 근관처치가 필요할지 판단하는 것이 중요하다. 원인치를 특정할 때 환자가 진통제를 복용해 증상이 심하지 않은 경우에는 환자의 생각도 진단에 방해가 된다. 또한 원인치가 반드시 1개만 있는 것은 아니다. 인접치나 대합치 쪽에 원인이 있는 경우도 적지 않다. 건전하다고 생각되는 치아부터 먼저 검사하고 의심되는 치아는 나중에 진행한다. 구강 내 증상은 증상의 유무만이 아니라 반응 정도와 시간을 확인해 기록한다(표 3-2, 그림 3-3).

X선 사진(그림 3-4a~c)

X선 사진으로 검사할 때 후쿠시마 원자력 발전소 사고 후 불안을 느끼는 환자가 있다. 그러나 X선 사진 없이는 진단과 근관충전 후 확인이 곤란하다. 진단이 불가능한 상태에서 환자의 치아를 삭제할 수도 없으므로 사전에 환자에게 X선 사진의 필요성을 명확하게 설명한다.

MB2나 상악 소구치의 2근관의 경우 또는 상악 대구치 구개근과 협골궁의 중첩으로 인해 일반 X선 사진으로 필요한 정보와 진단을 내릴 수 없는 때는 편심투영 등 촬영조건을 변경한다. 경우에 따라 치과용 CT 촬영도 염두에 둔다.

method 3 마취와 러버댐

마취

CHAPTER 2를 참조.

러버댐

수복물이나 감염치질를 철저하게 제거했다면 치료 중에 타액으로 근관이 오염되는 것을 막기 위해 반드시 러버댐을 한다(그림 3-5a).

구강 내에 러버댐 클램프를 떨어뜨려도 안전하도록 치실로 묶어두면 좋다. 근관세척액이 새거나 리머 같은 작은 기구를 삼키지 않도록 하는 데도 러버댐은 유효하며 이환치를

러버댐

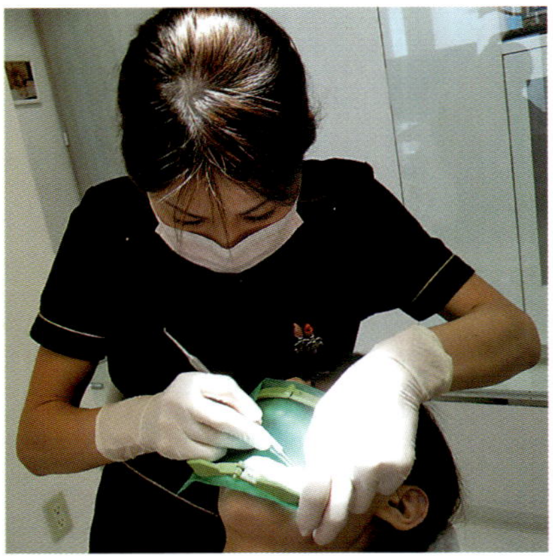

그림 3-5a. 치료시간이 길어지는 경우가 많으므로 러버댐은 술자를 위해서도 반드시 필요하다.

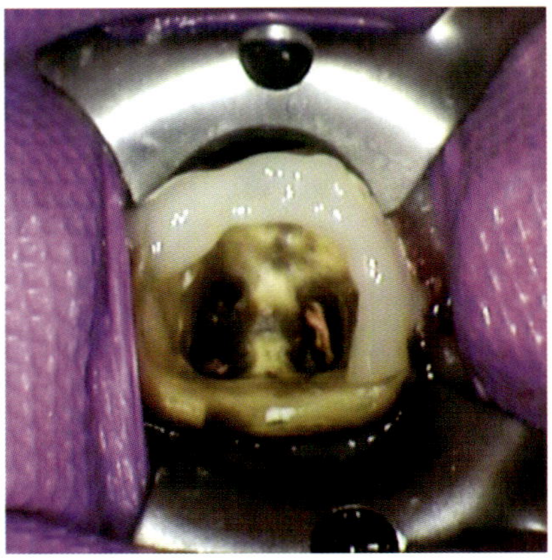

그림 3-5b. 레진 격벽으로 클램프의 beak가 걸린다.

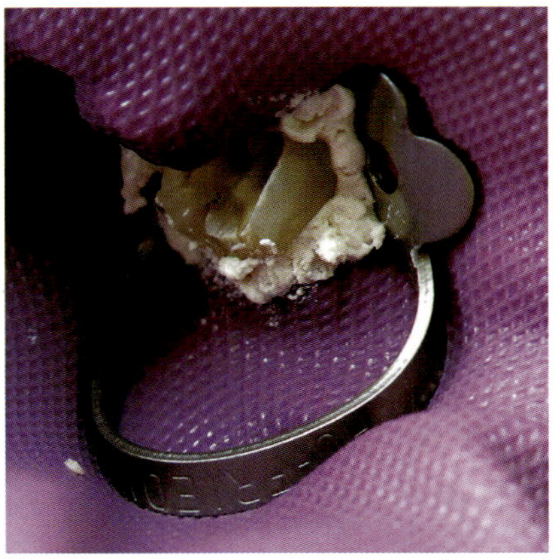

그림 3-5c. Caulking and Putty 'OraSeal' (ULTRADENT JAPAN).

쉽게 관찰할 수 있는 효과도 있다. 발수처치를 계획한다면 미리 러버댐을 하는 것이 바람직한데 재근관치료의 경우 치관붕괴 정도에 따라 클램프를 걸 수 없는 증례는 감염치질을 제거하고 composite resin으로 격벽을 만든 후에 클램프를 걸고 러버댐을 한다(그림 3-5b). 클램프와 간격이 있어 타액이나 약제가 샐 것 같다면 'OraSeal'(ULTRADENT JAPAN, 그림 3-5c)로 봉쇄한다.

method 4 Access cavity

임상에서는 건전한 법랑질이나 상아질을 가진 치아에 access hole을 형성하는 일은 거의 없다. 충전물이나 보철물 아래에 우식이 있는 경우가 많다. 먼저 감염치질을 제거한 후 치수강를 개방한다(그림 3-6a). 이제부터 microscope를 사용해 치료에 들어간다. 전치부는 구개측(설측)에서, 구치부는 교합면에서 접근한다. 삭제를 최소화하는

Access cavity

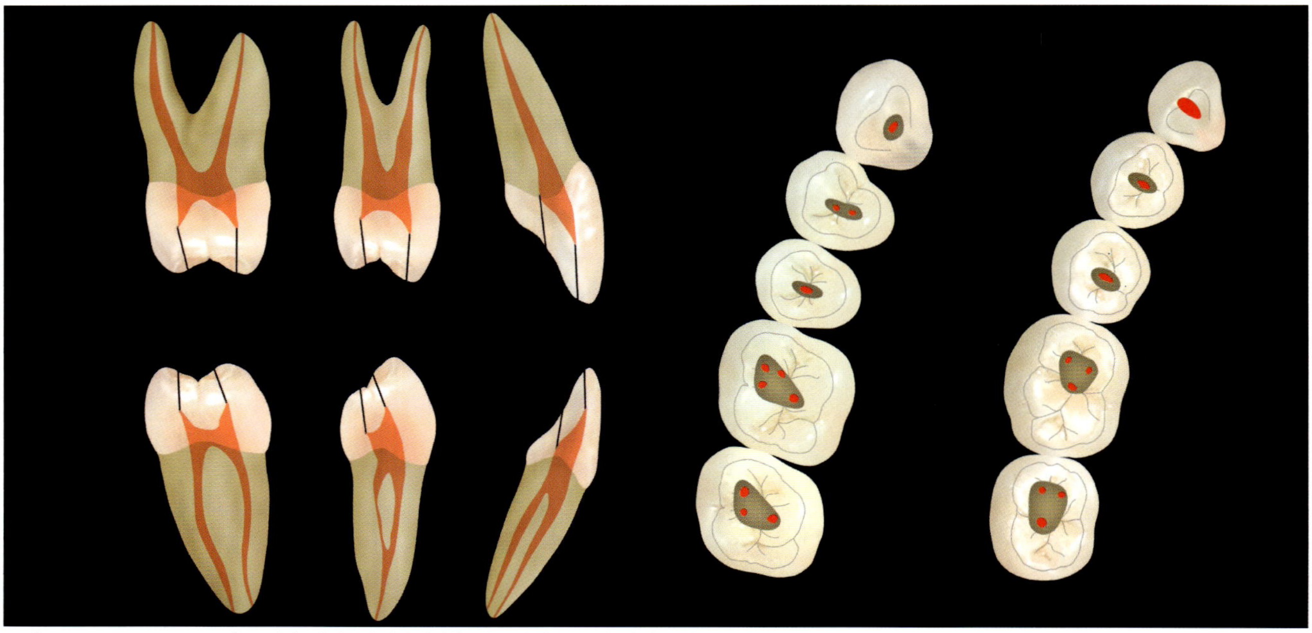

그림 3-6a. Access hole의 크기와 위치. 치질삭제량을 최소화해 치질의 약화를 방지한다. 파일 등 기자재의 조작성도 향상된다.

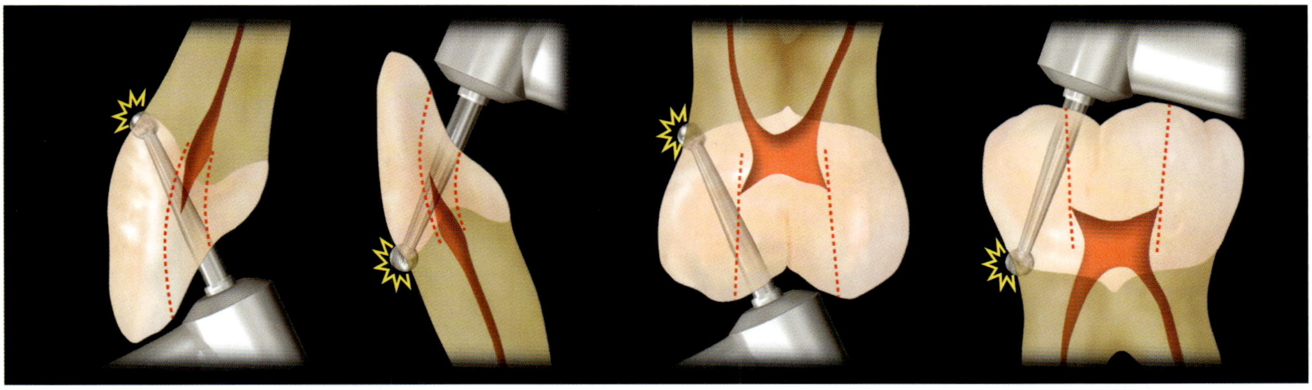

그림 3-6b. 근심 치경부의 천공. 러버댐 장착 시 치관과 치근의 위치관계를 알 수 없는 경우나 치수가 협소한 경우에 발생할 위험이 있다.

데 서비칼 델타를 제거하는 작업은 이후 기자재의 접근성과 파일의 파절방지, MB2의 발견에 영향을 미치므로 중요하다. 버의 삭제방향과 각도가 잘못되었을 때 복구가 가장 곤란한 예는 전치부 순측 치경부, 구치부 근심 치경부 부근의 perforation이다(그림 3-6b).

버의 선택

금속을 삭제할 때는 라운드 엔도 카바이드 버, 세라믹을 삭제할 때는 #4 라운드 다이아몬드 버(모두 주수환경에서)를 사용하고 우식제거에는 #6의 라운드 카바이드 버를 사용한다(그림 3-6c).

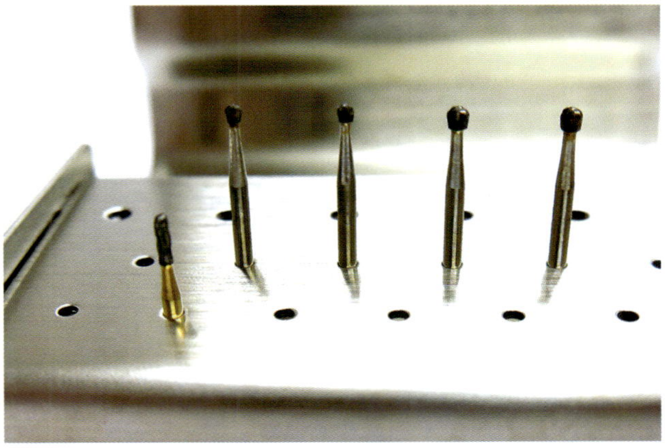

그림 3-6c. Access를 위한 버.

근관 입구의 탐색

최종 수복할 보철물을 생각해 건전치질을 가능하면 보존하고(MI) 치료 기자재가 효율적이고 효과적으로 접근할 수 있는 형태로 형성해 근관 입구를 탐색한다. 근관 입구를 확인하기가 곤란한 증례는 pulpal floor를 염색하고 근관 입구 사이의 groove에 의지해 마이크로 오프너를 사용하면 쉽게 찾을 수 있다. 석회화된 근관이나 pulpal roof는 초음파치료기에 연결한 초음파 tip으로 제거한다(그림

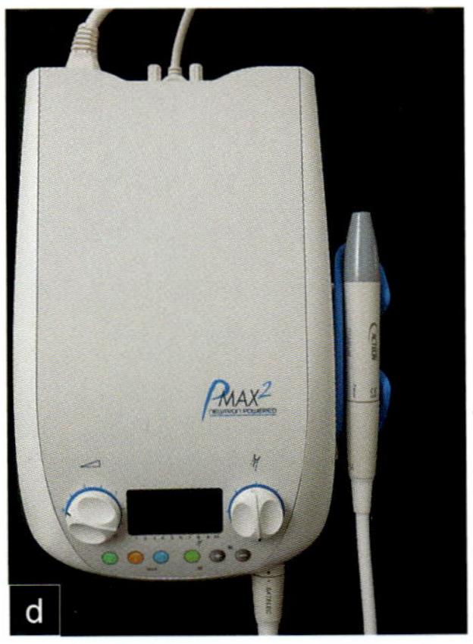

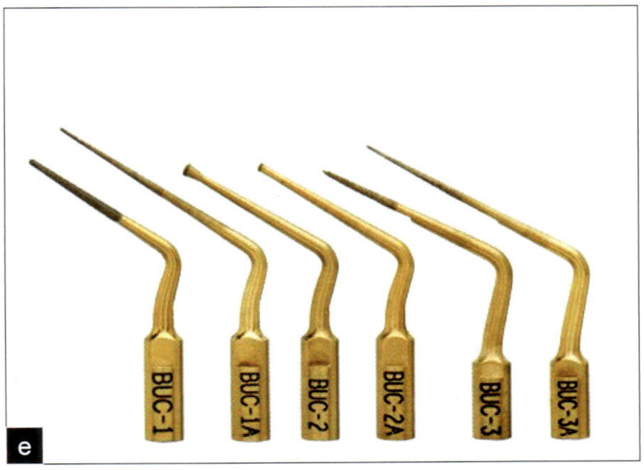

그림 3-6d. 초음파치료기 'SUPRASSON P-MAX2'(SATELEC).
그림 3-6e. 'BUC 초음파 tip'(Obtura Spartan)은 access cavity를 다이아몬드 코팅된 tip으로 효율적으로 형성할 수 있고 시야도 선명하게 확보할 수 있다. 가운데 2개는 pulpal floor를 평탄하게 만들기 위해 끝이 원반 모양으로 되어 있다.

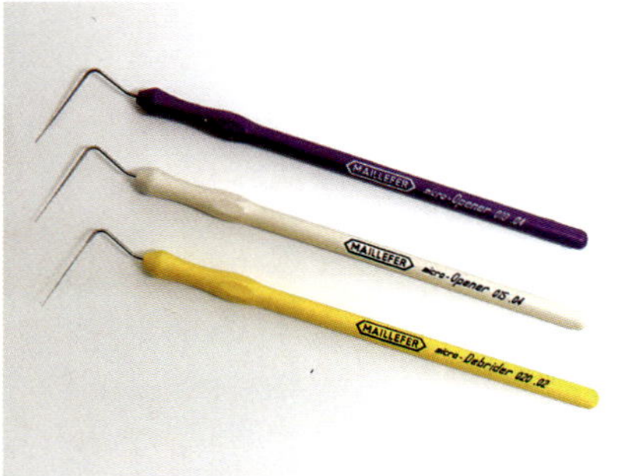

그림 3-6f. 'Micro Opener'(사진 위, 가운데)와 'Micro Debrider'(사진 아래, DENTSPLY MAILLEFER). 탄력이 좋고 negotiation, 특히 좁은 근관 입구 탐색에 편리하다.

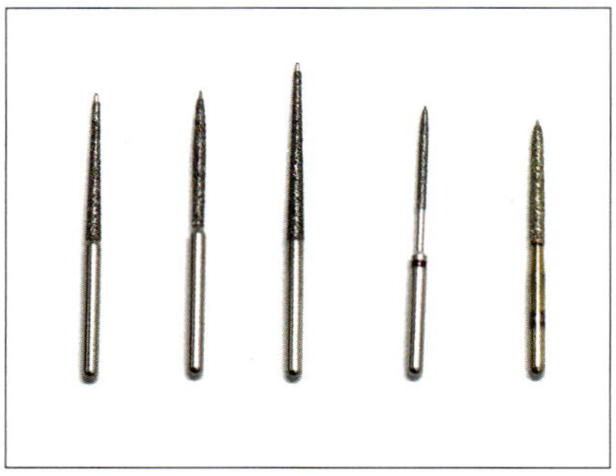

그림 3-6g. 각종 근관치료용 다이아몬드 버. 좌측 3개는 'TK Long bur', 네 번째 'JH Endo bur', 우측 끝은 'LA Axxess bur'. 끝에 다이아몬드가 붙어 있지 않아 끝 방향으로 잘 깎이지 않는다.

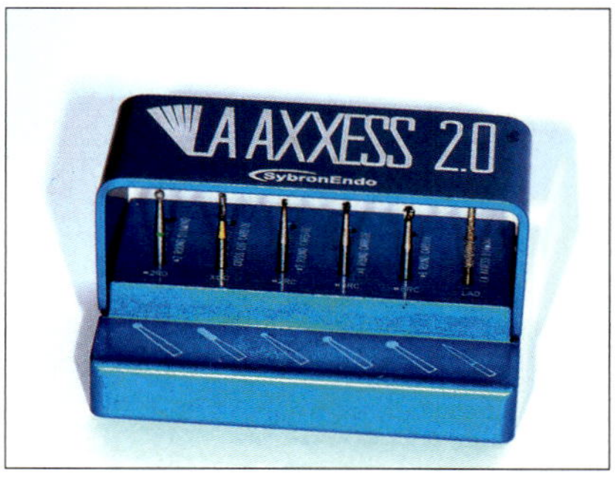

그림 3-6h. 'LA Axxess 2.0 kit'(SybronEndo). Access hole과 근관 입구 형성에 적합한 6종류의 버 세트.

3-6d~h).

'BUC2'(Obtura Spartan) tip은 pulpal floor를 활택하게 만드는 데 효과적이다.

또한 pulpal roof를 남기지 않도록 주의한다. 근관 입구가 확인되면 'LA Axxess Diamond bur'(SybronEndo, 그림 3-6h), 'BUC1'(Obtura Spartan, 그림 3-6e)의 초음파 tip이나 각종 다이아몬드 엔도 버 중에 끝에 다이아몬드가 붙어 있지 않은 'TK Long bur'나 'JH Endo bur'(그림 3-6g)나 rotary file로 근관 상부를 확대하고 리머를 삽입하기 좋은 형태가 완성되면 다음 negotiation에 들어간다.

method 5 Negotiation

작업장의 결정

가능하면 편심투영을 포함해 최소 2매의 구내법 X선 사진이나 파노라마 X선 사진, CT로 미리 치근의 만곡방향과

Negotiation (1) – 작업장의 결정

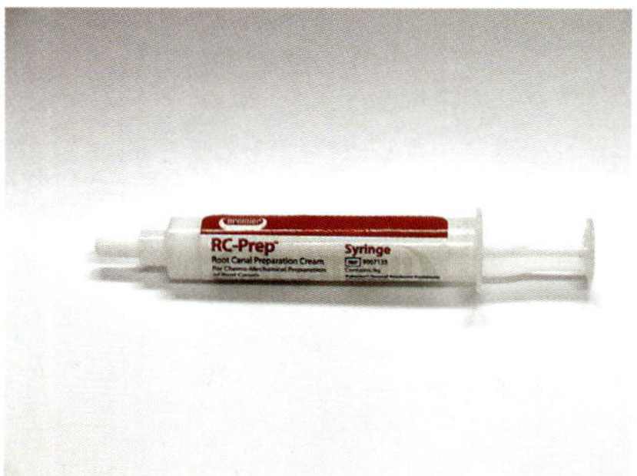

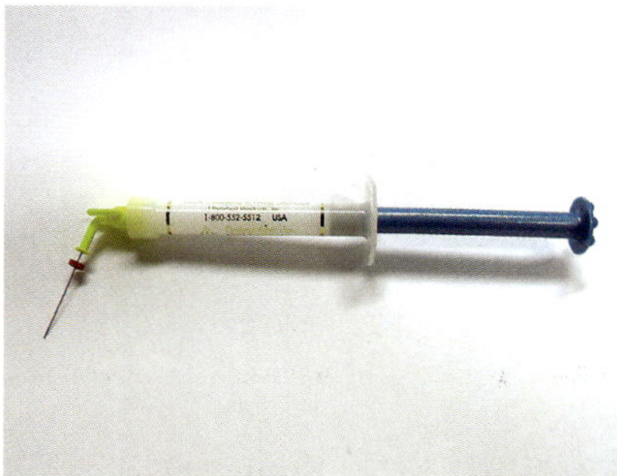

그림 3-7a. 'RC Prep'(Hakusui Trading Co).
그림 3-7b. 'File-Eze J'(ULTRADENT JAPAN).

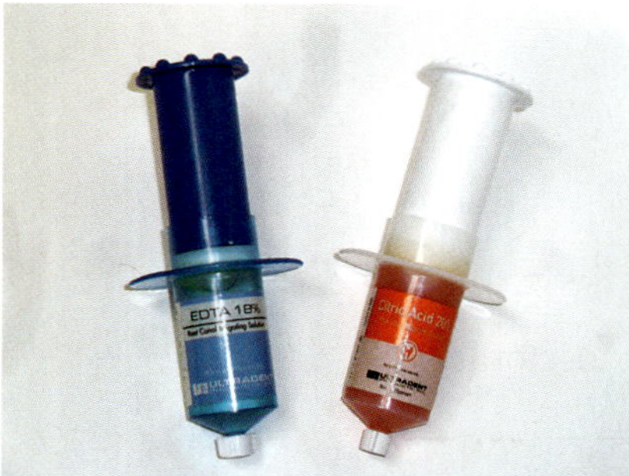

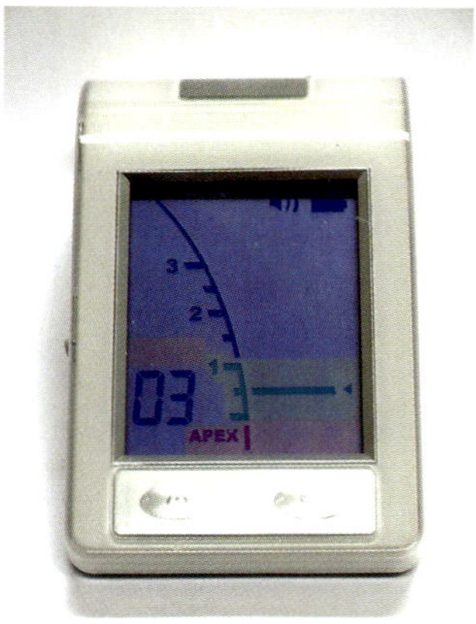

그림 3-7c. 사진 좌측의 'Ultradent EDTA 18%'로 무기질 스미어층 제거. 사진 우측의 'Ultradent 구연산 20%'로 근관첩약에 사용한 수산화칼슘을 용해(ULTRADENT JAPAN).
그림 3-7d. 'ROOT ZX mini'(Morita). 소리와 디스플레이에 표시되는 선으로 근관장을 측정.

Negotiation (2) – Glide path

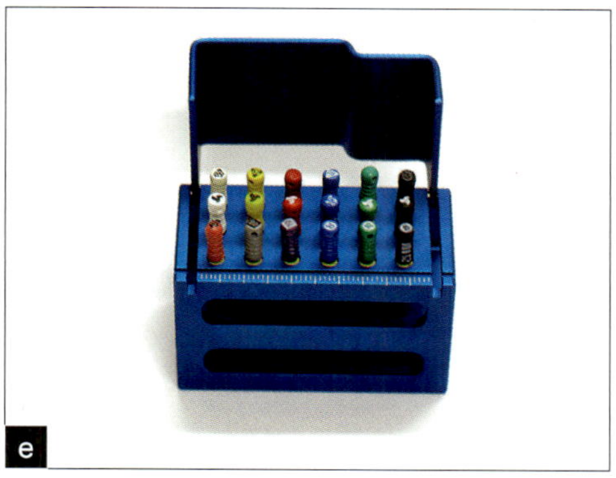

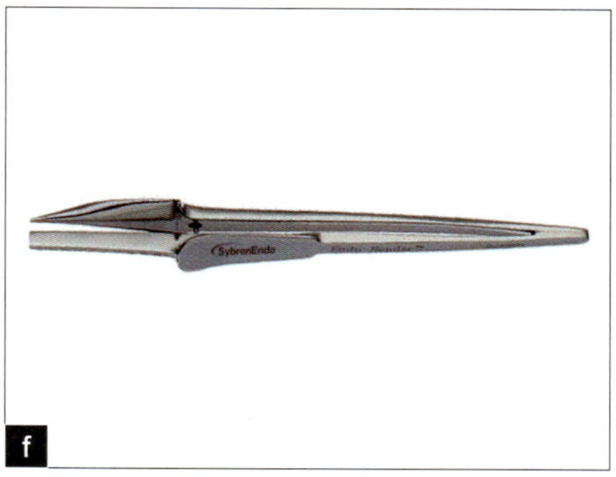

그림 3-7e. 스테인리스스틸 'K File'(Mokuda trading Co).
그림 3-7f. 'Endo-Bender'(SybronEndo). 파일 끝을 구부리는 데 사용.

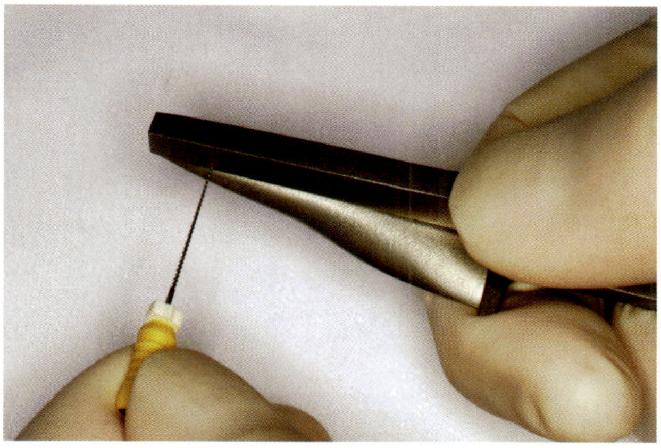

그림 3-7g. 'Endo-Bender'를 사용하는 장면.

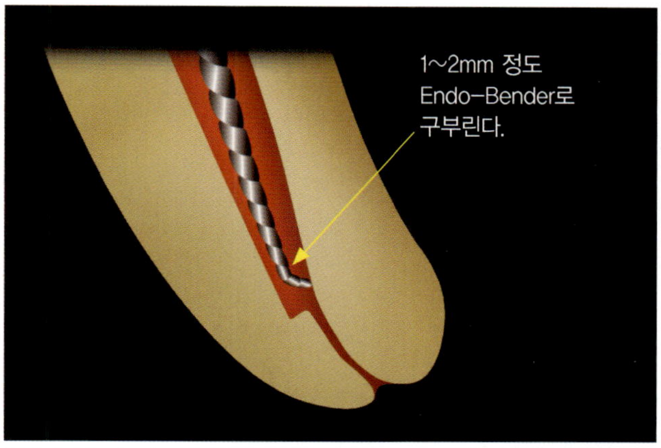

그림 3-7h. Ledge를 만들었다면 파일 끝 1~2mm를 구부려 파일이 들어가는 포인트를 찾는다. 일단 들어가면 그 곳에서 신중하게 파일링을 반복한다.

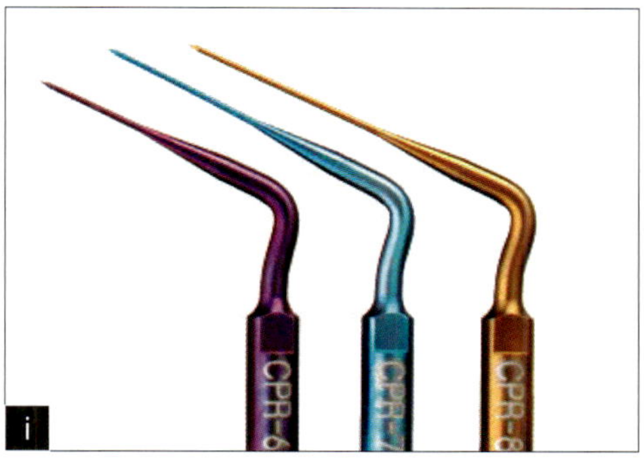

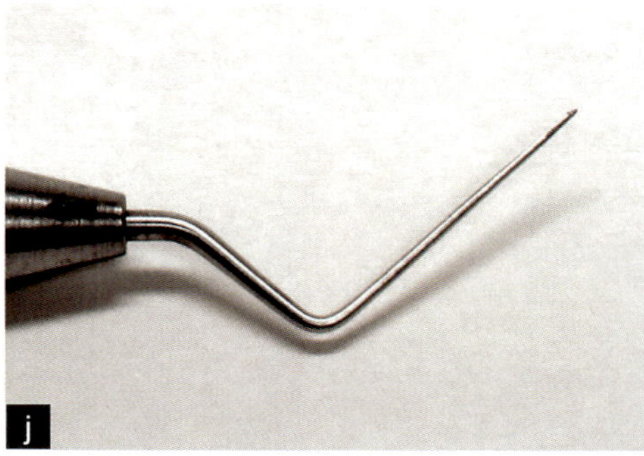

그림 3-7i. 근관 내에 파절된 파일을 제거하는 'CPR 초음파 tip'(Mokuda trading Co). 천공 방지를 위해 파워를 최소화한다.
그림 3-7j. 근관 내벽에 들러붙은 gutta percha를 제거하기 위해 끝에 hook이 달린 수동 기구 'TGR'(Hermans).

형태를 확인한다. Standard X선 사진에는 거리계측기능이 있는 타입도 있으므로 참고한다. 근첨공까지 통로를 확보하기 위해 반드시 근첨공보다 가는 #06, #08 K file에 윤활재(lubricant)인 'RC Prep'(Hakusui Trading Co, 그림 3-7a)이나 'File-Eze J, (ULTRADENT JAPAN, 그림 3-7b)로 근관 내부를 채우고 파일을 근관 내벽에 밀착시켜 전기 근관장측정기(그림 3-7d)를 사용해 근첨공(근첨의 가장 협착부)까지 접근한다. 치근 미완성 치아, perforation, 치근 파절, 근첨에서 삼출액이 있는 경우에는 측정이 곤란할 수도 있다. 측정할 때 근관 내부를 항상 EDTA로 채우고 근관장을 계측한다(그림 3-7c). 파일을 삽입한 상태에서 촬영한 X선 사진도 근관장 측정에 상당히 효과적이다.

Glide path(진입 경로)

작업장이 결정되면 근첨공까지 연속 이어지는 부드러운 경로를 만든다. 세척하기 좋고 rotary file을 사용하기가 편하고 근관충전 작업도 수월해진다. 발수 시 근첨공의 크기는 대체로 직경 0.25mm(반드시 원형은 아니다)이므로

#08, #10 file이면 거의 모든 증례에서 근첨을 개방할 수 있다(그림 3-7e).

발수의 경우는 근첨공의 위치에서 확실하게 절단한 치수를 제거한다. EDTA로 근관 내부를 항상 채워둔다. 갑자기 #15 file을 사용하면 윤활재가 있어도 찢어진 치수가 근첨공 직전에서 덩어리가 되어 막혀 버린다. 근첨에서 근관이 만곡되어 있거나 ledge를 형성해 버린 증례는 'Endo-Bender'(SybronEndo, 그림 3-7f)로 파일 끝에 커브를 만들어 파일이 들어갈 포인트를 찾는다(그림 3-7g, h).

손가락 감각에 의지해 파일을 조금씩 상하로 움직이면서 손가락으로 헤드를 돌려 쓰윽 들어가는 장소를 찾는다. 그 위치와 방향을 러버 스토퍼로 표시하고 파일링 작업을 한다.

이상적이라면 #15 K file이 쓰윽 저항 없이 근첨공까지 들어가도록 glide path를 만들어 근첨공 최협착부의 세균 덩어리를 긁어내고, Ni-Ti file 사용할 때의 파절을 예방한다.

재근관치료를 할 때는 microscope와 전용 탐침, 초음파 tip을 사용해 근관 내부의 gutta percha나 부러진 파일, 포스트를 제거하면 효과적이다(그림 3-7i, j). 단 tip으로 천공을 만들지 않도록 주의한다.

method 6 Shaping

Shaping 방법에는 번호가 낮은 파일로 근첨까지 확대한 후 점점 번호를 올려가는 'step back법'이나 'standard법'이 있는데, 감염근관의 경우 근관 내부에 감염물질이 존재하는 상태에서는 그것들을 근첨공 밖으로 밀어낼 가능성이 있다. 이것을 회피하기 위해 반대로 근관 상부부터 확대하기 시작해 마지막에 근첨공 부근을 형성해 flare up을 피하는 'crown-down technique'이 있다.

Ni-Ti file

#15의 K file로 근첨공을 확인한 후 Ni-Ti rotary file로 근관을 형성한다. 기존의 스테인리스 스틸 파일에 비해 Ni-Ti file은 굴곡과 비틀림에서 약 3배의 강성을 가지며, 감속 콘트라앵글의 핸드피스에 장착해 150~350rpm으로 사용할 수 있으므로 능률적이다. Orifice Opener로 치관측 플레어 형성을 한 후 taper가 큰 file에서 작은 file로 크기를 줄여가며 사용하면 file에 대한 저항도 적고 효율적인 근관형성이 가능하다. Ni-Ti file은 여러 회사에서 다양한 종류가 판매되고 있다(그림 3-8a, b).

Ni-Ti file은 갑자기 부러질 수 있으므로 회사가 지정한

Shaping

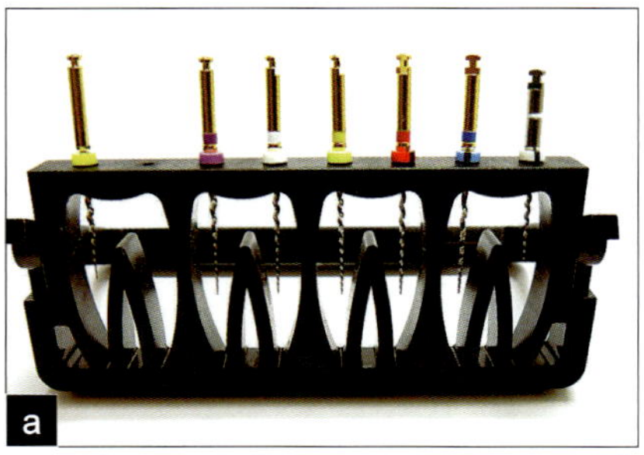

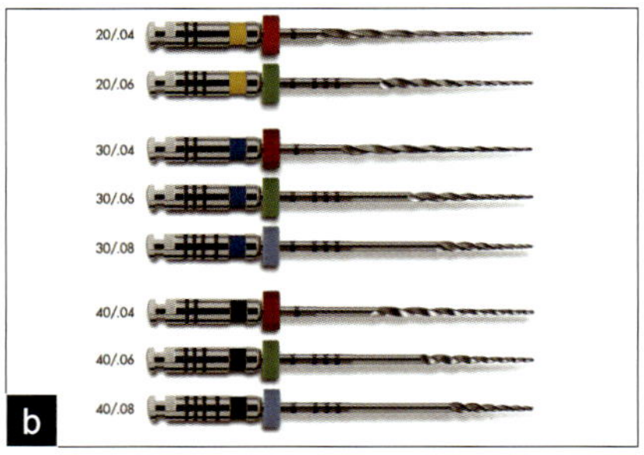

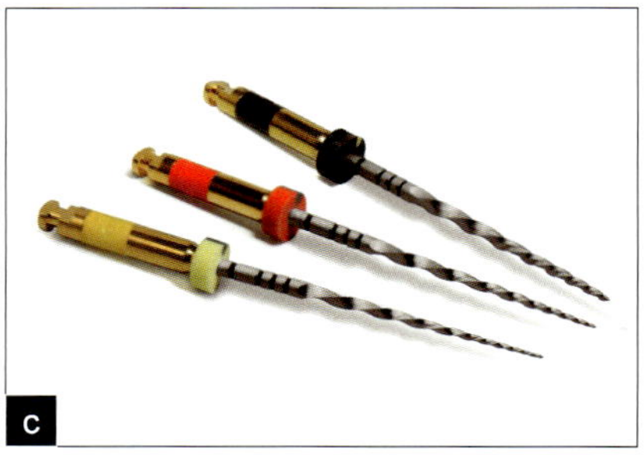

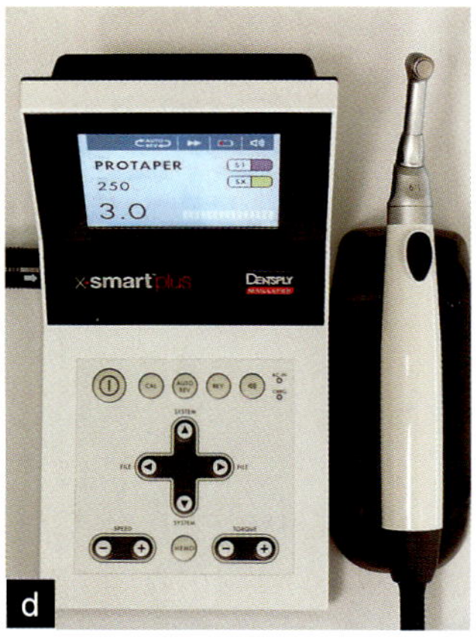

그림 3-8a. 'PROTAPER'(Dentsply Sankin).
그림 3-8b. 'GT Series X Rotary File'(Dentsply Sankin).
그림 3-8c. 'WAVE ONE'(Dentsply Sankin).
그림 3-8d. WAVE ONE을 사용할 때 사용하는 반복운동기능이 있는 Endo Motor 'X SMART plus'(Dentsply Sankin).

torque와 회전수를 조절할 수 있는 엔진을 사용하고, 적어도 파일의 사용회수를 기록하고 파일을 꼼꼼하게 관찰해 조금 이른 시기에 교환한다. 또는 일회용으로 사용하는 것도 바람직하다. Ni-Ti file의 유연성과 내구성을 개량해 파절저항을 높인 M-Wire를 사용하는 Ni-Ti file도 시장에 출시되었다.

Reciprocating motion이라는 반복운동이 가능한 모터에 Ni-Ti file을 1개만 사용해 최종형성까지 진행하는 'wave one'(Dentsply Sankin, 그림 3-8c, d)이 등장해 주목을 받고 있다.

만약 파일이 근관 내에서 파절되면 그것을 제거하는 데 필요한 노력이나 시간, 정신적인 손실은 가늠하기 힘들다. 환자가 바뀔 때마다 교환하여 파기하는 편이 스트레스 없이 일을 할 수 있다고 생각한다.

Crown-down technique

여기에서는 'GT series X rotary file'(Dentsply Sankin)을 사용하는 경우를 해설한다. 근첨공의 직경에 맞게 #20, #30, #40에서 파일을 선택한다.

대략의 기준으로 #30의 .08 taper나 #40의 .08 taper는 두꺼운 근관, 상악 대구치의 협측근이나 하악 대구치 근심근처럼 가는 근관은 .06 taper의 #20, #30, #40, 만곡이 있고 가는 근관은 #20의 .04 taper나 .06 taper의 작은 파일 사용한다.

예를 들면 #30의 경우, 콘트라앵글의 회전수를 300rpm으로 설정하고 #30의 .08 taper의 rotary file로 끝에 무리하게 힘을 주지 말고 근관 입구에서 근첨까지 진행한다. 더 이상 진행하지 않고 헛돌면 #10 또는 #15의 K file로 근첨의 개방을 확인하고 rotary file의 taper를 1 크기 낮은 .06 taper로 교체하고 헛돌 때까지 파일을 진행시킨다. NaOCl 세척을 반복하면서 근첨의 개방상태를 확인한다. 이번에는 file의 크기를 #30의 .04 taper 또는 #20의 .06 taper로 교체하고 근첨에 도달하게 한다. 파일 끝에 debris(괴사조직 파편)가 부착해 있으면 형성을 종료한다(그림 3-9).

Crown-down technique

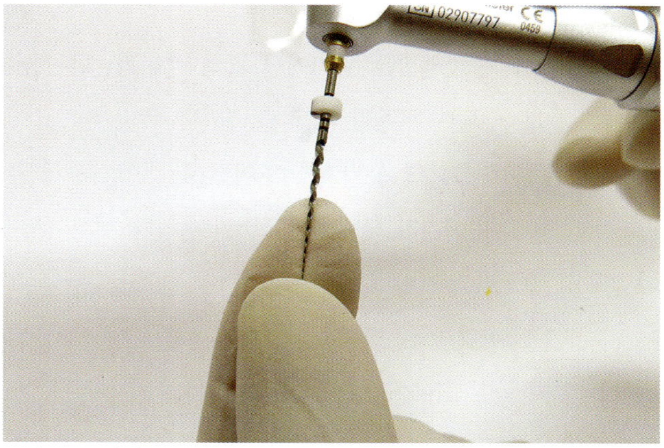

그림 3-9. 파일 끝에 debris가 있는지 확인한다.

Ledge나 zip을 만들지 않도록 근관 내부는 항상 EDTA로 적신 상태에서 작업을 한다. NaOCl이 환자의 옷이나 얼굴에 묻지 않도록 노즐이 벗겨지지 않는 시린지를 선택하거나 눈 보호안경을 착용하는 등 세심한 주의가 필요하다.

세척

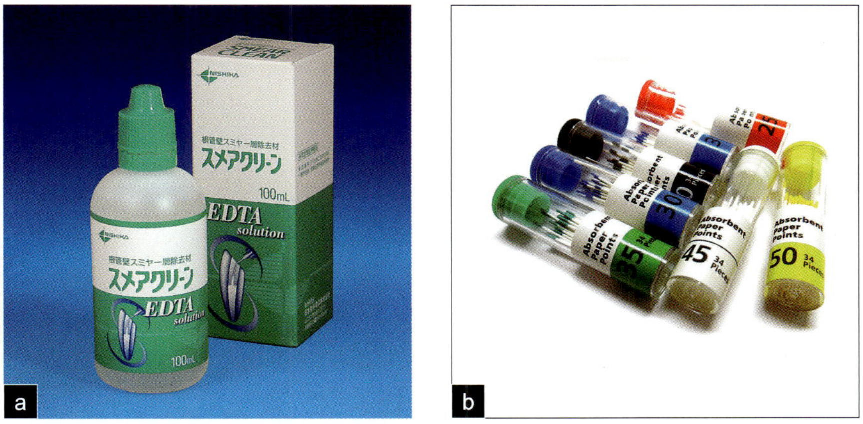

그림 3-10a. 'SMEAR CLEAN'(일본치과약품).
그림 3-10b. 멸균된 paper point 'JM paper point'(Morita).

method 7 세척

Shaping 과정에서 삭제된 오염물질과 파일과 접촉하지 않아 기계적 세척이 곤란한 근관 내벽이나 측지는 NaOCl을 사용해 화학적으로 세척한다. 스미어층의 제거에는 EDTA(그림 3-10a)가 효과적이라고 보고되었다. 특히 NaOCl은 항균적으로 괴사조직 파편을 용해한다. EDTA 용액과 NaOCl로 번갈아 세척한다. 또한 초음파 tip으로 근관에 접촉하지 않도록 cavitation 효과도 함께 사용한다. 번갈아가며 세척한 후에 근관충전에 들어갈 때는 정제수로 EDTA를 중화한다.

지금까지 사용하던 과산화수소수와 NaOCl로 번갈아 세척하는 방법은 NaOCl의 효과를 떨어뜨린 사례와 근첨 주위조직으로 용액이 흘러넘친 사례가 있어 지금은 거의 사용하지 않는다. 근관 내 건조는 멸균 paper point(그림 3-10b)로 시행한다.

method 8 근관첩약

미국에서는 근관치료를 할 때 1회 appointment로 발수에서 근관충전까지 진행하는 경향이 있다. 그러나 일본은 상황이 크게 다르고 한 번에 오랜 시간을 사용할 수 없는 경우가 많다. 원래 강한 타진통 증상이 있거나 재치료 근관이라면 일단 첩약해 경과를 관찰하는 것도 좋다. 물론 한 번의 진료 시간이 길어지는 것도 방지할 수 있다.

살균작용과 경조직형성 촉진작용이 있으므로 일차적으로 수산화칼슘을 선택하는데 수산화칼슘제제는 흐름성이 좋지 않아 사용이 곤란하다는 단점도 있다. 이전에는 포름크레졸(FC)을 많이 사용했는데 발암성을 걱정해 사용하지 않는 경향이다. 가봉할 때는 근관 내 타액의 유입과 세균감염을 확실하게 예방해야 한다. 봉쇄성과 강도 측면에서는 레진이나 인산아연시멘트도 좋지만 조작성 면에서 'CAVITON'(GC, 그림 3-11a)같은 수경성 시멘트나 temporary stopping과 산화아연유지놀 시멘트의 이중 가봉이 간편해 권장한다. Temporary stopping 한 가지만으로는 확실한 봉쇄성을 달성할 수 없고 근관이 오염될 가능성이 있다.

환자에게 '투약과 flare-up(급성 근첨성 치주염에 의한 동통의 발현)의 가능성', '이 시점에서 아직 치료가 끝나지 않았다', '치료를 중단하면(내원하지 않으면) 근관 내부는 세균감염을 일으켜 치료가 더 곤란해진다'는 사실에 대해 설명해야 한다.

method 9 근관충전

근관 내부를 무균상태로 유지하기 위해 근관충전을 한다. 사용재료는 gutta percha, resilon, MTA 시멘트 등이 있다.

Gutta percha는 근관 내벽과 접착하지 않으므로 실러가 필요한데 유지놀계, 레진계, 항균작용이 있는 타입도 구할 수 있다. 실러를 선택할 때는 지대축조에 사용하는 시멘트와의 상관관계도 고려해야 한다.

근관첩약

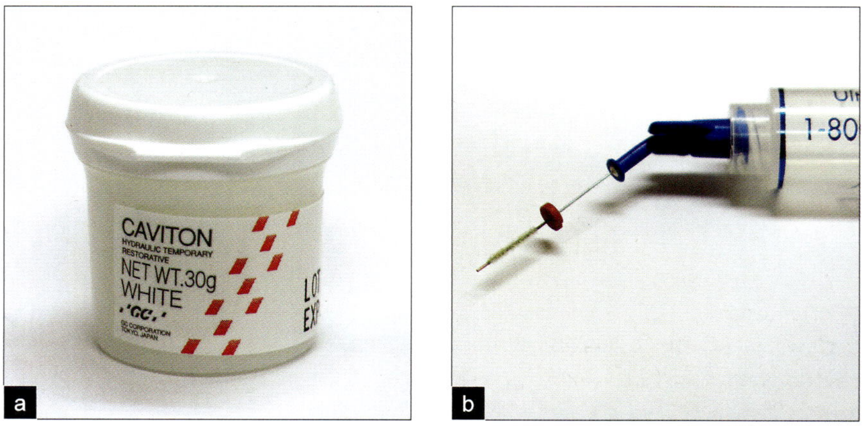

그림 3-11a. 수경성 가봉재 'CAVITON'(GC).
그림 3-11b. 'NaviTip FX'(ULTRADENT JAPAN). 니들에 브러시가 있어 구연산을 주입해 근관 내를 비벼가며 수산화칼슘을 제거한다.

MTA 시멘트는 봉쇄성과 기계적 강도가 뛰어나 우발적 perforation이나 근첨공이 커서 gutta percha 가압이 곤란한 증례에 대응할 수 있고 친수성이 높으므로 삼출액이나 출혈이 있는 난치성 감염근관이나 역근관충전이 필요한 경우에 사용하면 좋은 결과를 얻을 수 있다. 다만 조작성에 어려움이 있고 제거하기가 어렵고 가격도 의료보험제도에서 사용하기가 곤란하다. 봉쇄성은 경화 시에 팽창하는 MTA 시멘트가 gutta percha나 resilon보다 더 뛰어나다고 한다.

근관 내에 수산화칼슘제제가 첩약된 경우에는 20% 구연산으로 세척한다(그림 3-11b).

근관충전 방법에는 측방 가압충전(lateral condensation), 수직 가압충전(vertical condensation), obtura-

수직 가압충전 (1) – 'SuperEndo α2'와 'SuperEndo β'

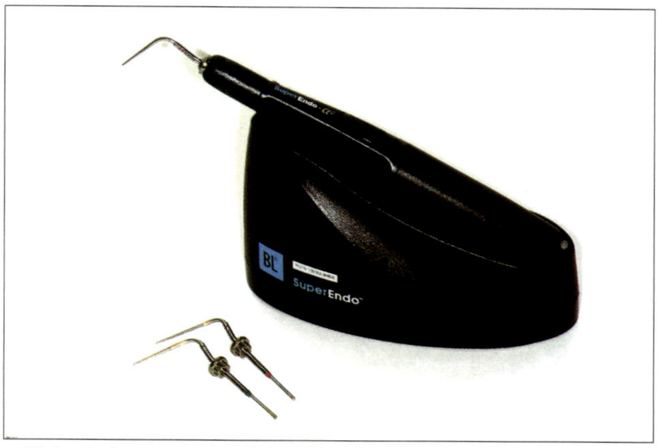

그림 3-12. 'SuperEndo α2'와 전용 플러거(Pentron Japan). 단시간에 설정온도(gutta percha 사용 시에는 200℃)까지 상승해 근관충전재를 연화할 수 있다. 무선이어서 편리하다.

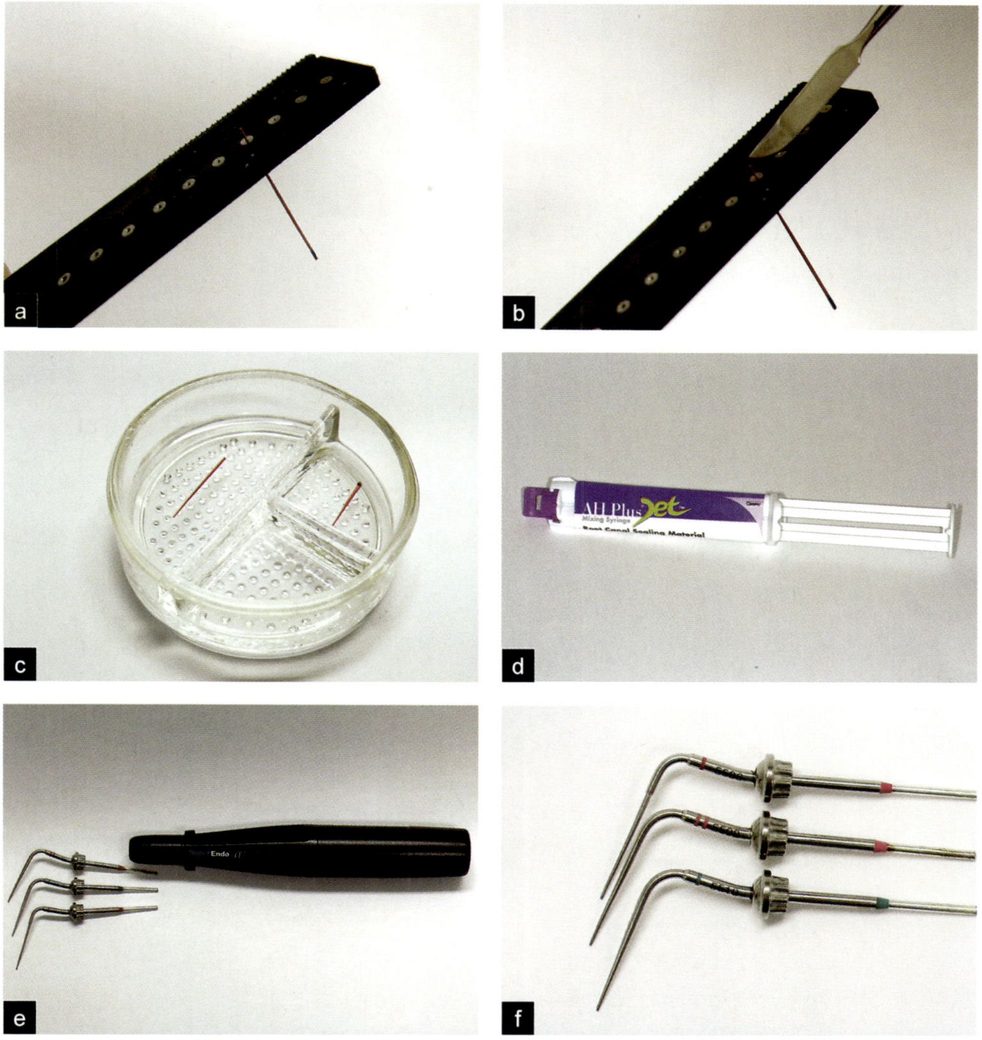

그림 3-13a. 'Gutta Percha Gauge'(DENTSPLY MAILLEFER).
그림 3-13b. 설정한 번호의 구멍에 gutta percha 끝을 삽입하고 디자인 나이프로 자른다.

그림 3-13c. 샤레에 NaOCl을 넣고 포인트를 소독한다.
그림 3-13d. 레진계 실러 'AH plus'(Dentsply Sankin). 봉쇄성이 뛰어나고 X선 조영성이 있다.

그림 3-13e. 'SuperEndo α2'(Pentron Japan).
그림 3-13f. 부속 플러거. 끝부분의 직경이 0.55mm(#55)이고 각각의 taper가 06, 08, 10이다.

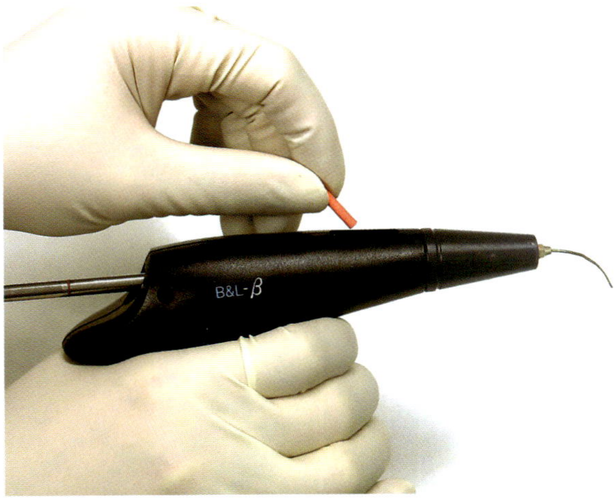

그림 3-13g. 'SuperEndo β'에 gutta percha pellet을 장착.

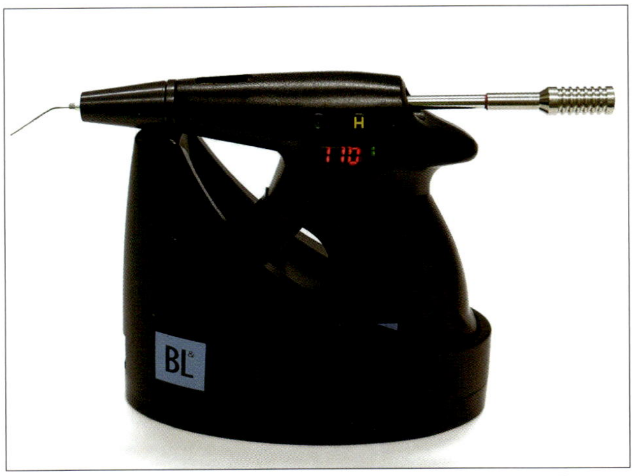

그림 3-13h. 근관충전재 pellet을 가열 연화하고 트리거를 당겨 충전하는 'SuperEndo β'(Pentron Japan).

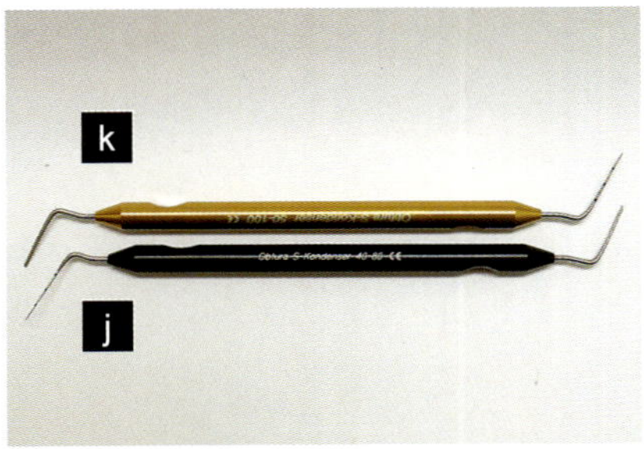

그림 3-13i. 더블헤드의 플러거 'BL condenser'(Pentron Japan).

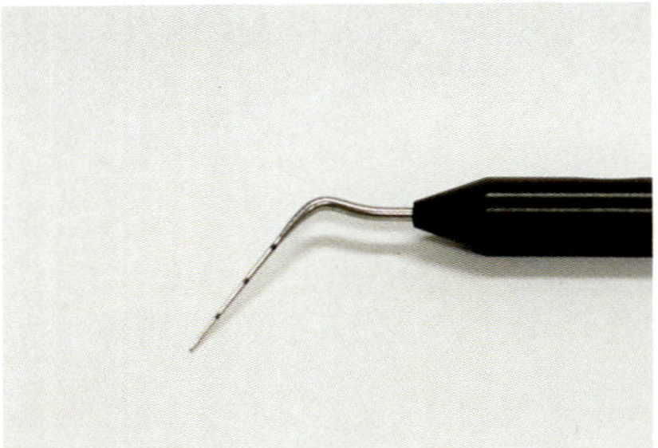

그림 3-13j. Ni-Ti 헤드로 down pack 가압.

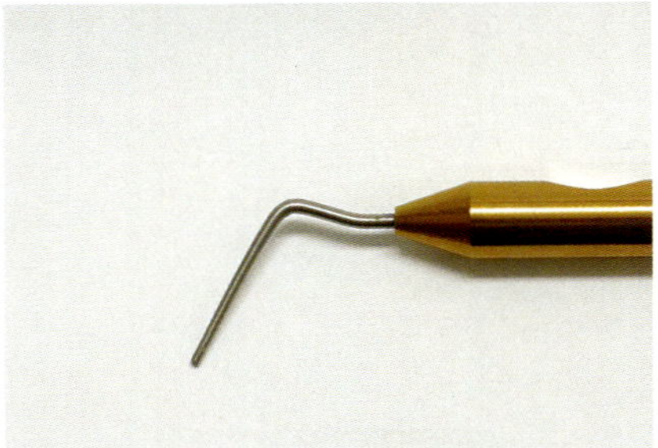

그림 3-13k. 스텐레스 헤드로 back fill 가압.

tion 등 다양한 테크닉이 소개되고 있는데 여기서는 gutta percha에 열을 가해 수직적으로 가압하는 2가지 방법과 MTA 시멘트 사용법을 설명한다.

수직 가압충전 (1) – 'SuperEndo α2'(그림 3-12)와 'SuperEndo β'(그림 3-13h)

확대한 번호와 같은 gutta percha의 main point를 'Gutta percha gauge'(DENTSPLY MAILLEFER)에 넣고 끝을 자른다(그림 3-13a, b).

Main point를 NaOCl로 소독한다(그림 3-13c). 알코올로 NaOCl을 닦아내고 근관 내에 시적한다. 근관 내부를 청소한 후 멸균 paper point로 건조. 실러는 'AH plus'(Dentsply Sankin, 그림 3-13d)처럼 열에 영향을 받지 않는 제품이 좋다.

근관 내벽에 실러를 도포하고 여분의 실러를 멸균 paper point로 닦아낸다. 적합을 마친 master point를 삽입한다. 공간이 있으면 accessary point를 추가한다.

전열식 근관 플러거 'SuperEndo α2'(Pentron Japan)를 가열해 근관 입구 레벨에서 여분의 포인트를 자른다. 'SuperEndo α2'의 히트 플러거가 200도가 되면 약 5~10초간 스위치를 켠 상태에서 가열하면서 근첨방향으로 가압한다. 스위치를 끄고 10초 동안 유지하고 다시 켜서 1초 후에 빼낸다. 즉시 'BL condenser'(그림 3-13i, j)로 가압한다.

그 후 치관측 방향으로 추가 충전하는 근관충전장치 'SuperEndo β'(Pentron Japan, 그림 3-13g, h)로 gutta percha를 back fill한다. 니들 끝이 down pack된 부분에 접촉하도록 하고 빈 공간을 만들지 않도록 하면서 트리거를 잡아당겨 니들 끝에서 연화된 gutta percha를 5초 정도 충전한다(근관 내에서만 사용. 구강 부근은 열에 의한 화상에 주의). 스테인리스 플러거(그림 3-13i, k)를 사용하여 근첨방향으로 가압한다. X선 사진으로 근관충전 상태를 확인한다.

수직 가압충전 (2) – 'THERMAFIL'

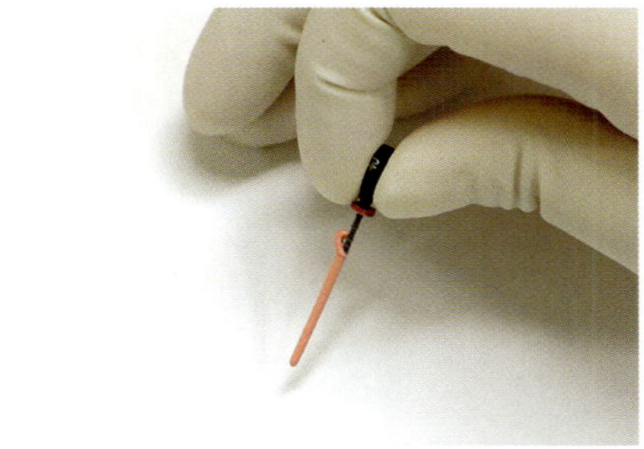

그림 3-14a. 확대한 번호와 같은 크기의 THERMAFIL을 소독.

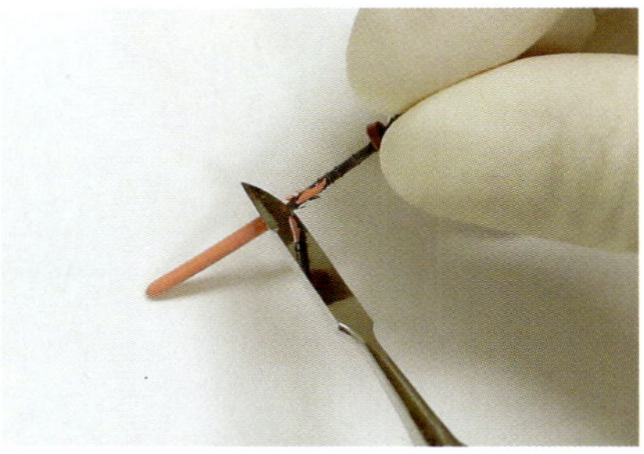

그림 3-14b. 근관 상부 여분의 gutta percha를 칼로 자른다.

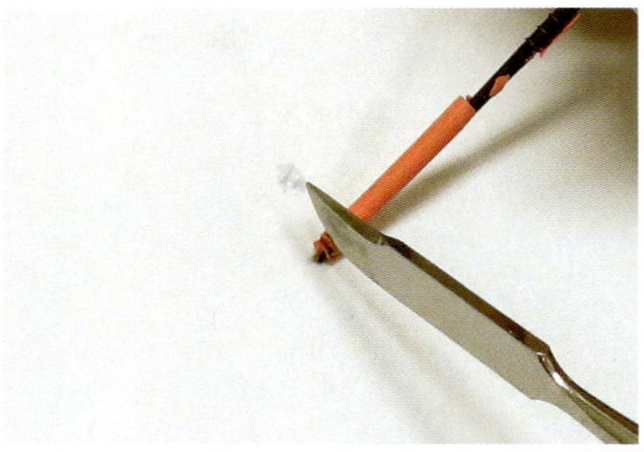

그림 3-14c. 끝을 1mm 정도 자른다.

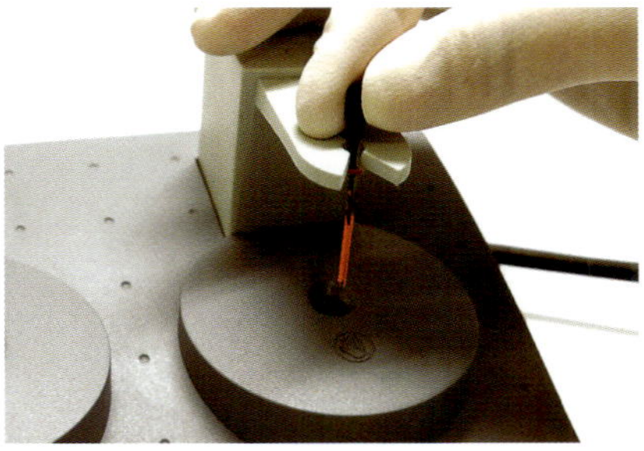

그림 3-15a. 미리 가열한 오븐에 설치한다.

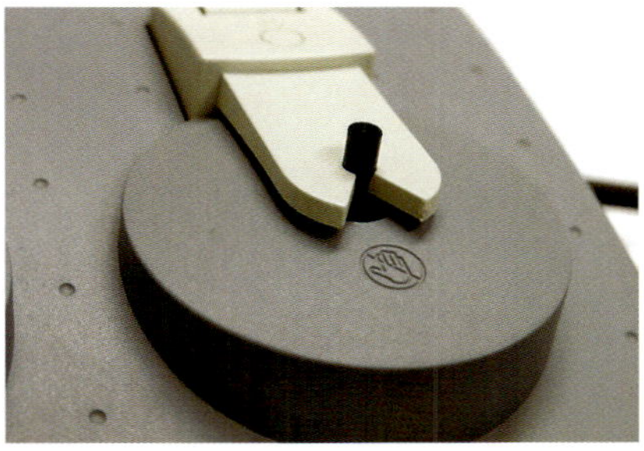

그림 3-15b. 홀더 행거 부분을 눌러 내린다.

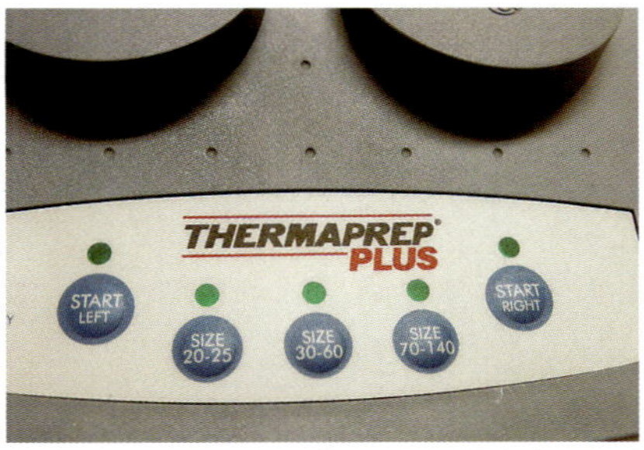

그림 3-15c. 시작 버튼을 누르고 가열이 종료되면 홀더를 눌러 꺼낸다.

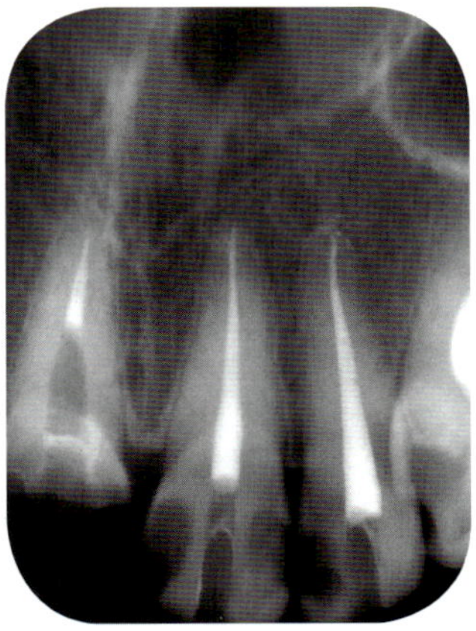

그림 3-15d. X선 사진에서 근첨까지 flare 형태로 균일하게 충전된 것을 확인할 수 있다.

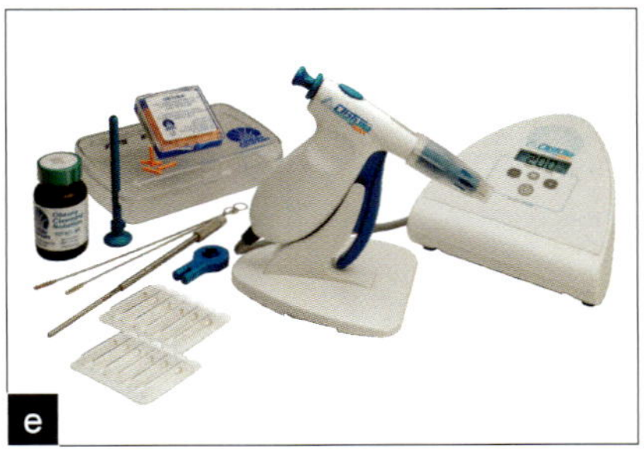

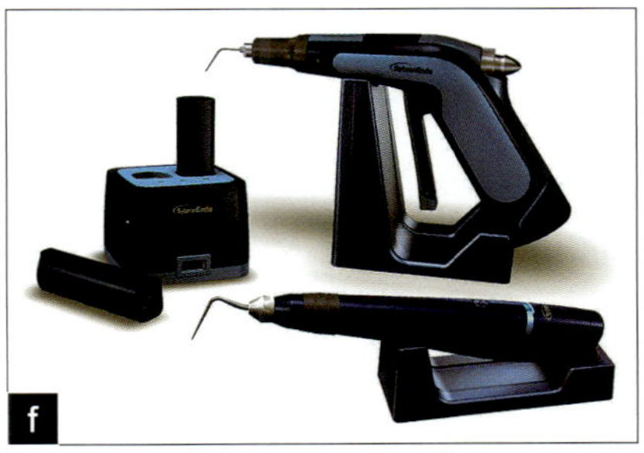

그림 3-15e, f. 본문에 소개한 기기 외에도 수직 가압충전 시스템에는 'Obtura Ⅲ Max'(Obtura Spartan)(e), 'system B cordless'(SybronEndo)(f) 등이 있다.

수직가압충전 (2) – 'THERMAFIL'

근관형성이 종료된 파일과 같은 크기의 캐리어가 있는 gutta percha 'THERMAFIL'(Dentsply Sankin)을 선택해 미리 NaOCl로 소독한다.

칼로 끝 1mm와 러버 스토퍼 부근의 몇 mm를 제거한다(그림 3-14a~c). 전용 오븐의 전원을 켜고 준비한다.

근관에 최종 확대 번호와 같은 paper point를 시적하고 길이를 계측한다.

Paper point의 계측치에서 마이너스 1mm에 캐리어의 러버 스토퍼를 표시한다. 실러 'AH plus'를 연화하여 paper point를 사용해 근관 내벽에 코팅한다. 여분의 실러를 새로운 paper point로 닦아낸다.

오븐 홀더에 캐리어의 핸들부분을 매달듯이 설치한다(그림 3-15a). 오븐 'THERMAPREP'(Dentsply Sankin) 홀더를 내려 번호를 지정하고 시작 버튼을 누른다(그림 3-15b, c).

MTA 시멘트로 근관충전

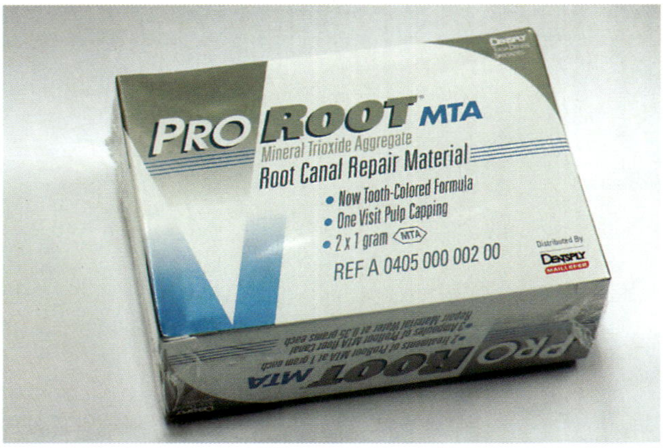

그림 3-16a. 'PROROOT MTA'(Dentsply Sankin).

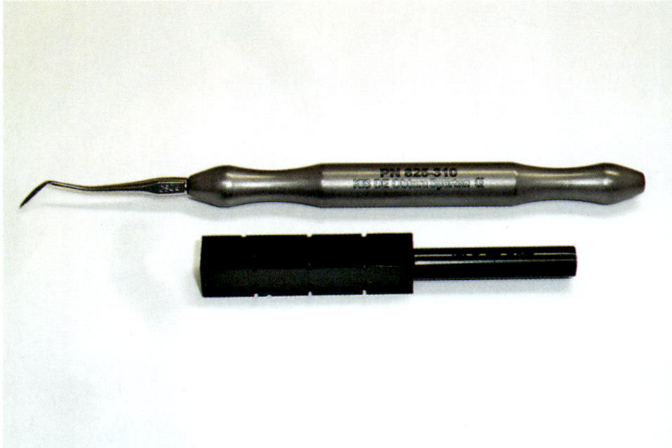

그림 3-16b. 위: 'Carver tip', 아래: 'KMTA block'(Obtura Spartan).

부저가 울리면 홀더를 눌러 캐리어를 조심스럽게 꺼낸다. 근관 내에 러버 스토퍼 위치까지 천천히(5~8초간) 삽입하고 몇 초 동안 가만히 유지한다. #4의 라운드 버로 캐리어를 자른다. 그 후 X선 사진으로 확인한다(그림 3-15d).

MTA cement로 근관 충전

작업장에서 5mm 정도 뺀 길이에 러버 스토퍼로 표시한다. Spatular로 MTA 분말과 멸균수를 1분간 연화한다. 캐리어로 소량씩 근관 내에 옮겨 플러거로 가압한다(그림 3-16a, b).

여분의 수분을 paper point로 흡수한다. 플러거로 가압을 반복하고 젖은 솜을 올려 수경성 Caviton 등으로 봉쇄한다. 마지막에 X선 사진으로 확인한다.

근관충전 이후

근관치료는 작은 외과수술이므로 치료가 끝나면 환자에게 술후 동통 가능성을 설명하고 이환치를 안정시킬 것과 동통 시에는 진통제의 복용을 지시한다. 그 후 보철처치에 들어가는데 금속 축조는 잔존치근의 파절 위험을 무시할 수 없으므로 접착성 레진과 fiber core로 지대축조하는 것이 바람직하다.

정밀한 근관치료는 치과치료 중에서도 상당히 까다로운 치료이고 술자의 기술력과 경험을 정확히 고려할 필요가 있다. 숙달되기 전에는 발거치를 사용해 파일 끝에서 느껴지는 손가락의 감각을 충분히 경험하고 하나하나 과정에 대해 이미지화하는 훈련을 통해 실력을 향상시켜 나갔으면 한다.

APPENDIX
하악 좌측 제1대구치의 근관치료 흐름

① 침윤마취와 러버댐 방습
↓
② Access cavity
↓
③ Negotiation(침윤제 'RC Prep'을 사용하여 #08 K-file에서 #15 K-file까지 확대)
↓
④ 근관의 작업장 결정(측정 시 세정액은 EDTA를 사용하여 스미어층을 제거)
↓
⑤ Shaping(crown-down technique, step back법)
↓
⑥ 세척
↓
⑦ 근관첩약
↓
⑧ 근관충전
↓
⑨ 코어 형성

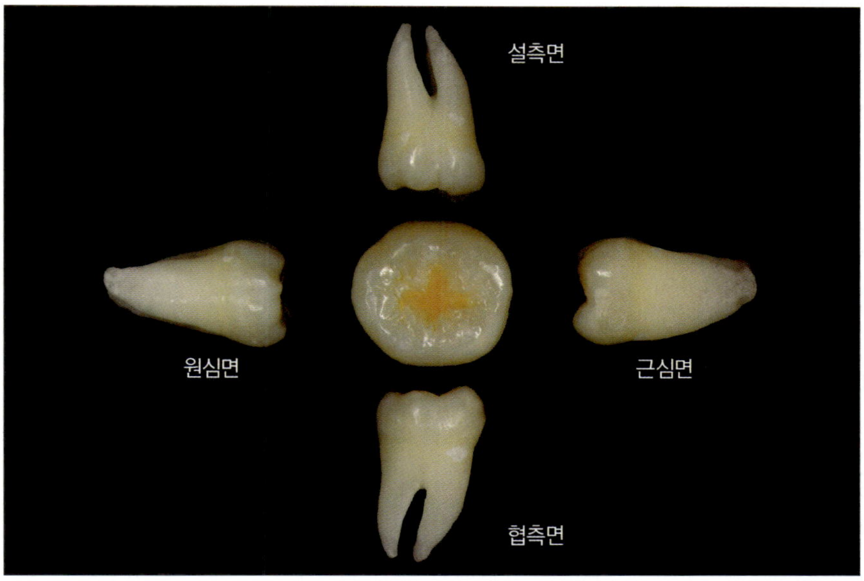

그림 A. 술전 하악 좌측 제1대구치.

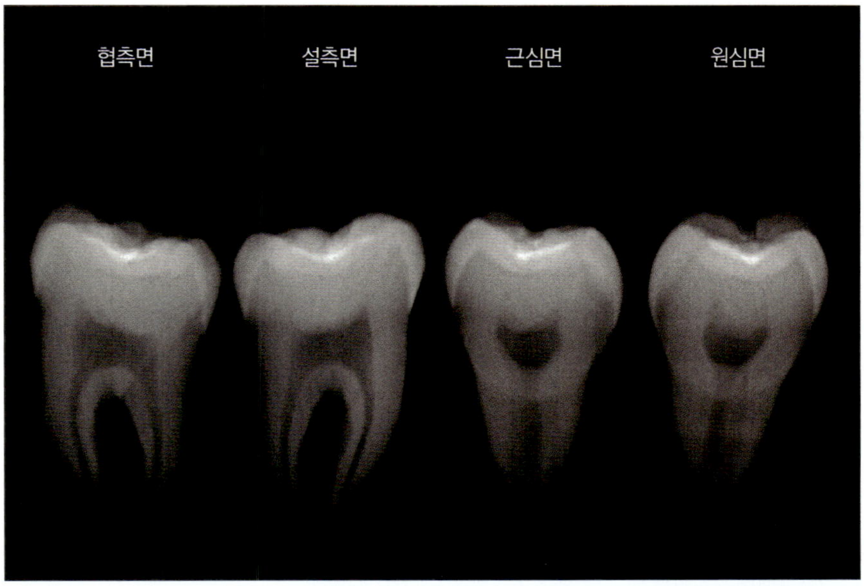

그림 B. 술전 X선 사진.

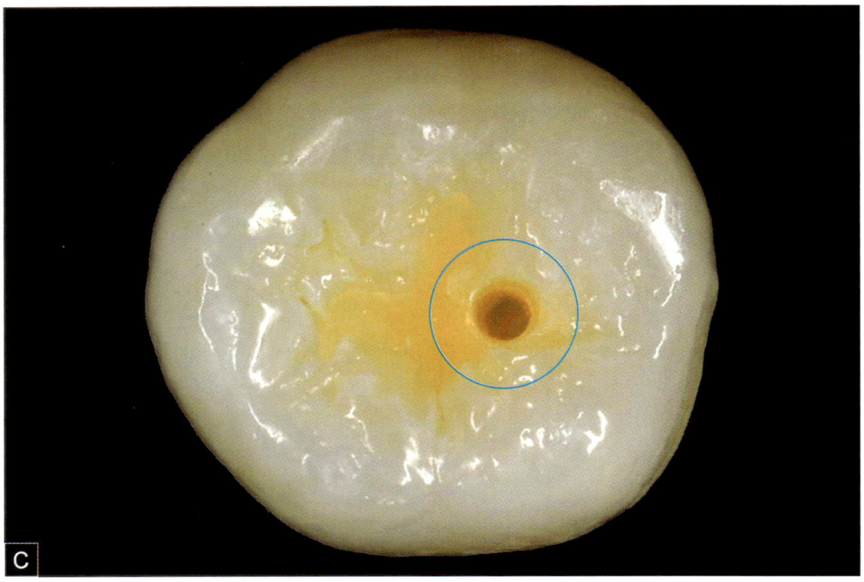

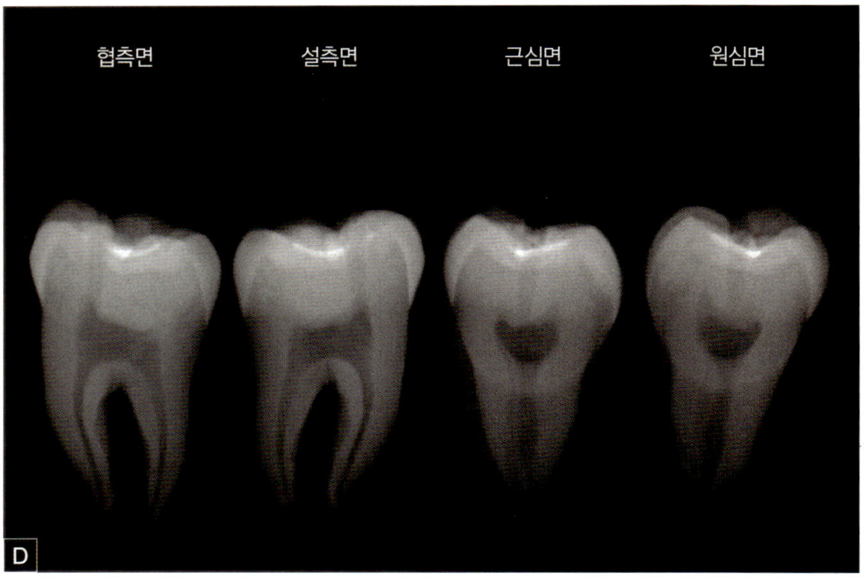

그림 C, D. 치수강에 접근.

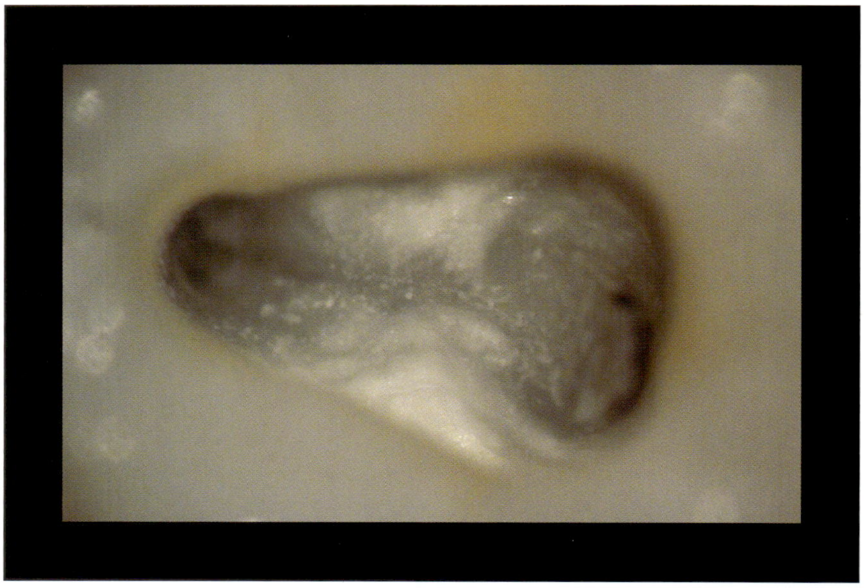

그림 E. Access cavity(형성 후).

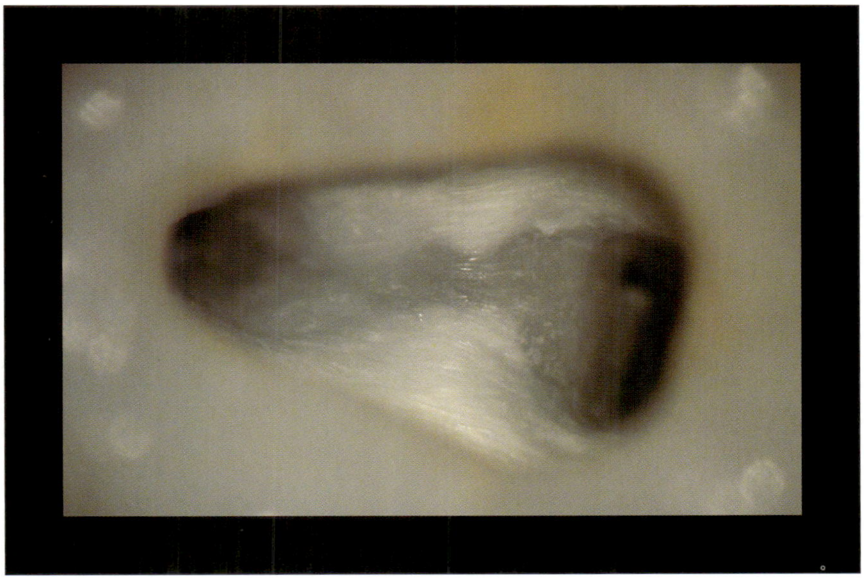

그림 F. Planing(pulpal floor의 평활화).

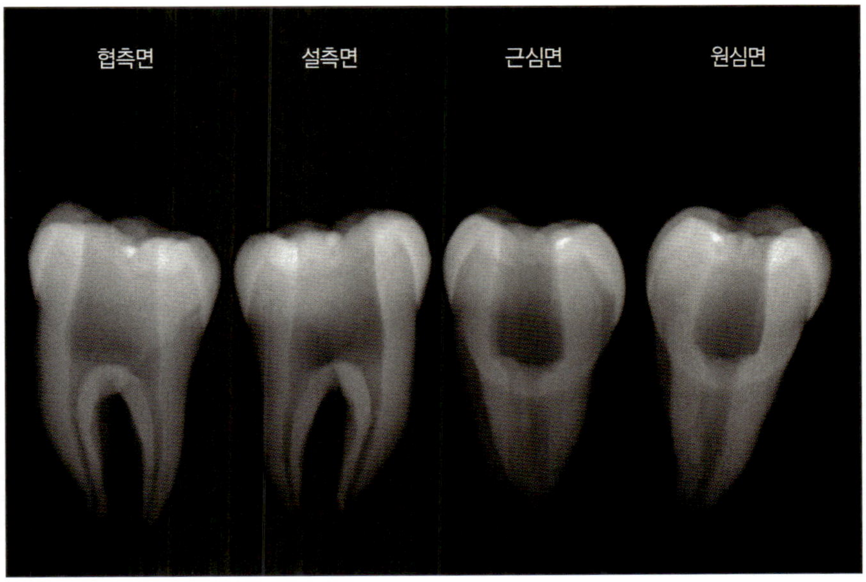

그림 G. Glide path 종료 시.

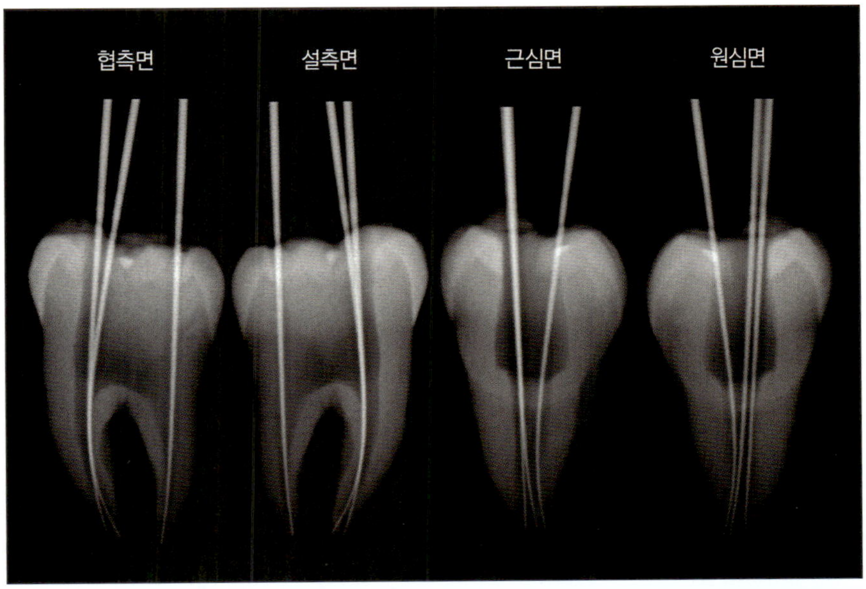

그림 H. #15까지 확대.

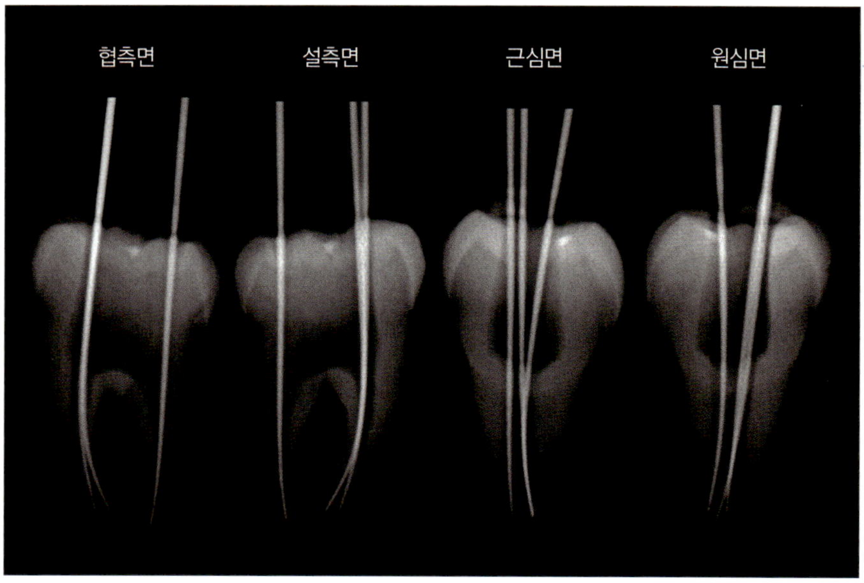

그림 I. #25까지 확대.

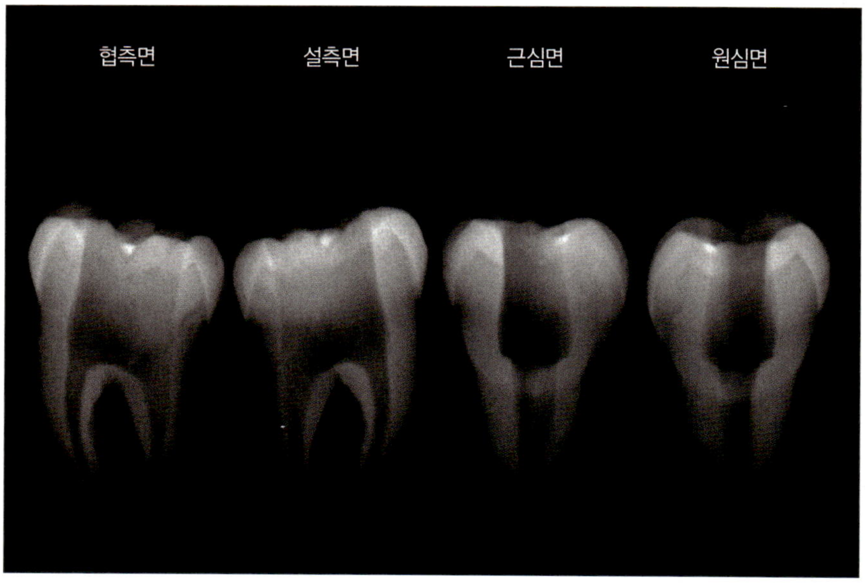

그림 J. #25까지 확대형성 종료 시.

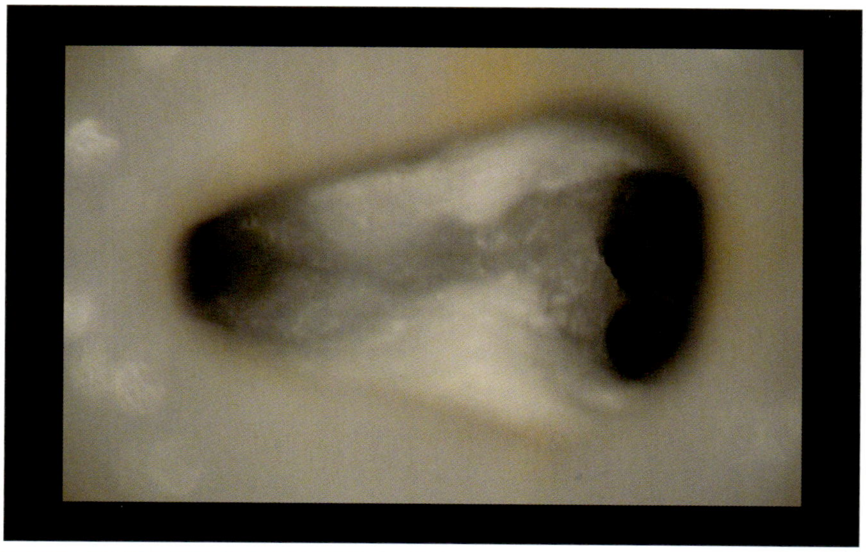

그림 K. Shaping 종료.

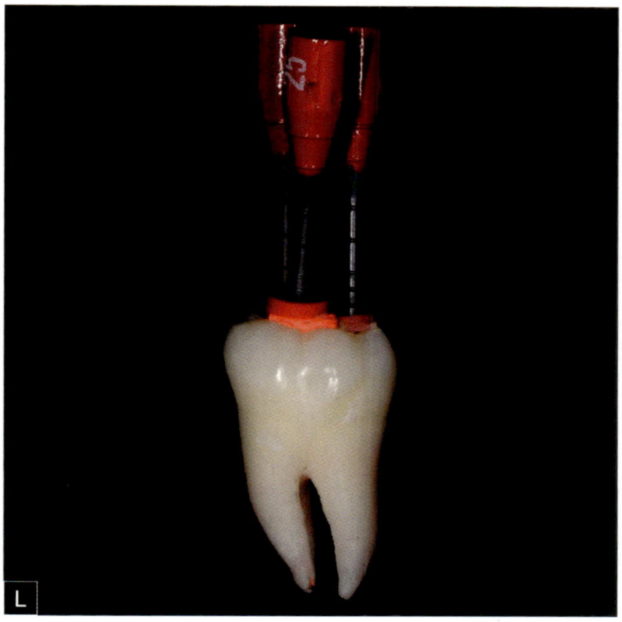

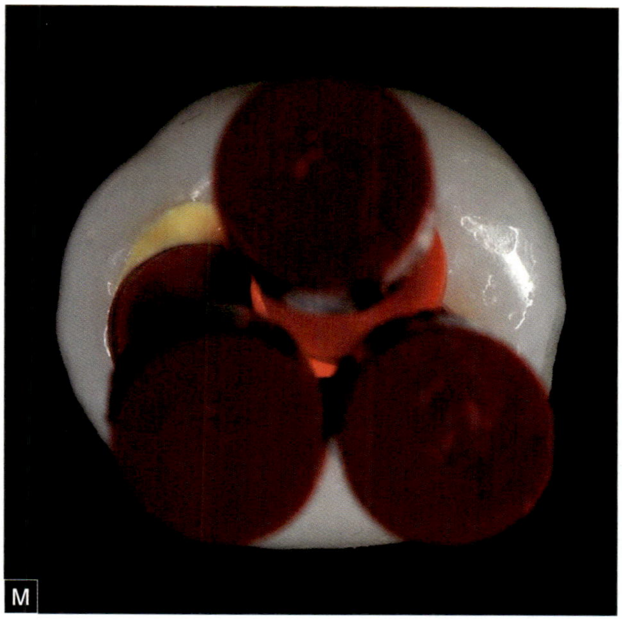

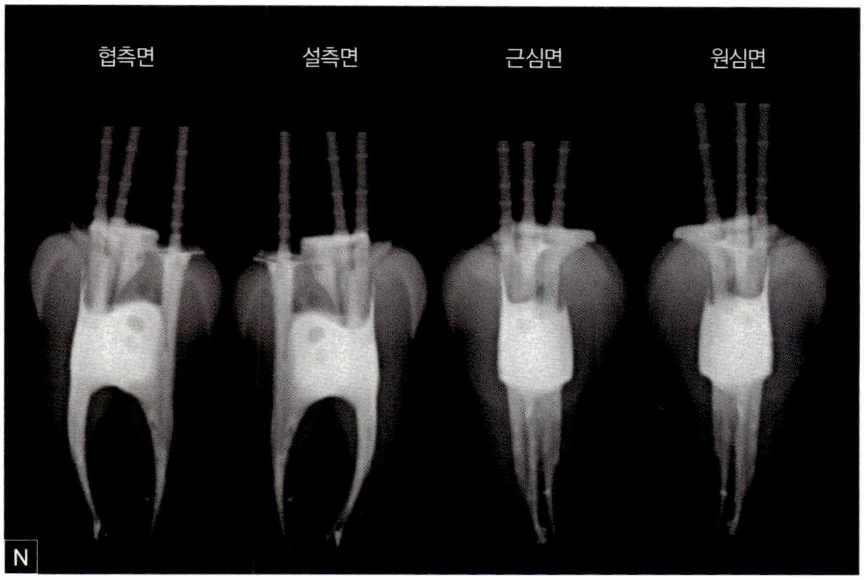

그림 L~N. #25의 THEMAFIL로 근관충전.

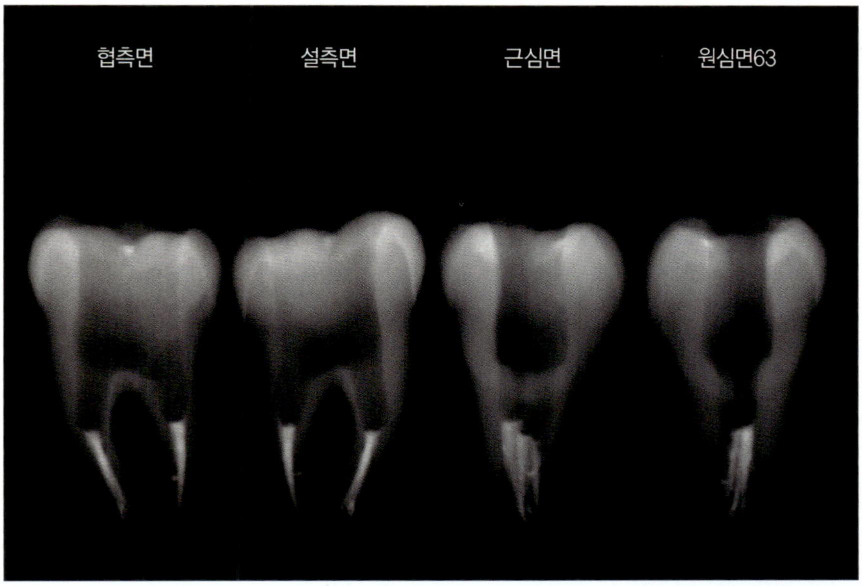

그림 O. 근관충전 종료 후, post core를 형성하였다.

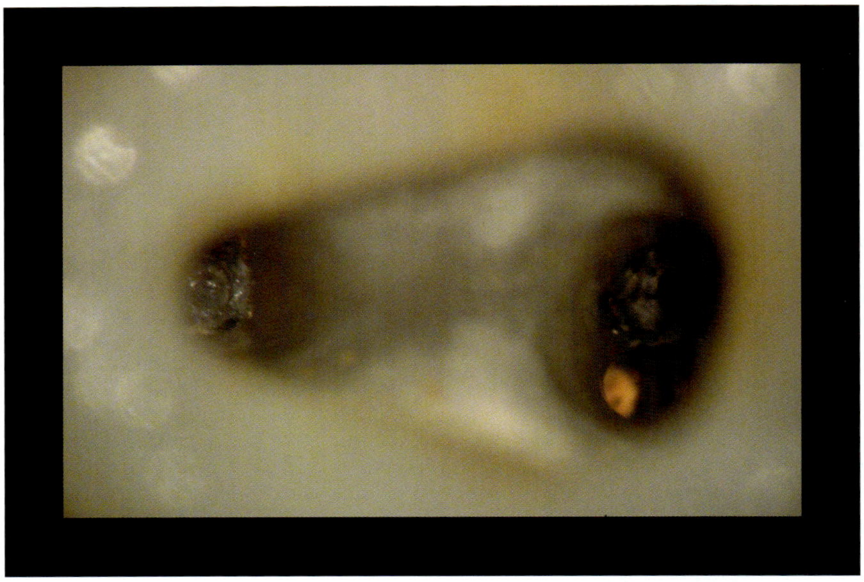

그림 P. Post core 형성 종료.

참고문헌

1. Adorno CG, Yoshioka T, Suda H. The effect of root preparation technique and instrumentation length on the development of apical root cracks. J Endod 2009 ; 35(3) : 389-392.
2. Axelsson P, Nyström B, Lindhe J. The long-term effect of a plaque control program on tooth mortality, caries and periodontal disease in adults. Results after 30 years of maintenance. J Clin Periodontol 2004 ; 31(9) : 749-757.
3. Consensus report of the European society of endodontology on quality guidelines for endodontic treatment. Int Endod J 1994 ; 27(3) : 115-124.
4. Cordeiro MM, Dong Z, Kaneko T, Zhang Z, Miyazawa M, Shi S, Smith AJ, Nör JE. Dental pulp tissue engineering with stem cells from exfoliated deciduous teeth. J Endod 2008 ; 34(8) : 962-969.
5. Hayashi M, Kinomoto Y, Takeshige F, Ebisu S. Prognosis of intentional replantation of vertically fractured roots reconstructed with dentin-bonded resin. J Endod 2004 ; 30(3) : 145-148.
6. Kim S. Endodontic microsurgery: evidence based approach. 第 8 回歯内療法世界会議最終プログラム, 2010 : 38.
7. Pineda F, Kuttler Y. Mesiodistal and buccolingual roentgenographic investigation of 7,275 root canals. Oral Surg Oral Med Oral Pathol 1972 ; 33(1) : 101-110.
8. Sjogren U, Hagglund B, Sundqvist G, Wing K. Factors affecting the long-term results of endodontic treatment. J Endod 1990 ; 16(10) : 498-504.
9. Tang W, Wu Y, Smales RJ. Identifying and reducing risks for potential fractures in endodontically treated teeth. J Endod 2010 ; 36(4) : 609-617.
10. Trabinejad T, Walton RE. Periadicular lesions, In: Endodontics, ed by Ingle JI, Bakland L, 4th ed. Philaldephia : Williams &Wilkins, 1994 : 439-464.
11. Van Nieuwenhuysen JP, Aouar M, D'Hoore W. Retreatment or radiographic monitoring in endodontics. Int Endood J 1994 ; 27(2) : 75-81.
12. Yang SF, Rivera EM, Walton RE. Vertical root fracture in nonendodontically treated teeth. J Endod 1995 ; 21(6) : 337-339.
13. Yoshioka T, Kobayashi C, Suda H. Detection rate of root canal orifices with a microscope. J Endod 2002 ; 28(6) : 452-453.
14. 日本歯科医学会・編. 歯科診療行為のタイムスタディー調査, 2004 年度版. 日本歯科医学会, 2005 : 53.
15. 須田英明. Reference the Classic コロナルリーケージ. the Quintessence 2007 ; 26 : 178-82.
16. 須田英明. 歯牙破折について. 日本外傷歯学会雑誌 2009 ; 5 : 1-9.
17. 須田英明. わが国における歯内療法の現状と課題. 日本歯内療法誌 2011 ; 32(1) : 1-10.
18. 寺内吉継. How to Endodontics. The state of the Art. 東京 : クインテッセンス出版, 2012.
19. 吉川剛正, 佐々木るみ子, 吉岡隆知, 須田英明. 根管処置におけるラバーダム使用の現状. 日本歯内療法学会雑誌 2003 ; 24(3) : 83-86.
20. Buchanan LS. Course manual the art of endodontics. Dental Education Laboratories, 2010.
21. 古本啓一, 岡野友宏, 小林馨・編. 歯科放射線学 第 4 版. 東京 : 医歯薬出版, 2006.
22. Dumsha TC, Gutmann JL. Clinician's Endodontic Handbook. Lexi-comp, 2008.
23. 小嶋寿. 直視による歯内療法. 日本医療文化センター, 1984.
24. Hargreaves KM, Cohen S, Berman LH, Cohen's pathways of the pulp expert consult, 10th edition. Mosby, 2010.
25. Senia ES, Marraro RV, Miechell JL, Lewis AG, Thomas L. Rapid sterilization of gutta percha cone with 5.25% sodium hypochloritea. J Endod 1975 ; 1(4) : 136-140.

CHAPTER 4

Crown bridge

CHAPTER 4 Crown bridge

임상에서 세라믹 수복과 보철치료의 주의사항

수복치료와 보철치료에서는 치질의 삭제범위가 재질을 결정하는 데 매우 중요한 의미를 가진다. 세라믹 치료에서도 minimal intervention(MI)은 기본 원칙이자 전제조건이다. 우식 범위와 치관붕괴 정도가 광범위해 실런트나 composite resin으로는 재질적, 기술적으로 치료가 곤란한 증례와 심미적, 재질적으로 높은 수준을 요구하는 증례에는 MI 개념에 준해 세라믹 치료를 선택한다. 예를 들어 구치부 교합면의 비교적 넓은 범위에서 교합압을 부담해야 하는 증례, Ⅱ급 와동의 인접면에서 정밀한 contact point의 회복이 필요한 증례가 대상이 된다. 지금까지 이런 증례는 다양한 종류의 메탈 인레이나 온레이, 크라운으로 처치가 이루어졌지만, 현재는 세라믹의 강도(그림 4-1a~d)도 향상되어 세라믹 수복이 메탈을 대체할 수 있게 되었다. 또한 세라믹 수복은 마진을 설정할 때에도 메탈과 달리 치질과 비슷하게 색을 조정할 수 있으므로 치은연상에 설정할 수 있고 overhang이 발생하지 않아 plaque control의 개선에 크게 공헌한다. 최소 침습(물론 감염치질은 제거하지만)을 통해 건전치질을 보전하는 것은 환자의 치질에서 불필요한 것만을 제거하고 구강 내에 불필요한 것을 추가하지 않는 행위이기도 하다. 이것을 실현하려면 교합압에 견딜 수 있고 고도의 심미적 요구와 안전성을 겸비한 재질과 그것을 실천할 기술력이 필요하다.

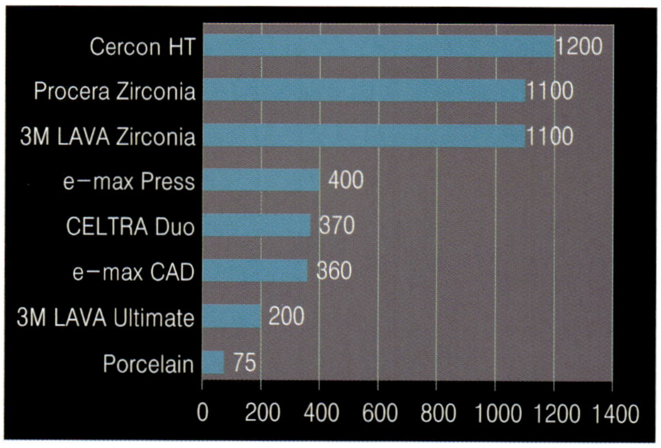

그림 4-1a. 각종 세라믹의 굴곡강도(MPa). ※ 업체의 자료를 참고로 작성.

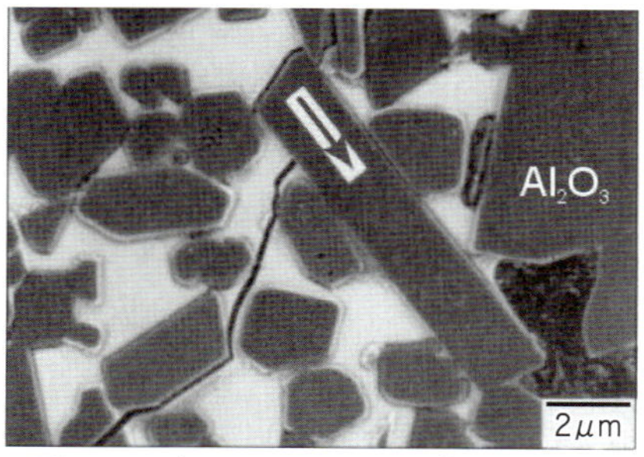

그림 4-1b. 'In-Ceram Alumina'의 전자현미경 사진.

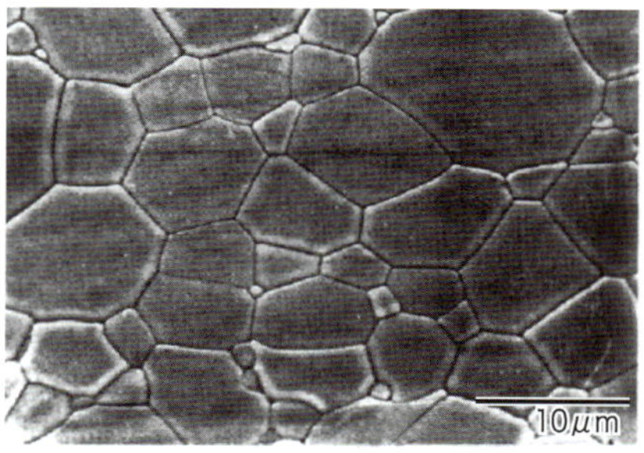

그림 4-1c. 'Procera'의 전자현미경 사진.

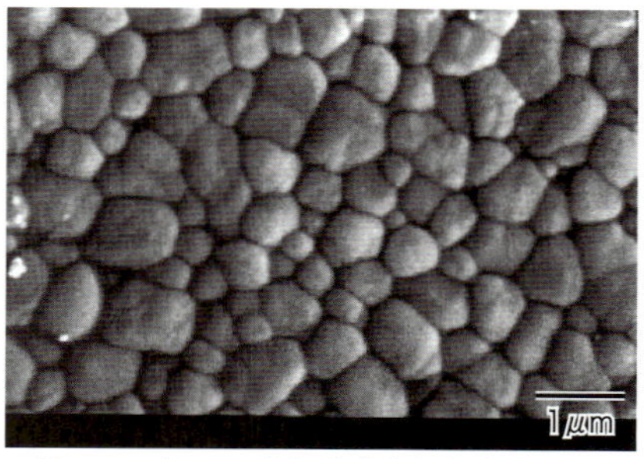

그림 4-1d. 'Cercon'의 전자현미경 사진.

세라믹 수복의 역사

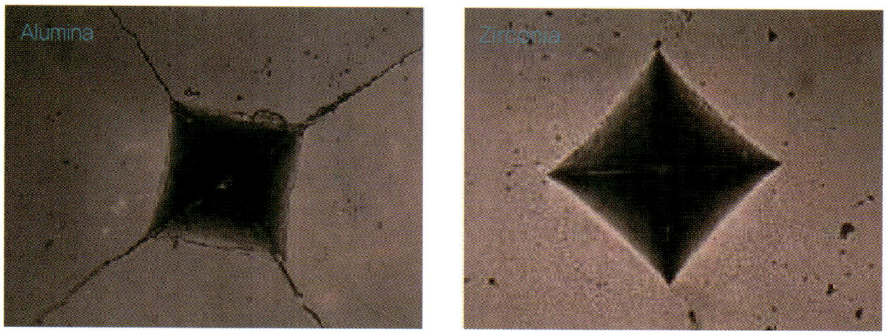

그림 4-2a. Self-healing. 부분안정화 zirconia는 결정구조의 상변위에 의해 균열의 전파를 저지하고 응력이 집중하는 것을 완화하는 성질이 있다. ※ 참고문헌 1에서 인용.

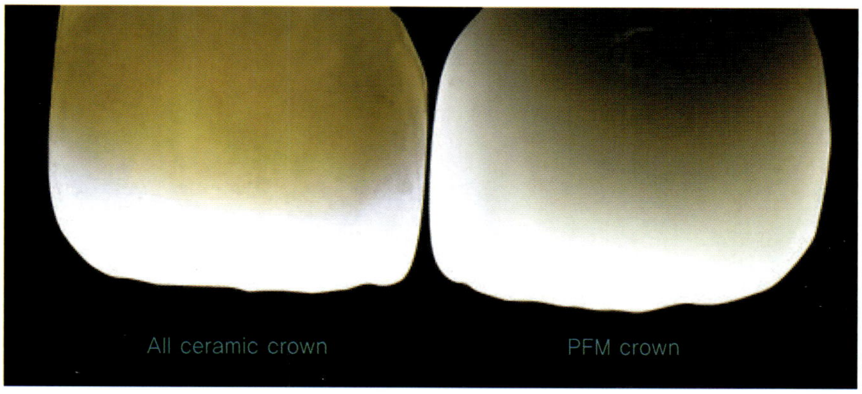

그림 4-2b. 투과성(translucency).

method 1 세라믹 수복의 역사

예전부터 세라믹의 재질은 생체친화성과 심미성이 뛰어났지만 강도에 문제가 있어 단독 사용했을 때 파절될 위험이 높았다. 그 문제를 해결하기 위해 주조한 금속 프레임에 세라믹을 소부해 제작한 porcelain-fused metal crown(ceramometal crown, metal ceramic crown)이 1960년대부터 등장하였다. 그러나 세라믹의 강도를 보강하는 것은 금속을 사용하면서 가능해졌지만 치경부에 관찰되는 black margin이 임상에서 다시 문제가 되었다.

이와 때를 같이 해 레진의 매트릭스에 미립자 글래스 필러를 혼합한 'Estenia', 'Gradia' 같은 hybrid ceramic이 물성과 심미성(그림 4-2a, b) 측면에서 연구되기 시작하면서 심미적인 재료가 주목을 받기 시작하였다. 그러나 장착 후 한참 동안은 문제가 없지만 시간이 지나면서 세라믹 단독사용에 비해 레진부의 질적 저하라는 문제가 발생하였다. 심미성과 함께 구치부의 취약한 내마모성이라는 측면도 부각되었고 교합고경의 저하를 우려하는 목소리도 높아졌다.

그래서 all ceramic crown과 veneer가 다시 주목을 받기 시작해 1990년대에 장석에 알루미나를 추가한 세라믹으로 'In-Ceram'(VITA) alumina가 등장하였다. 이를 통해 black margin 등 심미성은 개선되었지만 강도는 개량의 여지가 남아 있었고 임상의 장에서도 시간 경과에 따른 질적 저하로 인한 파절이 계속되었다.

그러나 최근 10여 년간 강도가 높은 zirconia가 출현해 ceramometal crown의 메탈 프레임에 해당하는 부분을 zirconia로 대체할 수 있게 되었다. CAD/CAM(그림 4-3)

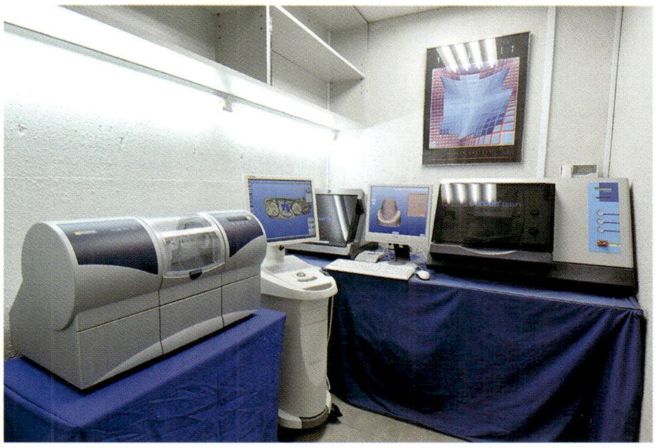

그림 4-3. Computer Aided Design/Computer Aided Manufacturing (CAD/CAM). IDA 기공실 내부.

All ceramic의 치료방법

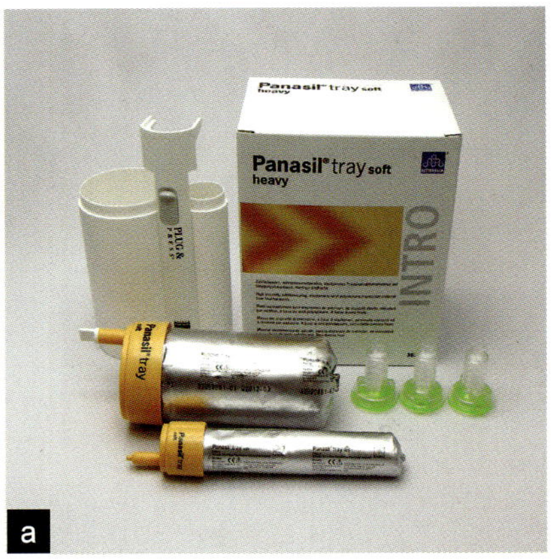

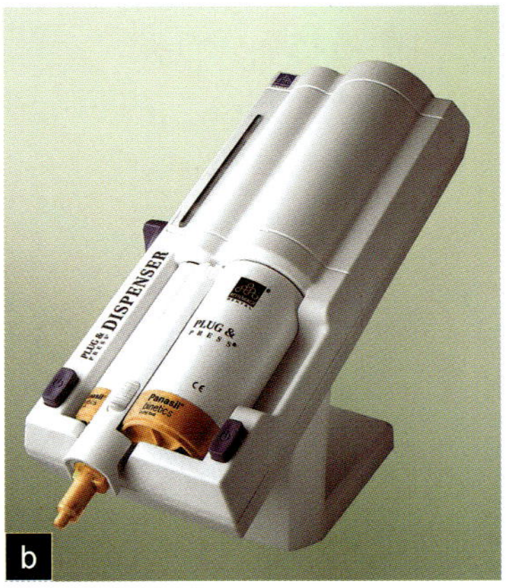

그림 4-4a, b. 필자의 의원에서는 실리콘 인상재 'Panasil tray soft foil bag', 'PLUG & PRESS'(Hakusui Trading Co) 시스템을 이용한다.

의 진화와 함께 zirconia도 계속해서 진화를 거듭하면서 보다 저렴하고 강도 높은 zirconia frame이 일반화되고 있다.

Ivoclar Vivadent사의 'e-Max press'로 대표되는 세라믹을 매몰재 속에 주입하는 hot press법으로 인레이나 온레이, 크라운을 제작하는 방법도 일상적으로 이루어지고 있다.

세라믹을 이용한 수복과 보철이 확대된 데는 시대적인 요인도 있다. 치과용 합금과 아토피성 피부염의 관련성을 비롯한 알레르기와 안전성의 문제가 금속 이온 유실에 의한 부식이 하나의 원인일지도 모른다고 생각된다. 일본은 아직까지 전 국민 의료보험이 있으므로 사용하기 쉽고 비교적 저렴하다는 이유에서 아말감 충전을 비롯한 금속 보철물과 금속 수복물 치료가 일상적으로 이루어지고 있다. 이것이 사회문제가 되어 민감한 환자의 요구도 순풍을 타고 다양한 all ceramic이 급속도로 발전하게 되었다.

그중에서도 다른 zirconia처럼 굴곡강도를 900MPa 이상을 유지하면서 투명성이 높고 반소결 시에 블록의 염색이 가능하고 zirconia 색 자체를 조정할 수 있는 full contour crown도 임상에서 사용되기 시작하였다. 이를 통해 교합력이 강해 metal crown이나 metal occlusion밖에 선택할 수 없었던 환자에게도 세라믹 크라운을 폭넓게 적용할 수 있다. 그러나 강도가 높으므로 대합치를 크게 마모시킬 가능성, 교합력이 치근에 전달되어 파절을 일으킬 가능성 등 작업에 주의가 필요한 재료이기도 하다.

method 2 All ceramic의 치료방법

현재 all ceramic 치료는 크게 두 가지로 분류할 수 있다. 첫 번째는 형성된 치아를 인상채득 후에 모형을 제작하고

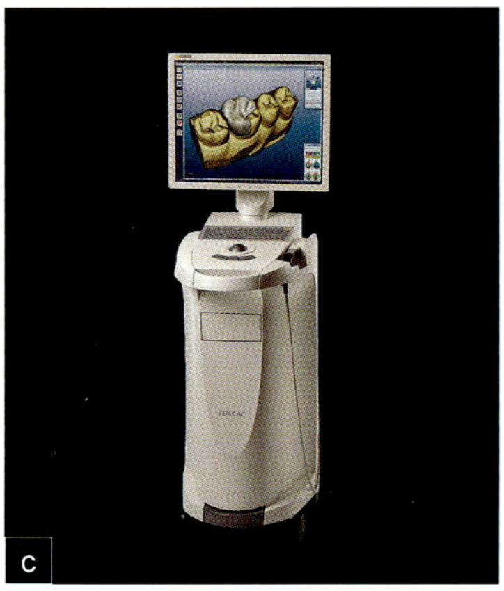

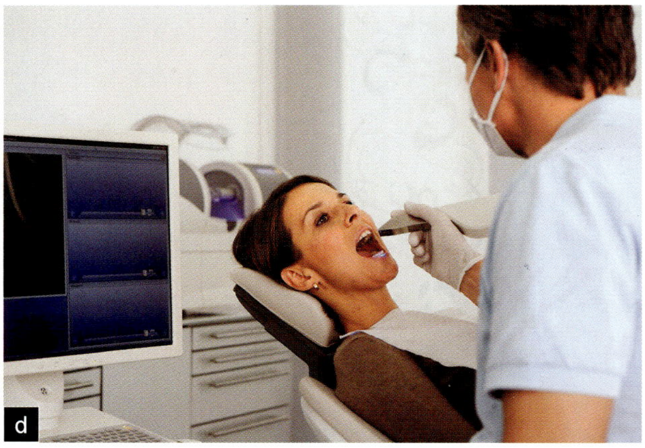

그림 4-4c, d. 'CEREC AC'(Sirona Dental Systems).

치과기공소에서 치과기공사가 제작하는 간접법이다. 본원에서는 실리콘 인상재 'Panasil tray soft foil bag', 'PLUG & PRESS'(Hakusui Trading Co, 그림 4-4a, b) 시스템을 이용한다. 이 제품의 기공작업에 관해서는 지면에 제약이 있어 생략한다.

두 번째는 'CEREC'처럼 chair side에서 스캐닝 하는 시스템이다(그림 4-4c, d). 즉 chair side에서 3D 카메라로 광학인상한 후 밀링, 장착에 이르는 일련의 작업이 이루어지는 직접법이다.

Chair side에서 스캐닝 하는 직접법은 원내에서 인상재를 연화하고 석고를 주입해 모형을 제작하는 과정을 생략하는 데 성공하였다. 이것들은 치과의사, 치과위생사뿐만 아니라 원내 작업에 참여하는 관계자에게도 혜택을 주었다. 최근에는 metal free를 추구하는 수복과 보철치료가 다양해지고 있어 기존 치료의 중심이 되었던 간접법을 대신해 chair side에서 CAD/CAM을 이용하는 시스템으로 이행해 가는 과도기라 할 수 있다.

그러나 현시점에서 직접법이 완전히 승리했다고 단언할 수 없는 부분도 있다. 예를 들면 1회 진료시간이 기존의 간접법에 비해 길고, 치과기공사가 섬세하게 제작한 것과 달리 CAD/CAM 수복물은 설계와 형성에 엄격함이 요구된다. 이 과정이 잘못되면 제작물은 파절되고 시간과 비용 면에서 배의 노력이 필요하다.

다른 측면에서 살펴보면 CAD/CAM을 구입하는 비용이 CT처럼 고액이므로 초기투자비용이 높다는 것이 최대 문제점이다. 당연히 이 문제를 극복하고 진화해가는 것이 새로운 기술에 있어서 신진대사의 일환이며 치과업계에서는 CAD/CAM의 필요성이 향후 치과치료의 주류가 되리라 전망하고 있다. 나아가 안전성과 환경적인 측면에서도 metal free를 원칙으로 하는 수복치료와 보철치료의 확립이 반드시 필요하다.

위의 내용을 토대로 임상에서 세라믹 수복치료의 흐름과 주의점을 설명한다.

method 3 마취

자세한 내용은 CHAPTER 2를 참조.

method 4 Preparation

일반 수복치료에서는 우식의 범위에 따라 인레이나 온레이, 크라운 등 각각의 형성범위가 결정된다. 그러나 세라믹

형성(Preparation)

Ceramic crown을 위한 preparation (1)

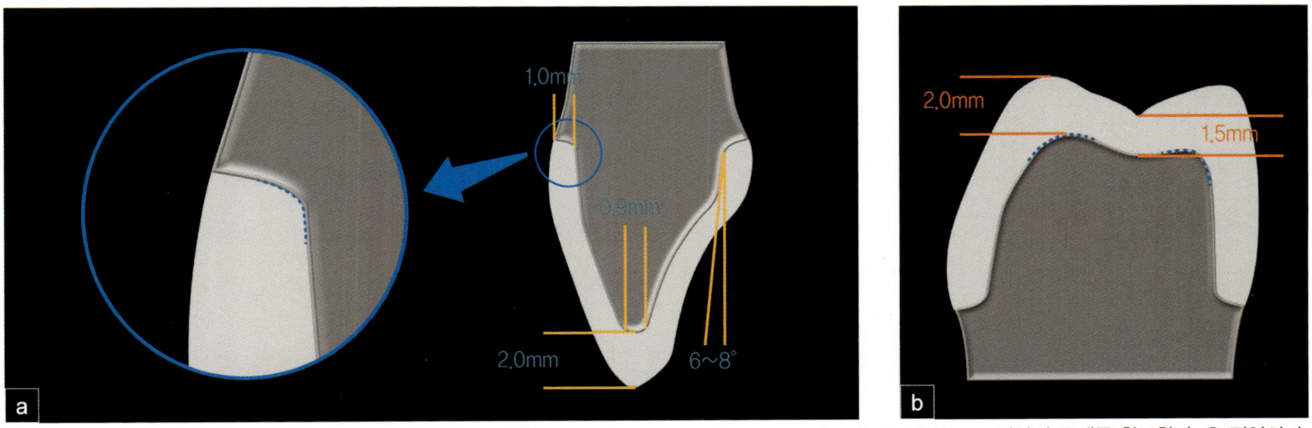

그림 4-5a. All ceramic crown의 preparation. ① Finish line은 rounded shoulder 또는 heavy chamfer로 하고 1mm 이상의 두께를 확보한다. ② 절연의 순설방향의 두께는 0.9mm 이상을 확보한다. ③ 축면의 taper는 6~8°이다.
그림 4-5b. 생활치의 경우에도 가능하면 소와열구부는 1.5mm, 교두부는 2mm 두께를 확보한다. 교두부는 예각이 아니라 둥글게 처리한다.

Ceramic crown을 위한 preparation (2)

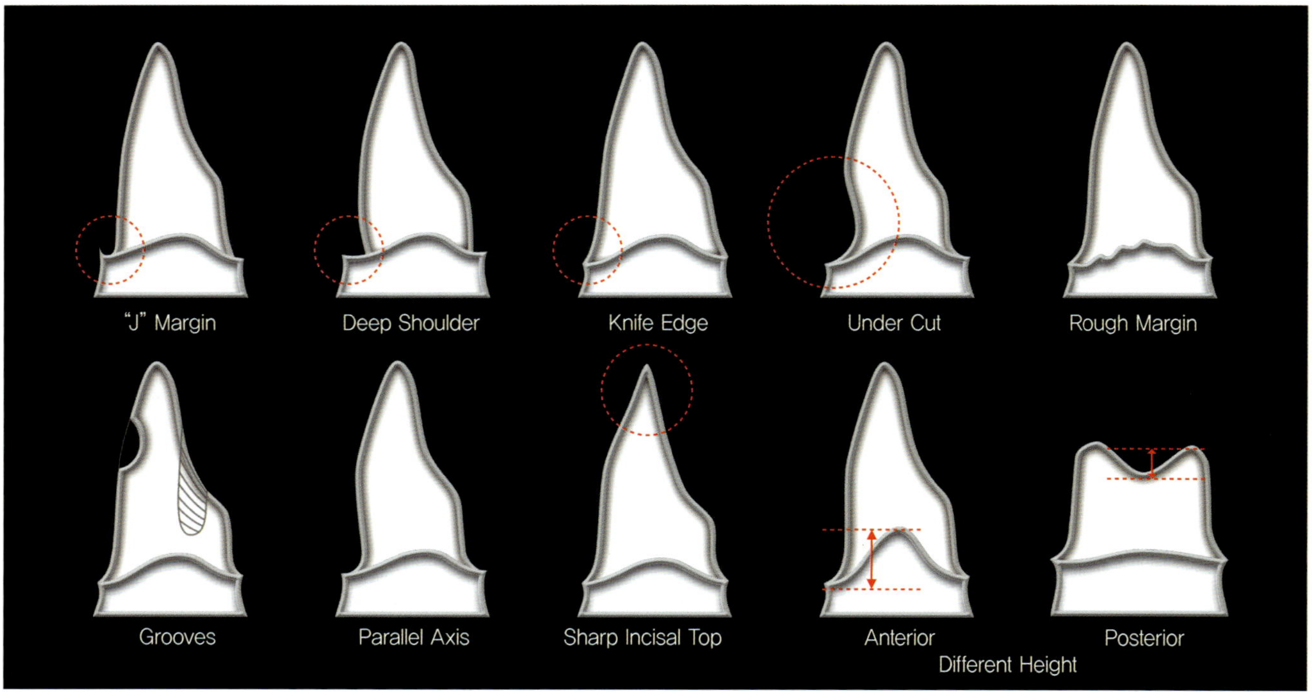

그림 4-5c. Preparation design의 영향.

형성에 있어서는 이 전제조건과 함께 재질의 특성상 대합 관계에 있는 교두가 수복물의 margin line에 교합되지 않도록 해야 한다. 형성 전에 미리 교합지로 접촉점을 확인하고 형성 디자인을 고려하면 파절과 마모의 예지성에 큰 차이가 생긴다. 세라믹 수복의 형성은 일반적으로 행해지는 메탈의 와동형성과 전혀 다르다는 사실을 이해했으면 한다(그림 4-5~4-10).

와동형태

메탈 제작물처럼 line angle이나 point corner를 강조한 와동의 형태는 응력이 선과 각에 집중되어 파절의 위험이 높아지므로 복잡한 형성을 피하고 형태를 단순하게 처리한다. 또한 Black GV의 와동형성이론에서 유명한 저항형태와 유지형태는 필요성이 낮고 그 부분은 접착으로 커버한다는 것이 최대 차이점이다. 따라서 메탈 수복에서 대표적인 테크닉인 slice나 bevel, groove, dovetail 형태는 오히려 금기이다. 전술하듯이 undercut은 스캐너의 특성상 판독이 곤란하므로 적합성에 영향을 미칠 가능성이 있다는 것은 메탈 수복과 동일하다.

버

세라믹 수복물을 CAD/CAM으로 제작하는 경우에는 기본적으로 밀링기가 필요하다. 따라서 밀링기의 절삭 버로 세라믹 블록을 삭제하는 과정을 거쳐 수복물을 제작한다. 여기에서 알 수 있듯이 밀링기 절삭 버 끝의 라운드 커브보다 예각으로 형성된 면은 판독이 불가능하다. 따라서 구강 내 와동을 형성할 때 사용하는 버는 버 끝의 라운드 커브가 밀링기에 부속된 버(그림 4-12b)와 동일하거나 그 이상인 제품을 사용하는 것이 적합을 생각했을 때 바람직하다. 업체마다 CAD/CAM 형성용 다이아몬드 버를 판매하고 있다(그림 4-12a). 본원에서는 형성할 때 사용하는 버를 간추려 버 스탠드에 보관하고 그것을 여러 세트 구비해 관리하고 있다(그림 4-11a, b).

Ceramic crown을 위한 preparation (3)

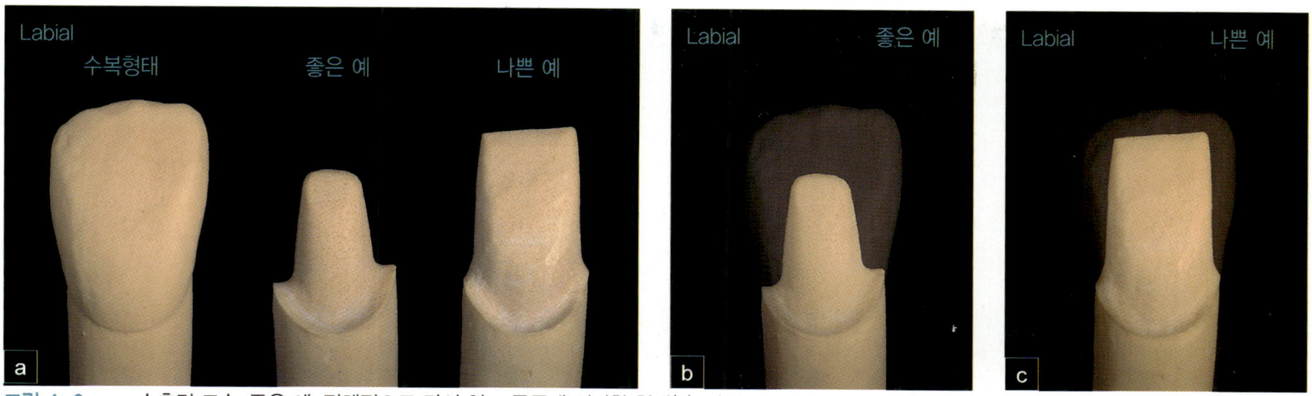

그림 4-6a~c. 순측면 모습. 좋은 예: 전체적으로 각이 없고 둥글게 처리한 형태(b). 나쁜 예: 각이 남아 있고 두께도 부족하다(c).

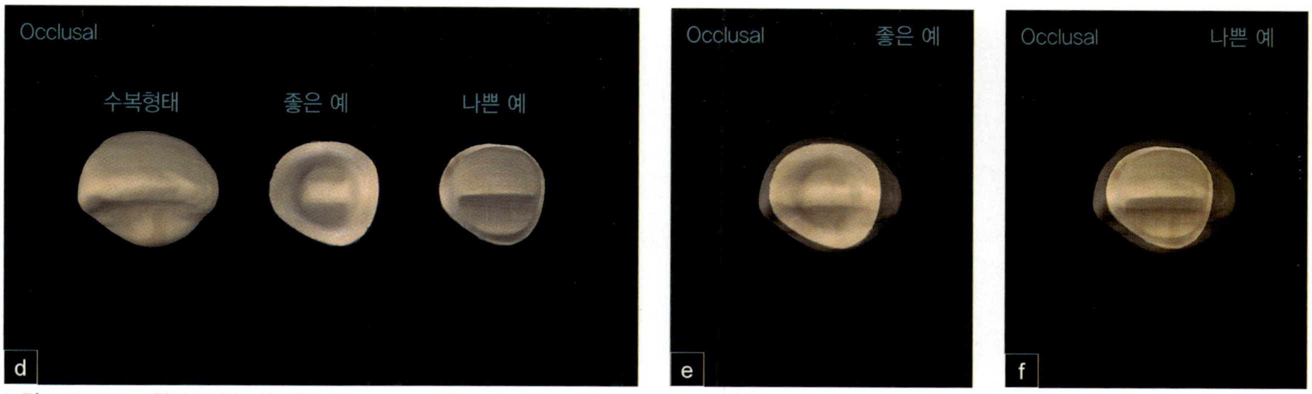

그림 4-6d~f. 교합면 모습. 좋은 예: 전체적으로 두께가 충분하고 균일하게 형성되었다(e). 나쁜 예: 두께가 부족하고 균일하지 않다(f).

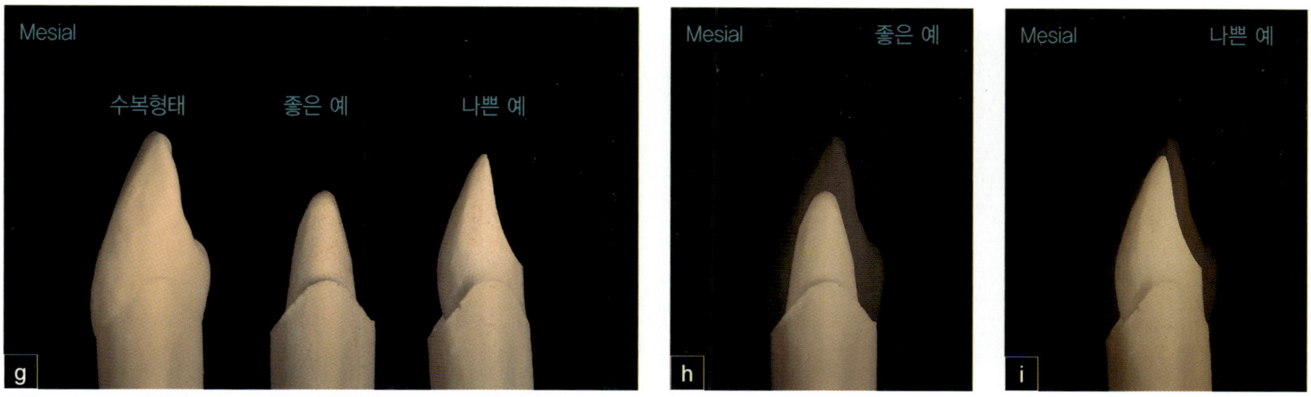

그림 4-6g~i. 근심면 모습. 구개측 저항형태는 undercut이 되기 쉬우므로 부여하지 않는다.

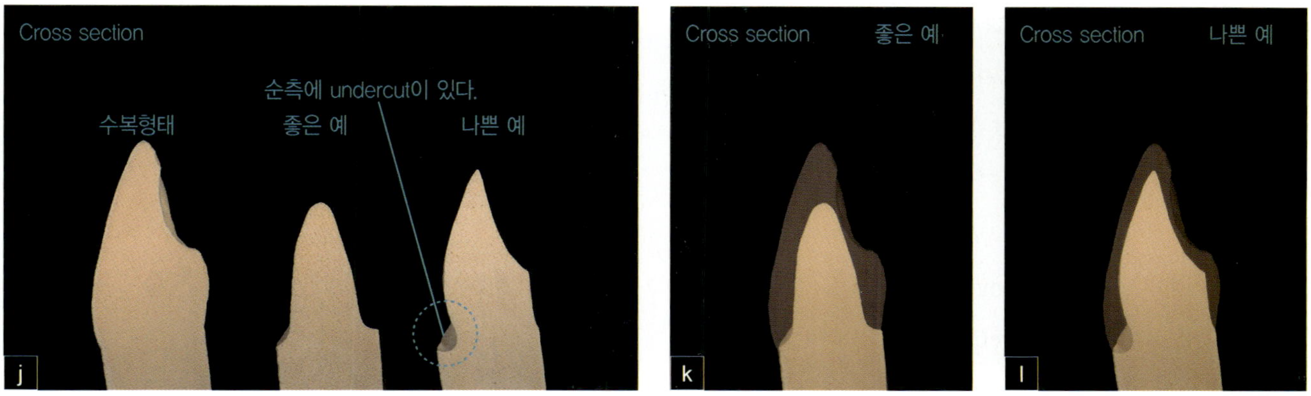

그림 4-6j~l. Cross section.

Ceramic onlay를 위한 preparation

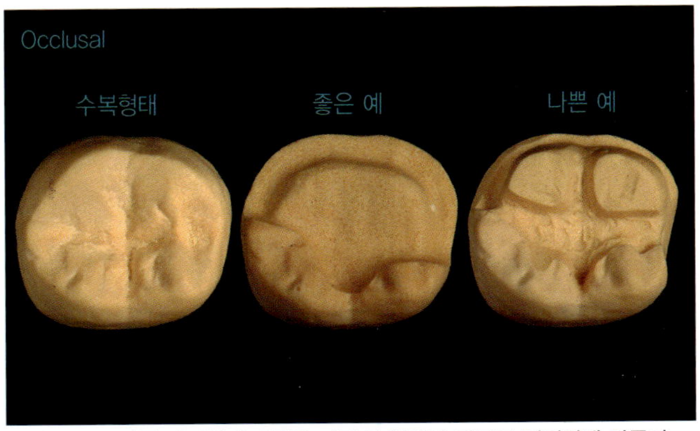

그림 4-7a. 와동 기저부의 요철은 파절의 원인이 되므로 평평하게 만든다.

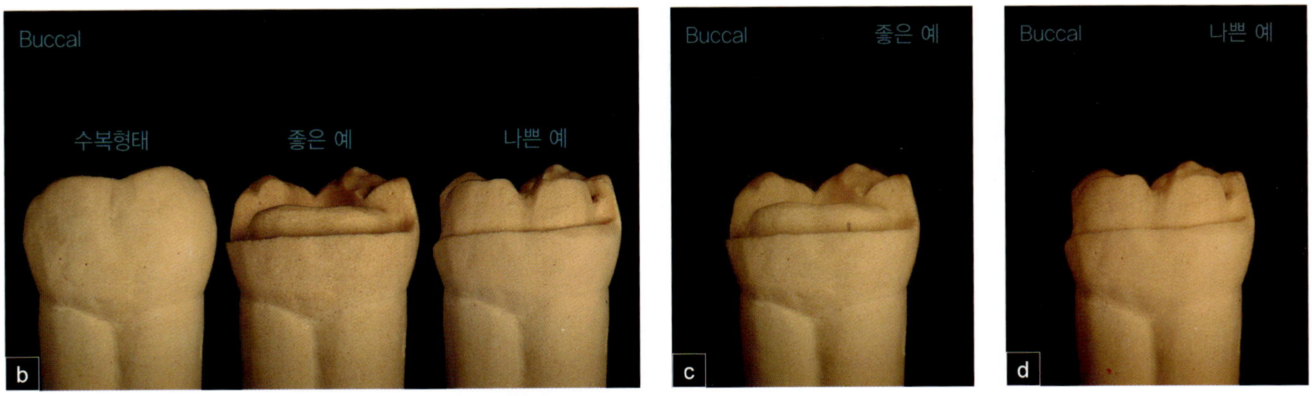

그림 4-7b~d. 우각은 둥글게, 응력을 분산시켜 파절을 방지한다.

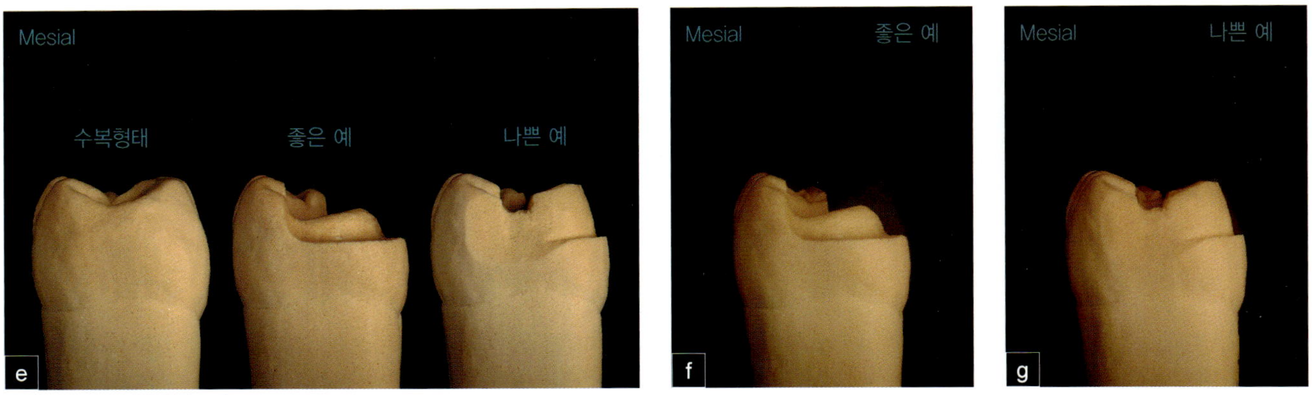

그림 4-7e~g. 근심면 모습.

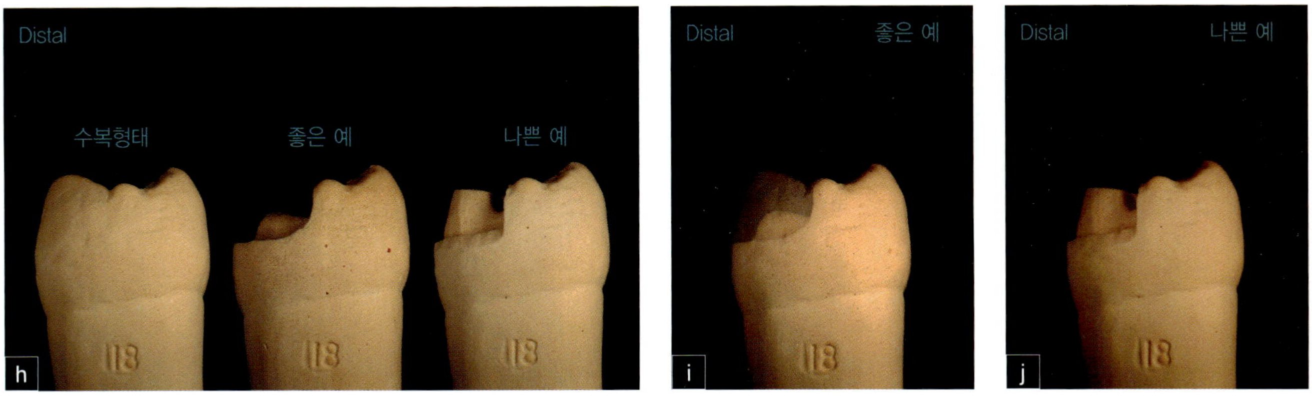

그림 4-7h~j. 원심면 모습.

Ceramic inlay를 위한 preparation (1)

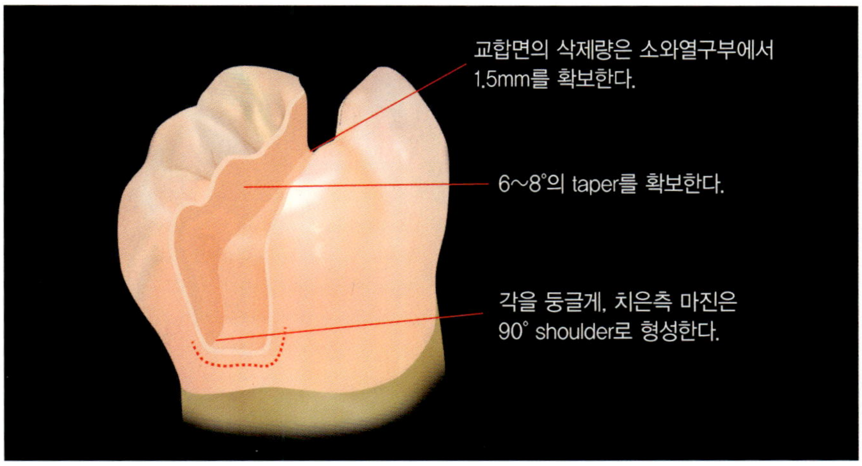

그림 4-8a. 교합면의 삭제량은 파절을 방지하기 위해 충분히 확보한다.

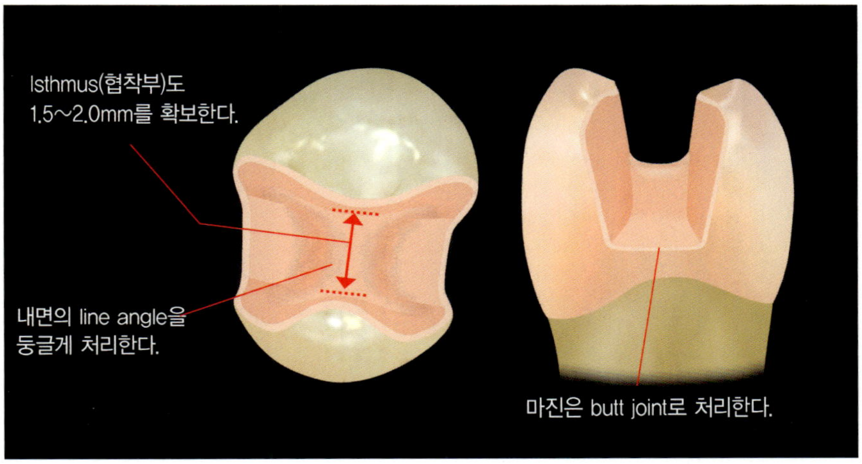

그림 4-8b. Line angle을 둥글게 처리해 응력이 집중하는 것을 방지한다.

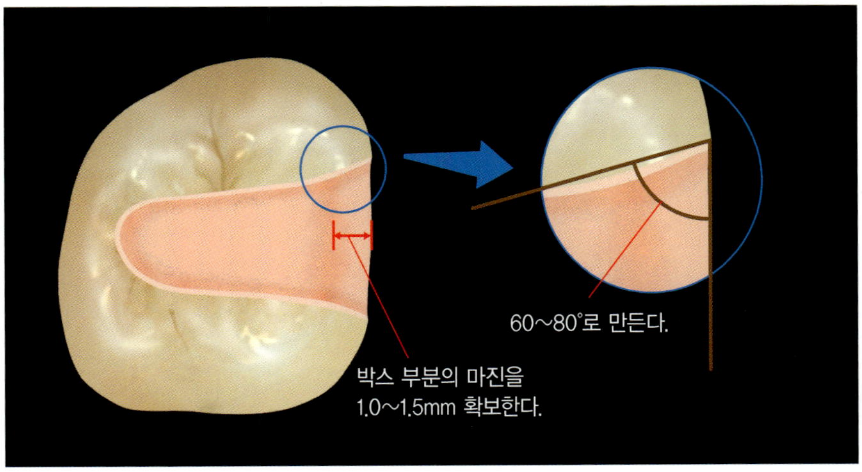

그림 4-8c. 박스 부분에서는 두께를 충분히 확보하고 slice cut하지 않는다.

Ceramic inlay를 위한 preparation (2)

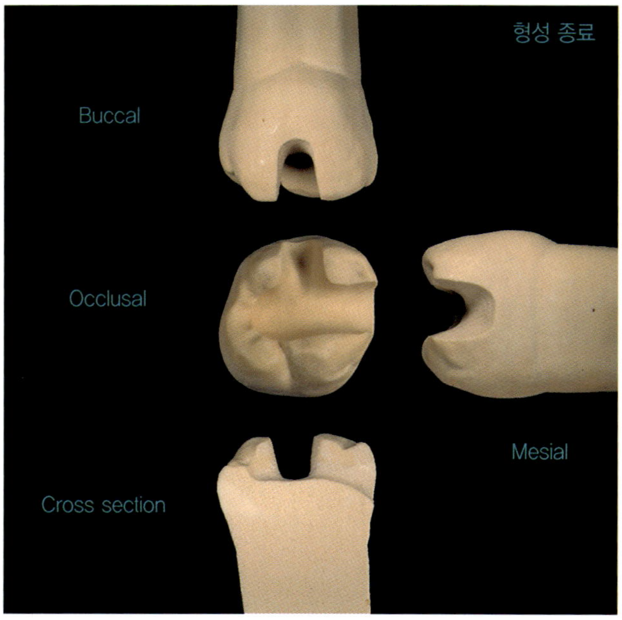

그림 4-9a. Slice cut이 없는 와동을 위한 대책. 충분한 두께를 확보하여 파절을 방지한다.

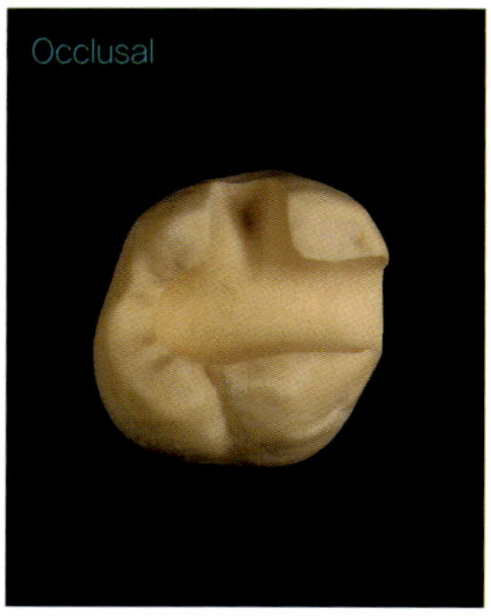

그림 4-9b. 단순한 인레이 와동을 목표로 한다.

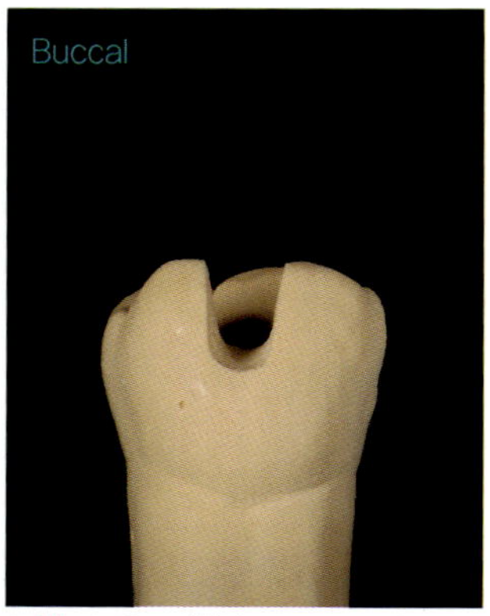

그림 4-9c. 협면 groove도 metal inlay와 달리 두께를 확보한다.

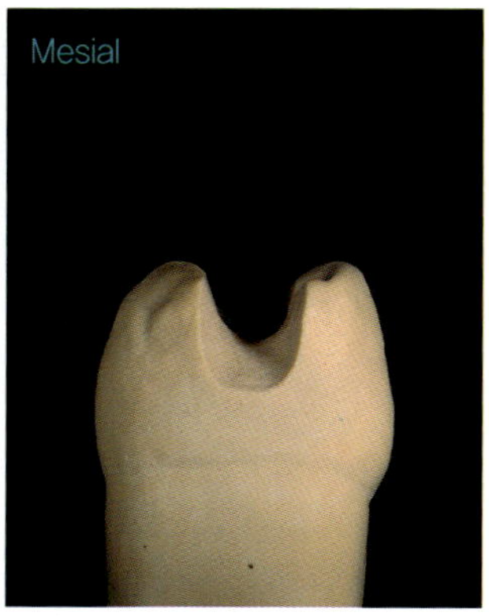

그림 4-9d. 박스 형성도 가능하면 둥글게 처리한다.

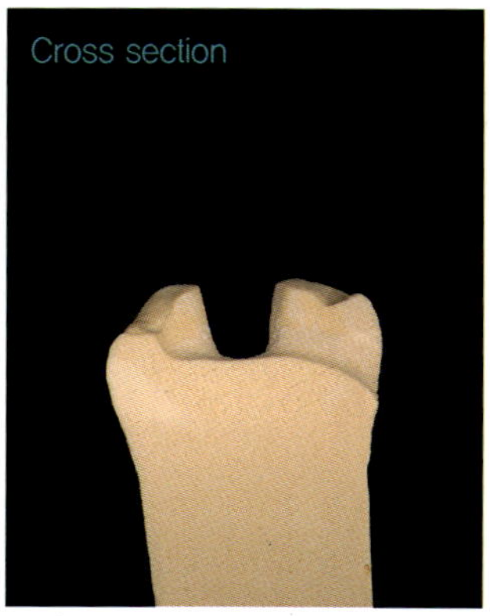

그림 4-9e. 와동 기저면도 완만하게 처리한다.

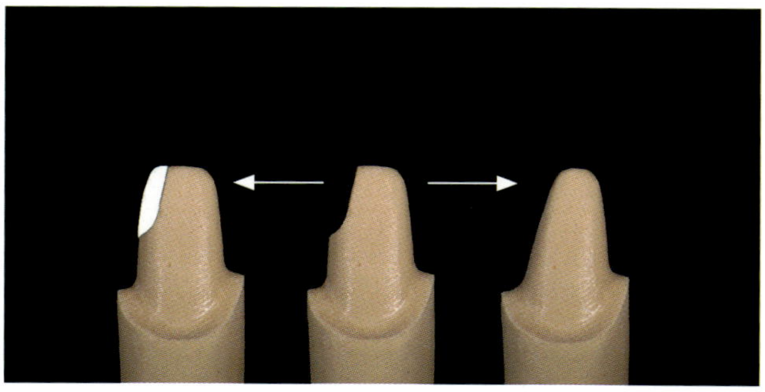

그림 4-9f. Flowable resin의 사용을 최소화한다. 사용하지 않아도 되는 증례는 오른쪽의 그림처럼 형성해서 처리한다(pulp horn에 주의). 수복물에서는 주로 내측 와동에 사용하고 바깥쪽 사용은 레진의 시간 경과에 따른 질적 저하를 생각해 절대 피하는 것이 좋다.

Ceramic inlay를 위한 preparation (3)

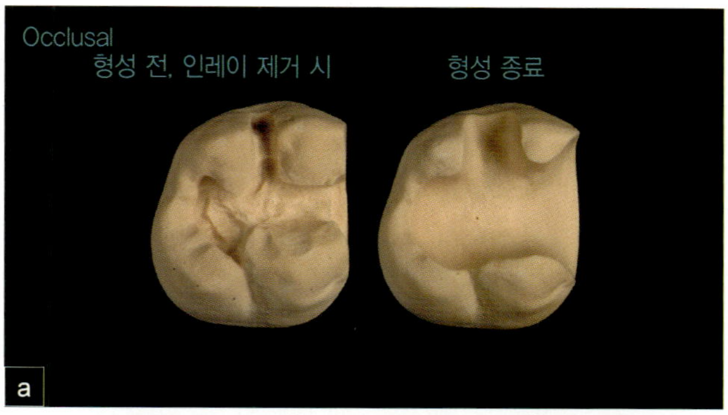

그림 4-10a~c. Slice cut이 있는 와동을 위한 대책. 형성 전: metal inlay 제거 후, 근심에 slice cut이 있다. 형성 종료: slice cut을 남기지 않도록 박스를 넓게 형성한다.

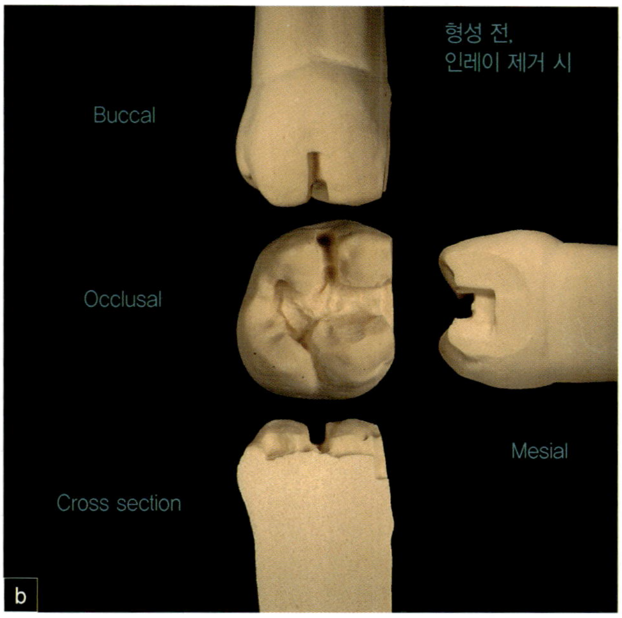

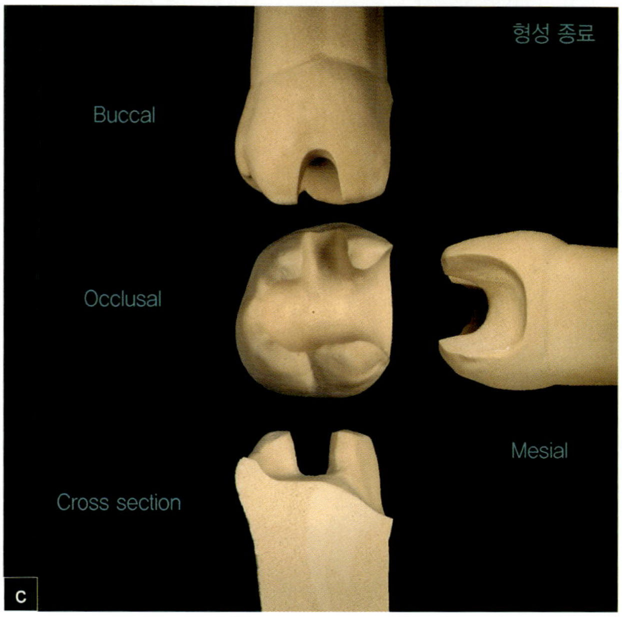

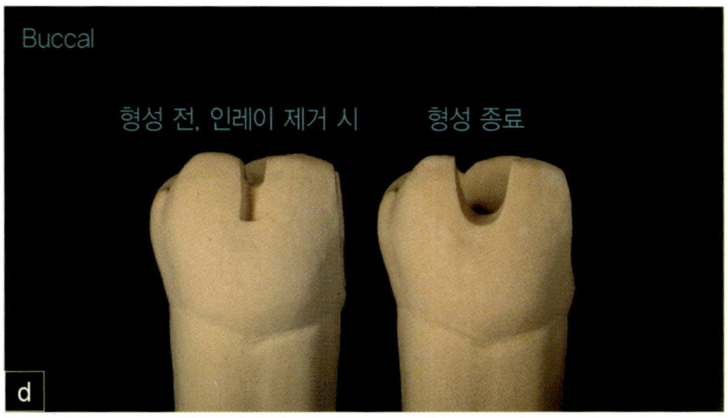

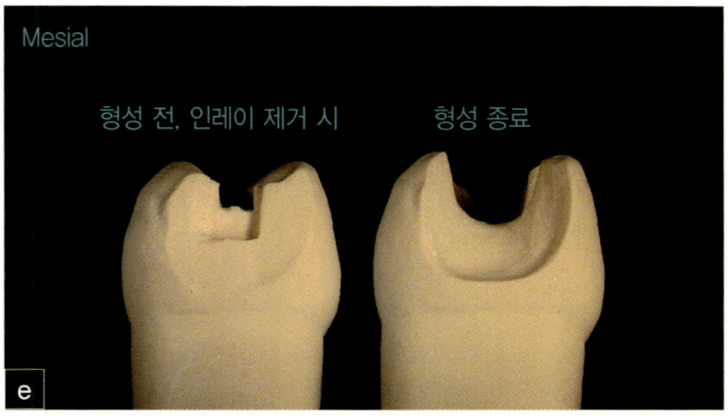

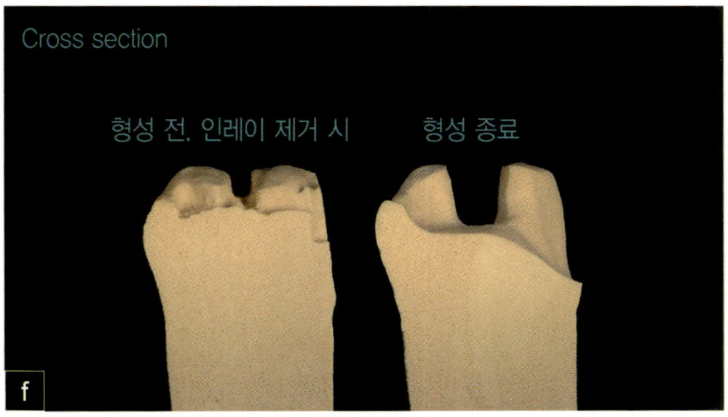

그림 4-10d~f. 불규칙한 와동 기저면을 조정해 완만하게 만든다. 박스 부분에서는 slice cut을 남기지 않도록 한다(e).

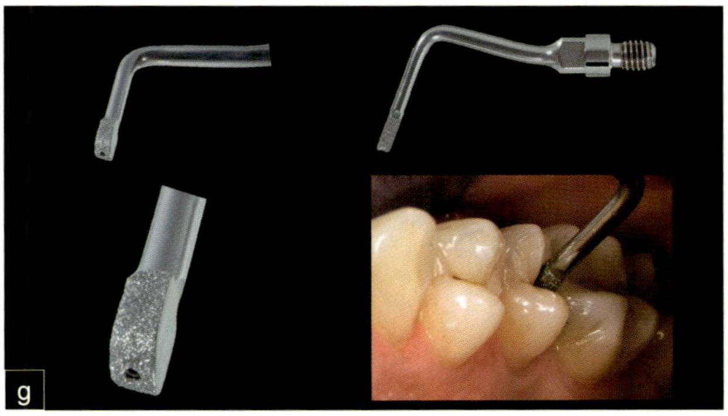

그림 4-10g. 박스 형성용 초음파스켈러용 다이아몬드 tip 'SIROPREP'을 사용하면 좋다.

버

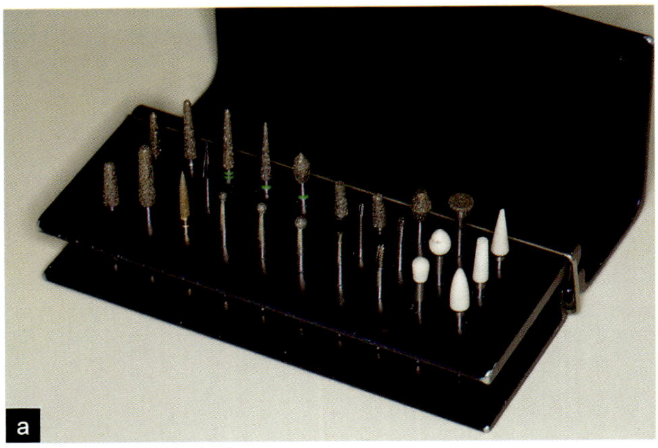

그림 4-11a. 형성용 버 세트.
안쪽 줄 좌측부터 MARY DIA IDA Clinical Line: PFM-1 Medium/ PFM-2 Medium/ FCK-1 Medium/ L-1 Medium/ OC-1 Medium/ PIN-1 Medium/ IN-1 Medium/ OC-2 Medium/ PLV-4 Fine(이상 모두 Ninatawada 정밀제작소)/White point FG #60(Shofu)

가운데 줄 좌측부터 카바이드 버 M12CF(Mani)/마이크로 카바이드 버 FG 330/마이크로 카바이드 버 FG 1558(이상 모두 Ninatawada정밀제작소)/White point FG #24/마이크로 카바이드 버 FG #44(이상 모두 Shofu)

앞쪽 줄 좌측부터 MARY DIA IDA Clinical Line: ACC-2 Medium/ ACC-1 Medium/MARY DIA CEREC Bur RKC-12ff(이상 모두 Ninatawada정밀제작소)/Diamond point : FG #440S/ FG #440/ FG #340(이상 모두 Shofu)/마이크로 카바이드 버 : FG 330/ FG 1558(이상 모두 마이크로테크)/White point : FG #25/ FG #57(이상 모두 Shofu)

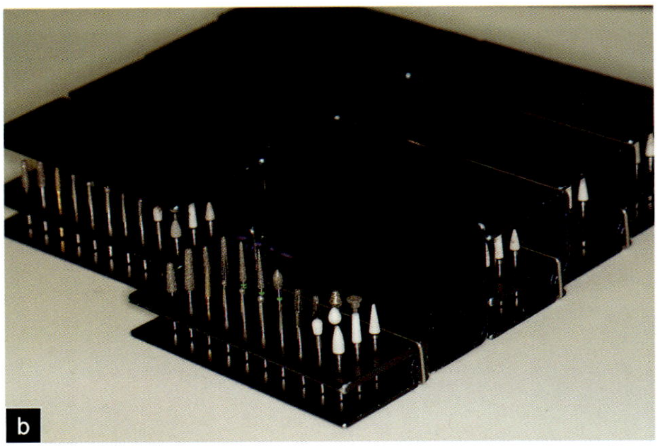

그림 4-11b. 동일한 버 세트를 여러 개 구비해 관리하고 있다.

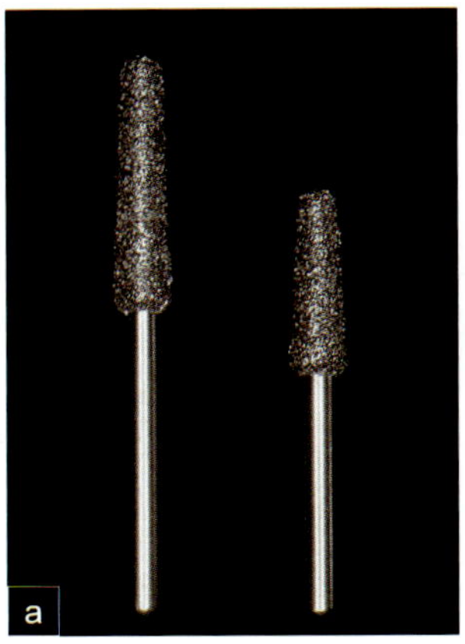

그림 4-12a. 본원에서 사용하는 all ceramic crown 및 ceramic inlay 용 버.

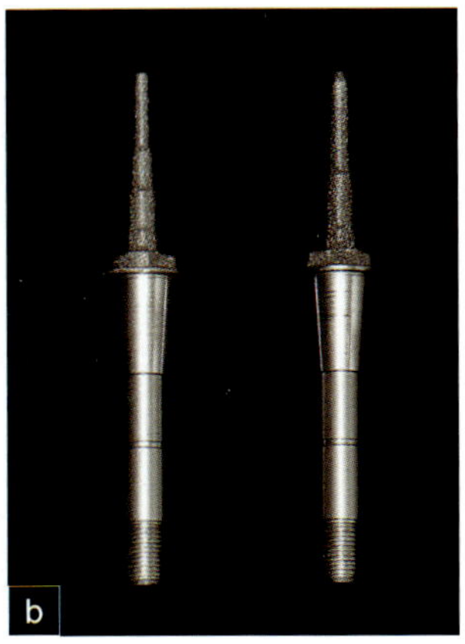

그림 4-12b. 밀링기 부속의 버 형태(Inlab MC XL용).

method 5 접착 전 준비

최근 세라믹 수복에서는 '접착수복', 'bonded restoration'이라는 용어를 독립적으로 사용할 정도로 접착의 역할이 커졌다. 정확한 형성을 통해 적합이 좋은 세라믹 수복물을 제작했어도 접착 과정에서 실수를 범하면 예지성에 큰 영향을 미칠 가능성이 있다. 예를 들면 장착하고 얼마 지나지 않아 교합통이 발생하는 경우가 있다. 그래서 교합을 조정하고 경과를 관찰하는데 그 후에도 개선되지 않는다면 수복물을 제거할 수밖에 없다. 그리고 그중에는 발수 등 치수처치가 필요한 증례도 있을 수 있다.

따라서 접착 전에 CR 수복에서처럼 러버댐이나 'ZOO'(APT)를 사용해 철저하게 방습한다. 유수치의 경우에는 접착 시 통증을 경감하는 'RelyX Unicem2'(3M Health Care, 그림 Ⅲ-3) 시멘트를 사용하는 것도 효과적이다. 또한 시멘트에 기포가 들어가면 통증의 원인이 되므로 손으로 연화하지 말고 automix type의 레진 시멘트를 선택하면 좋다.

method 6 Silane coupling 처리

세라믹을 이용한 수복과 보철에는 반드시 silane coupling 처리를 한다. 이것은 silica-base의 세라믹과 레진 시멘트의 분자 레벨에서 결합을 촉진하여 보다 강한 접착을 도와주는 처리이다. 그러나 silane coupling 처리 후에 처리면을 글러브로 만지면 결합력이 크게 떨어지므로 손가락으로 취급하지 말고 끈끈이가 붙은 막대처럼 생긴 'OptraStick'(Ivoclar Vivadent, 그림 4-13)의 사용을 권장한다.

method 7 수복물의 장착

레진 시멘트의 몇 가지 주의사항을 설명한다. 레진 시멘트는 화학경화형, 광경화형, 두 성질을 가진 dual type 등 종류가 다양한데 역시 글래스 아이오노머 시멘트나 유지놀 시멘트와 비교하면 조작성이 복잡한 점을 부정할 수 없다. 수복물을 장착할 때 수복물의 치질 접착면에 시멘트를 골고루 바르고 수복물이 들뜨지 않게 천천히 와동에 삽입한다. 이때 시멘트가 수복물의 margin line에서 흘러넘칠 정도로 충분히 사용하면 좋다. 만약 시멘트가 부족한 부분이 생기면 이후 그 부분이 사강이 되어 색 변화와 이차우식의 원인이 될 수 있으므로 주의가 필요하다. 또한 레진 시멘트 색을 선택할 때는 와동 기저부 상아질 색에 문제가 없다면 투명도가 높은 universal을 추천한다. 반대로 우식이나 아말감 등으로 색에 이상이 있는 경우는 투과성이 낮은 opaque를 선택하는 것이 좋다.

method 8 광조사

최근에는 광중합기의 성능이 향상되어 가볍고 광량도 1,000mW 이상이 되는 제품이 개발되었다. 또한 이전에는 할로겐 타입이 많았는데 현재는 유닛의 조명이나 수술실 조명처럼 LED로 바뀌고 있다. 따라서 구형 광중합기에는 경화반응을 보이지 않는 레진 시멘트도 있어 미중합층이 되어 탈락과 파절의 원인이 되므로 현재 사용 중인 조사기가 구형인 경우에는 중합되는지 확인이 필요하다. 그러나 조사기가 발전해도 한 방향에서만 조사하면 1회 조사로 2mm밖에 중합되지 않아 미중합층이 발생할 가능성이 있으므로 다양한 방향(근원심, 협설방향)에서 광조사를 해야 한다. 여기에서 주의할 점은 조사기간이 길어지면 치수에 대해 발열과 자외선에 의한 위해작용을 일으킬 수 있으므로 에어 시린지로 식혀가면서 진행하면 좋다.

Silane coupling 처리

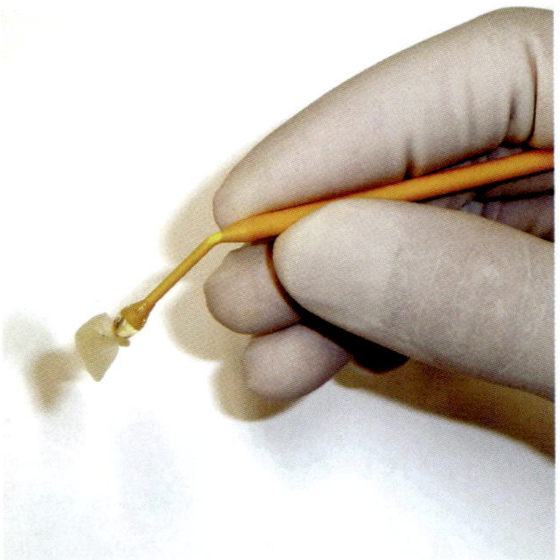

그림 4-13. 'OptraStick' (Ivoclar Vivadent).

method 9 레진 시멘트의 제거

수복물을 와동에 압접한 후 1~2초간 광조사하고 시멘트가 경화하기 시작해 셔벗(sherbet) 상태가 되면 시멘트를 제거한다(그림 4-14a~c). 이때 수복물의 margin line에 있는 시멘트를 심하게 제거해 groove가 생기지 않도록 한다. 이 경우 광조사를 완전히 종료한 시점에서 삭제해도 되므로 무리하게 제거하지 않는다. 다만 인접면의 시멘트는 경화 후에 제거하려고 하면 수복물과 치은에 상처를 줄 수 있으므로 임시 조사한 후 출혈이 생기지 않도록 치실로 섬세하게 제거하면 경화 후에 시멘트가 남는 일은 없다. 레진 시멘트를 제거했다면 확대경이나 microscope로 더 꼼꼼하게 확인한다. 육안으로는 제거한 것처럼 보여도 확대해 보면 의외로 미세한 시멘트가 남아 있어 깜짝 놀라곤 한다.

method 10 Grooving

'CEREC'으로 제작한 인레이나 온레이, 크라운 수복물을 밀링한 후에 그냥 장착하면 숙련된 치과기공사가 제작한 수복물에 비해 현실성(reality)이 뛰어나기는커녕 비슷하다고도 말하기 어렵다. 그러나 직접법으로 제작하는 경우에 옆에 치과기공사가 없다면 그냥 장착할 수밖에 없으므로 술자와 환자의 만족도가 떨어질 수밖에 없다. 그래서 인레이

레진 시멘트의 제거

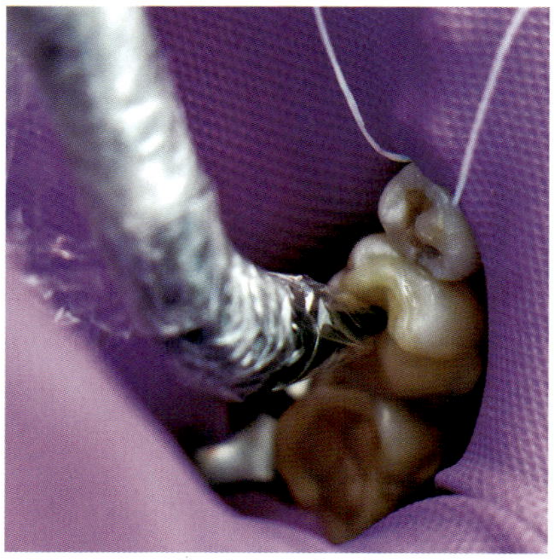

그림 4-14a. 가능하면 끝이 좁은 조사 tip을 몇 초 사용해 임시 경화시키면 좋다.

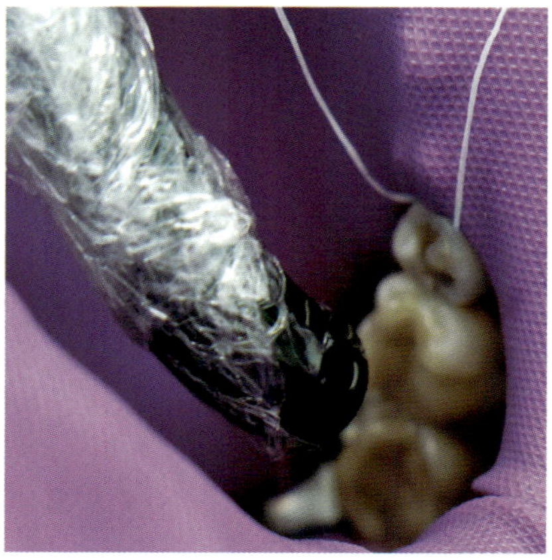

그림 4-14b. 몇 초간 평소대로 조사하고 셔벗(sherbet) 상태일 때 과잉 시멘트를 제거한다.

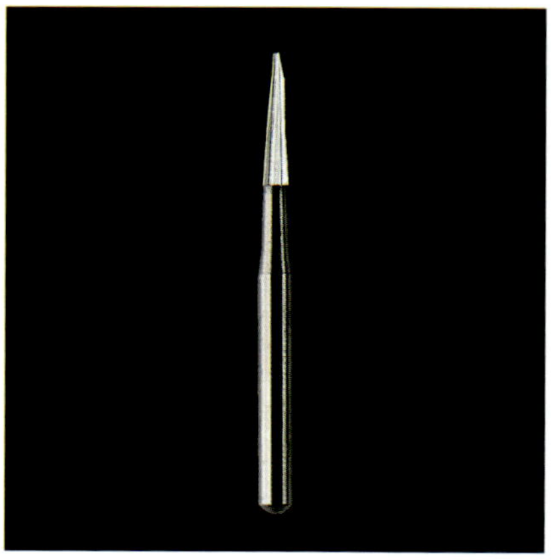

그림 4-14c. 시멘트 제거는 'CARBIDE BUR: M14cF'(MANI)를 사용한다.

나 온레이의 경우는 장착 후에 교합조정을 종료한 시점에 가는 다이아몬드 버로 기존 치아나 인접치의 열구와 비슷하게 groove를 만들면 그냥 장착할 때보다 현실감이 살아난다. 다만 grooving이라고 했을 때 깊게 만들면 reality는 향상되지만 그 만큼 내측성 와동에 비해 외측성 온레이나 크라운은 쉽게 파절될 수 있으므로 대합치와 clearance를 고려하면서 충분한 주의를 기울여 시행할 필요가 있다(그림 4-15).

method 11 개성 표현

원내에 기공실이나 치과기공사가 없더라도 chair side에서 간단히 grooving하고 'IPS Empress® Universal Shade'(Ivoclar Vivadent, 그림 4-16)로 개성을 표현해 도재로에서 소성하면 치과기공사가 제작한 제작물에 가깝게 완성할 수 있다. 그러나 이 과정은 chair side의 기공처리, 도재로의 구입과 술자의 부담이 크므로 시간적, 경제적으로 여유가 있을 때 가능하다. 보통은 이 작업을 치과기공사에게 맡기는 편이 더 깔끔하게 제작할 수 있고 술자의 시간적 부담도 줄일 수 있으므로 그 시간을 다른 환자를 진료하는 데 사용하는 것이 더 효율적이라 생각한다.

method 12 교합조정

세라믹 수복물에서 대합치의 교두가 수복물의 margin line에 교합되지 않도록 디자인하는 것이 중요하다고 했는데 역시 이 조건을 모두 만족시키기는 어렵다. 그런 경우에는 교합조정이 큰 열쇠가 된다. 필자는 기본적으로 세라믹 수복물이나 single crown같은 보철물에는 처음부터 교합접촉을 시키지 않도록 주의한다. 인레이나 온레이의 경우 자연치에 의한 교두의 접촉이 남아 있는 경우 그 접촉만 유지하고, 세라믹에 25㎛의 교합지가 빠질 정도의 공간을 남

Grooving, 개성표현

그림 4-15. Grooving 후 사용하는 연마재 'OptraFine'(Ivoclar Vivadent).

그림 4-16. 스테인에 사용하는 'IPS Empress Universal Shade, Shades/Stains'(Ivoclar Vivadent).

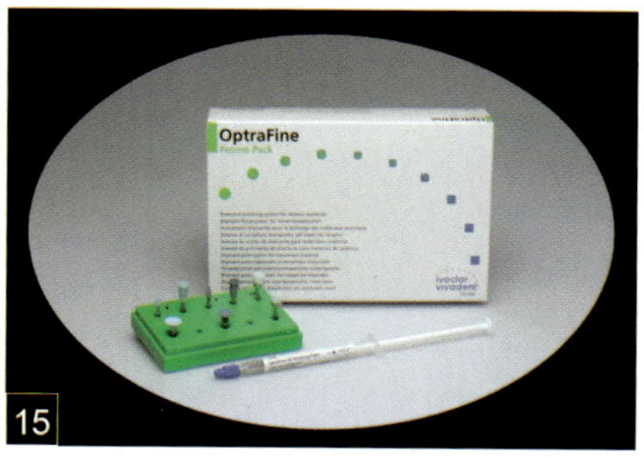

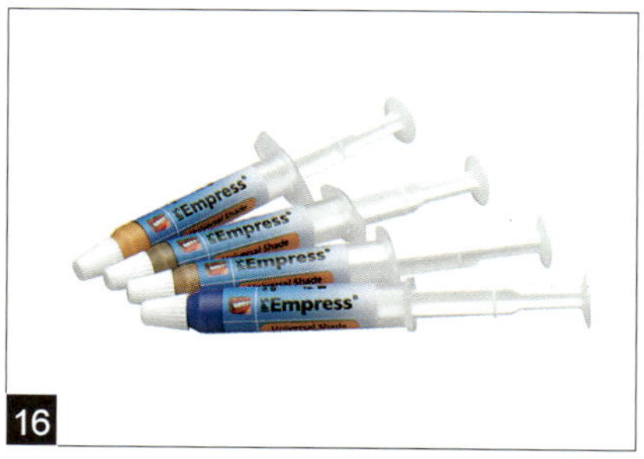

기듯이 조정을 한다. 어차피 대부분의 환자는 시간이 경과하면 치아가 마모하므로 굳이 장착 직후부터 강하게 접촉시키지 않도록 하고 있다. 또한 이를 통해 장착 후 교합접촉에 의한 통증, 세라믹의 chipping이나 파절도 감소하므로 효과적인 방법이라 생각해 임상에서 실천하고 있다. 당연히 수복범위가 넓은 경우나 다수치를 보철하는 경우에는 곤란하므로 기능교두를 최우선으로 접촉되게 하여 접촉을 최소화한다.

method 13 연마

연마는 CR 수복에 준해 시행하는 것이 기본이다. 교합조정을 종료한 시점에 시행하는데 교합을 조정하면 표면이 거칠어지므로 microscope로 확인하면서 연마하면 좋다. 그리고 margin line이나 열구에 연마재가 남지 않도록 주의한다. 또한 인레이나 온레이는 장착 후에 구강 내에서 연마하는 경우가 대부분인데 크라운은 grooving처럼 장착 전에 구강 밖에서 일련의 기공작업을 진행하는데 glazing까지 종료하면 심미적으로도 더 뛰어나다.

이상으로 재질의 특성을 이해한 후 디자인, 접착, 교합부여방식 등 각각의 작업을 실천하면 수복물의 longevity를 확보할 수 있다.

APPENDIX 'CEREC AC'를 사용해 간접법으로 제작한 온레이 수복치료의 흐름

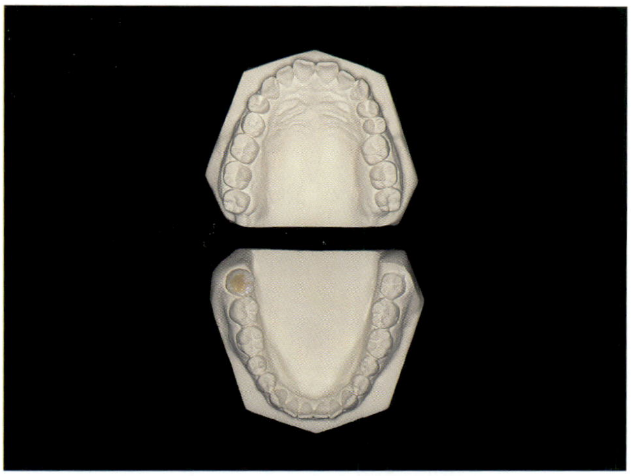

그림 I-1. #48에 발거치를 사용해 구강 내를 재현한 석고 모형.

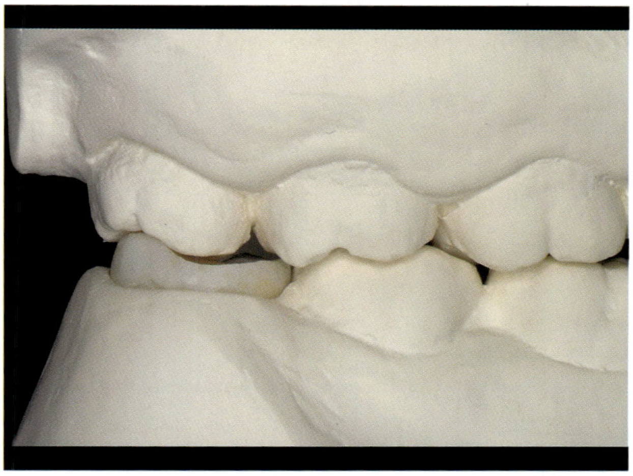

그림 I-2. 형성 전 측면 모습.

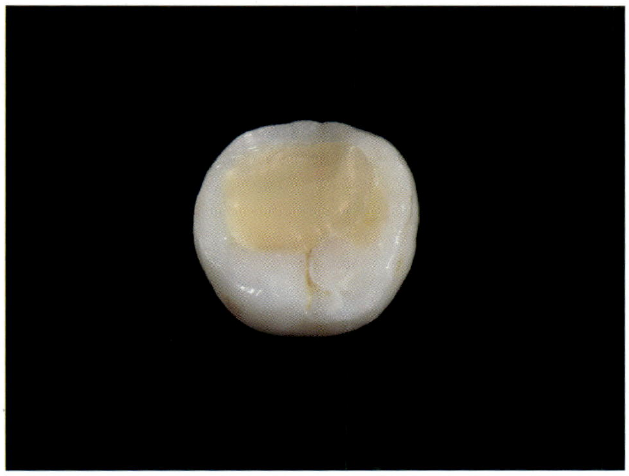

그림 I-3. 교합면 모습.

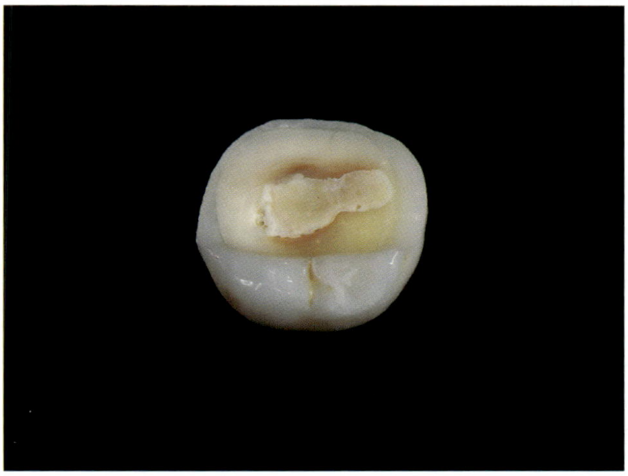

그림 I-4. 형성 종료.

작업의 흐름 Ⅰ. 'CEREC AC'로 스캔, 설계, 밀링

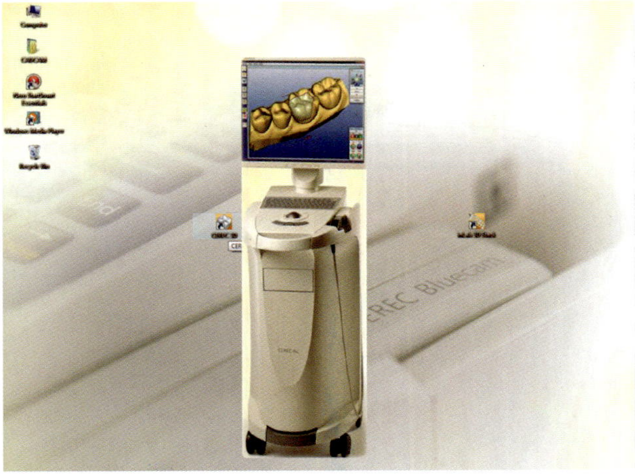

그림 Ⅰ-5a. 스캐너 'CEREC AC'(Sirona Dental Systems).

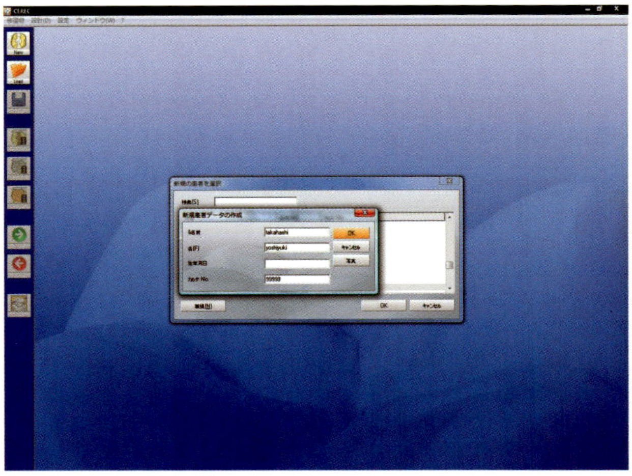

그림 Ⅰ-5b. 환자 데이터 등록.

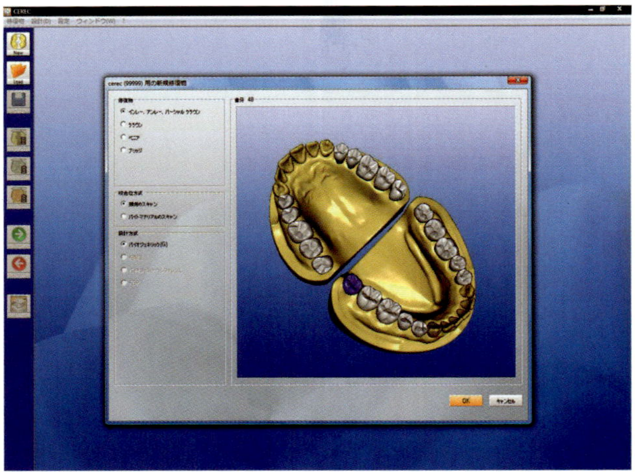

그림 Ⅰ-6. 환치의 선택.

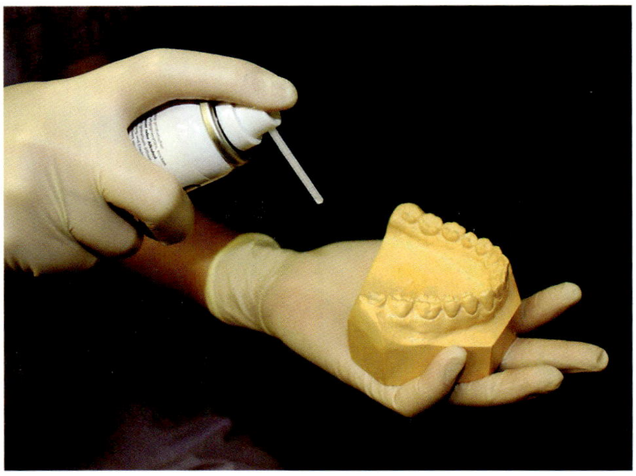

그림 Ⅰ-7. 스캐닝 파우더의 도포. 균일하게 도포한다.

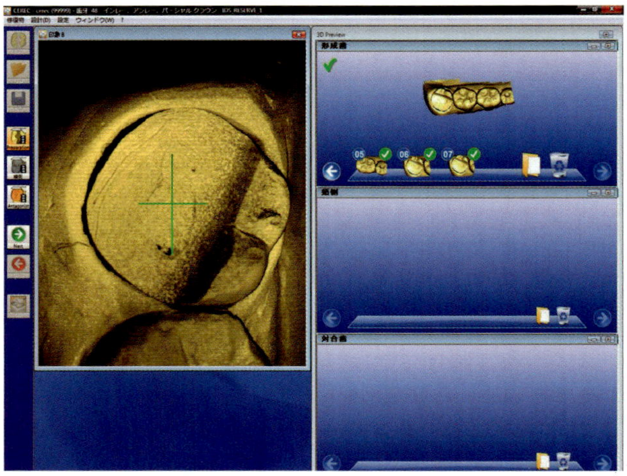

그림 Ⅰ-8. 지대치를 교합면에서 스캐닝. 전후 2~3 치아까지 포함하여 스캔한다.

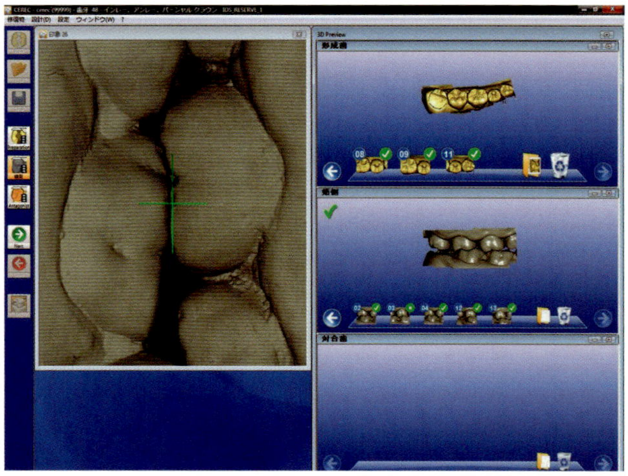

그림 Ⅰ-9. 모형을 맞물려 협측면에서 스캐닝.

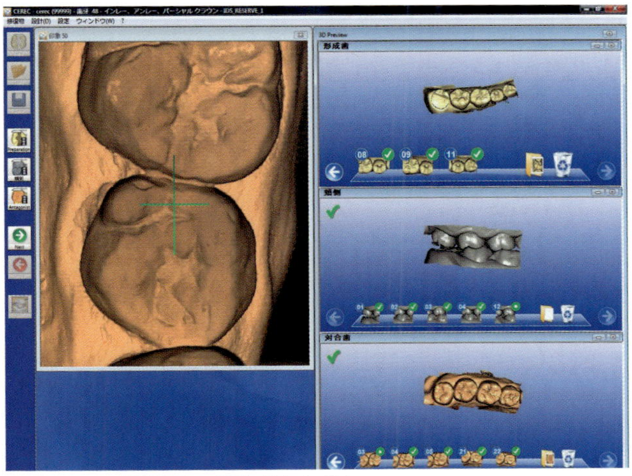

그림 I-10. 대합치를 교합면에서 스캐닝.

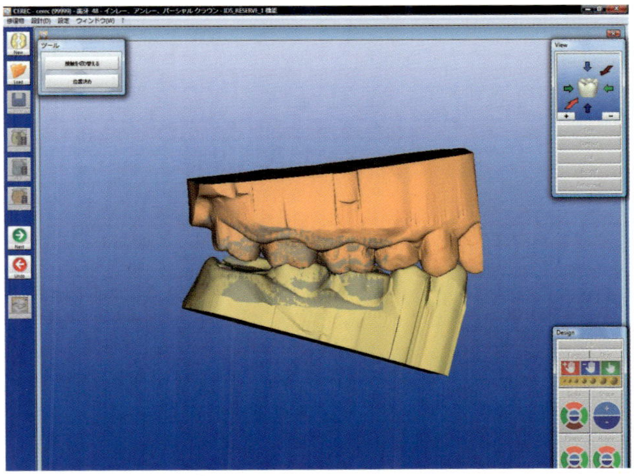

그림 I-11. 디지털 마운트 종료.

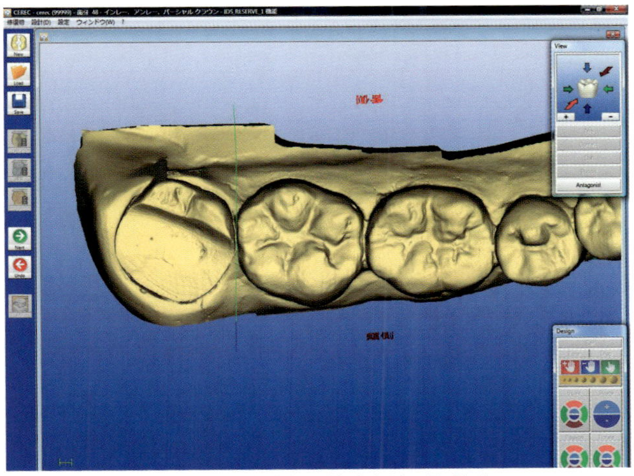

그림 I-12. 트리밍 설정. 지대치가 포함되지 않도록 한다.

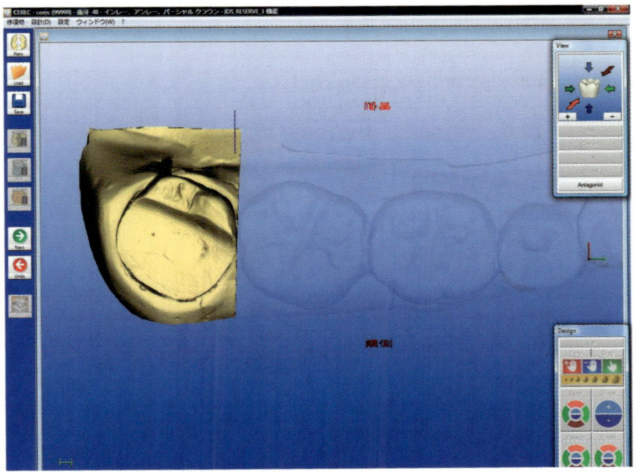

그림 I-13. 지대치의 트리밍.

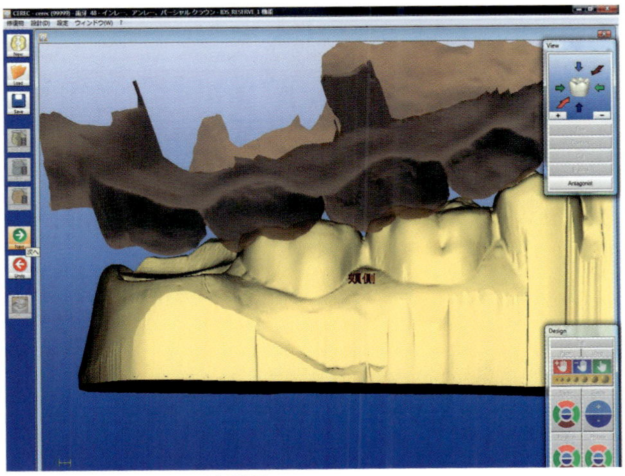

그림 I-14. Clearance의 확인.

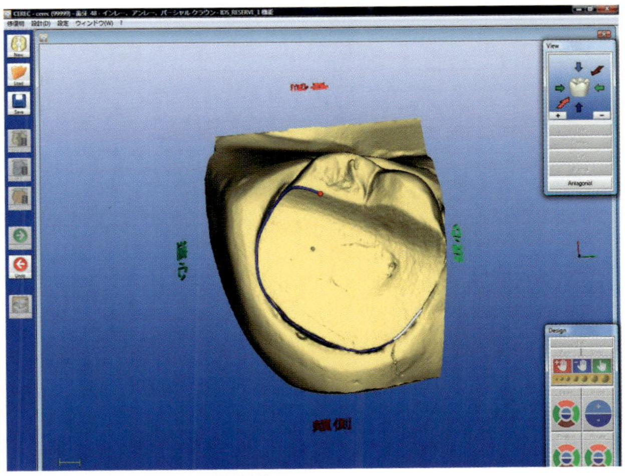

그림 I-15. Margin line의 설정.

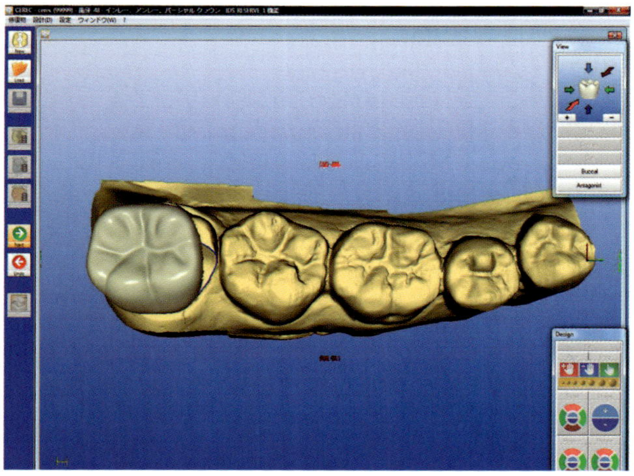

그림 I-16. Biogeneric으로 수복물을 설계.

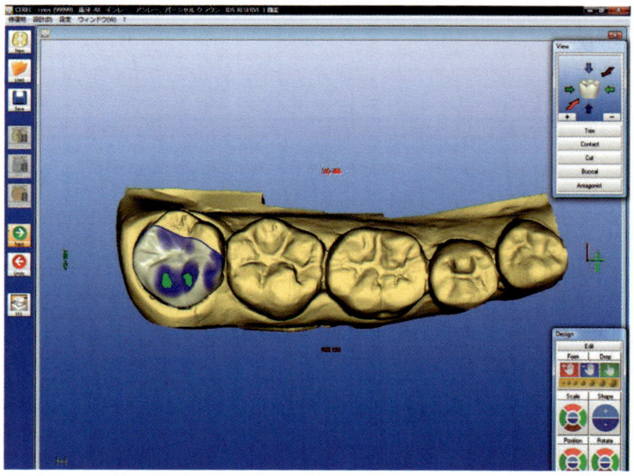

그림 I-17. 설계 종료.

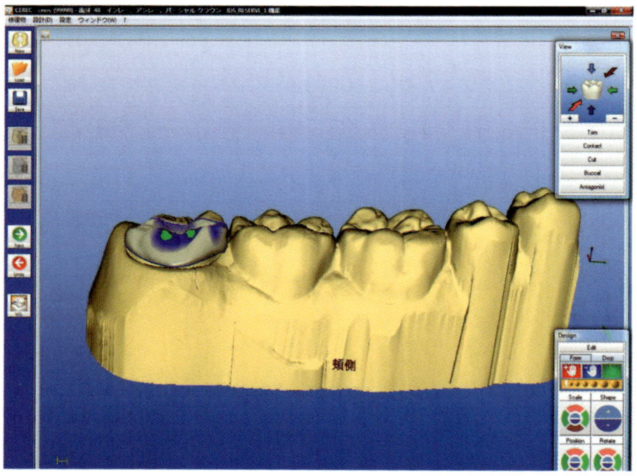

그림 I-18. Occlusal contact의 세기 확인.

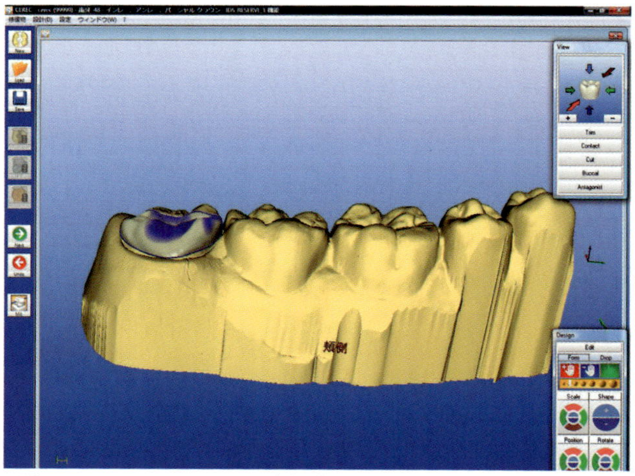

그림 I-19. Occlusal contact의 수정.

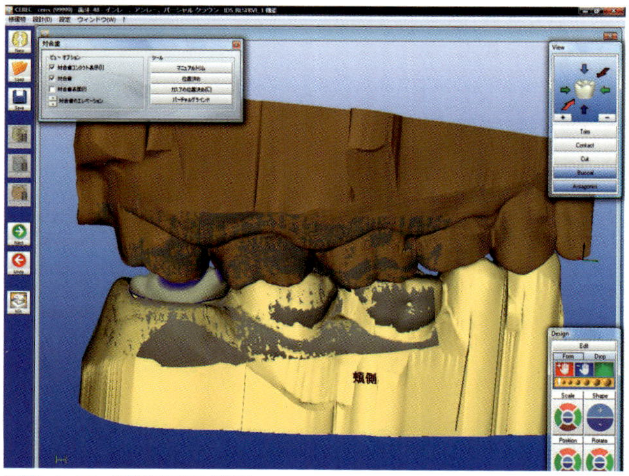

그림 I-20. 대합관계의 확인.

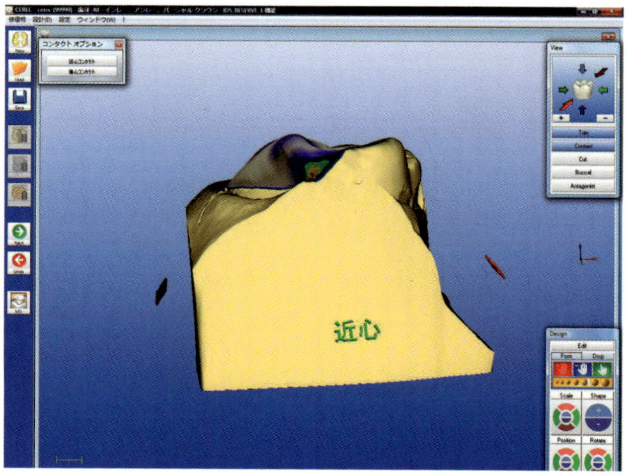

그림 I-21. Contact의 세기 확인.

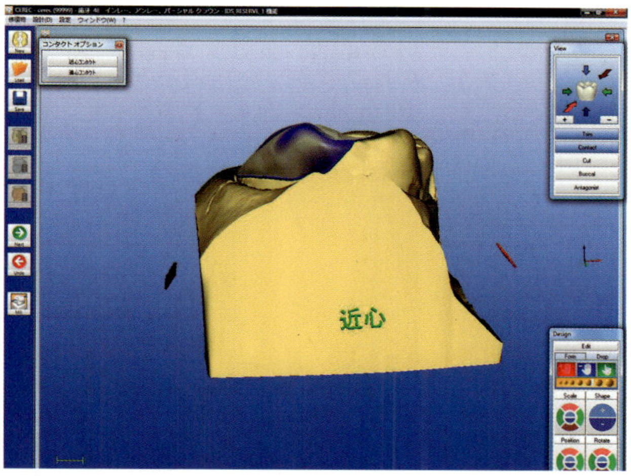

그림 I-22. Contact의 수정.

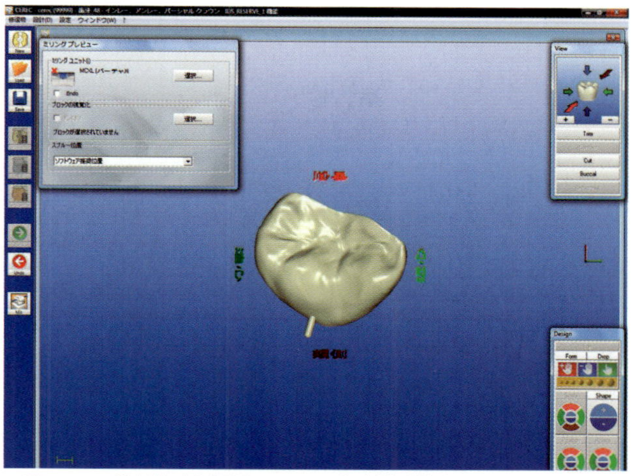
그림 I-23. 완성한 수복물을 Preview에서 확인한다.

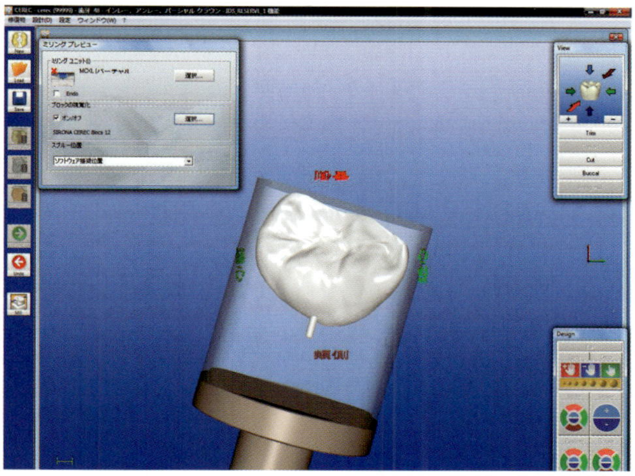
그림 I-24. 블록의 시각화.

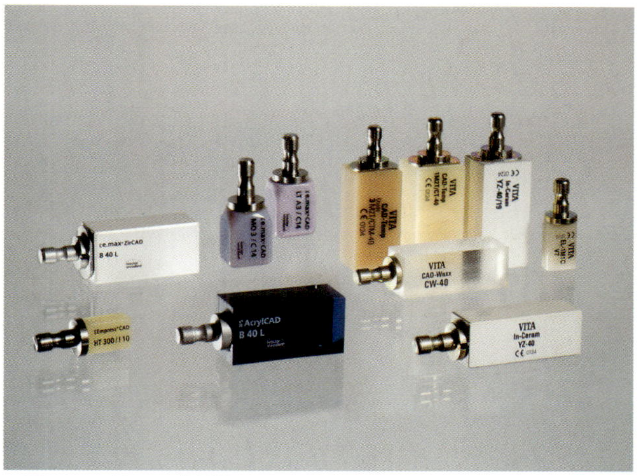
그림 I-25. 'CEREC' 블록.

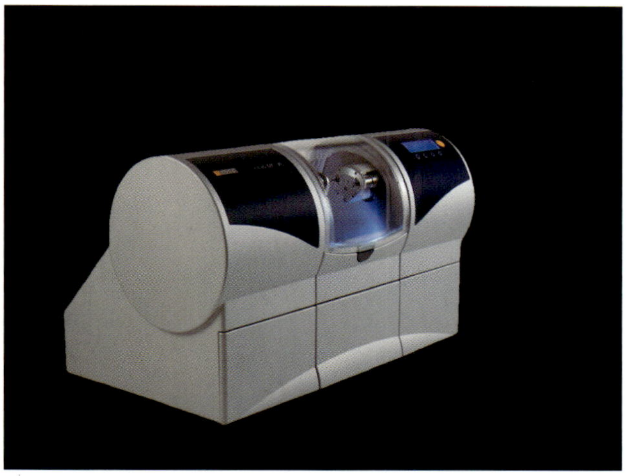
그림 I-26. Inlab MC XL.

작업의 흐름 II. 간접법에 의한 기공작업

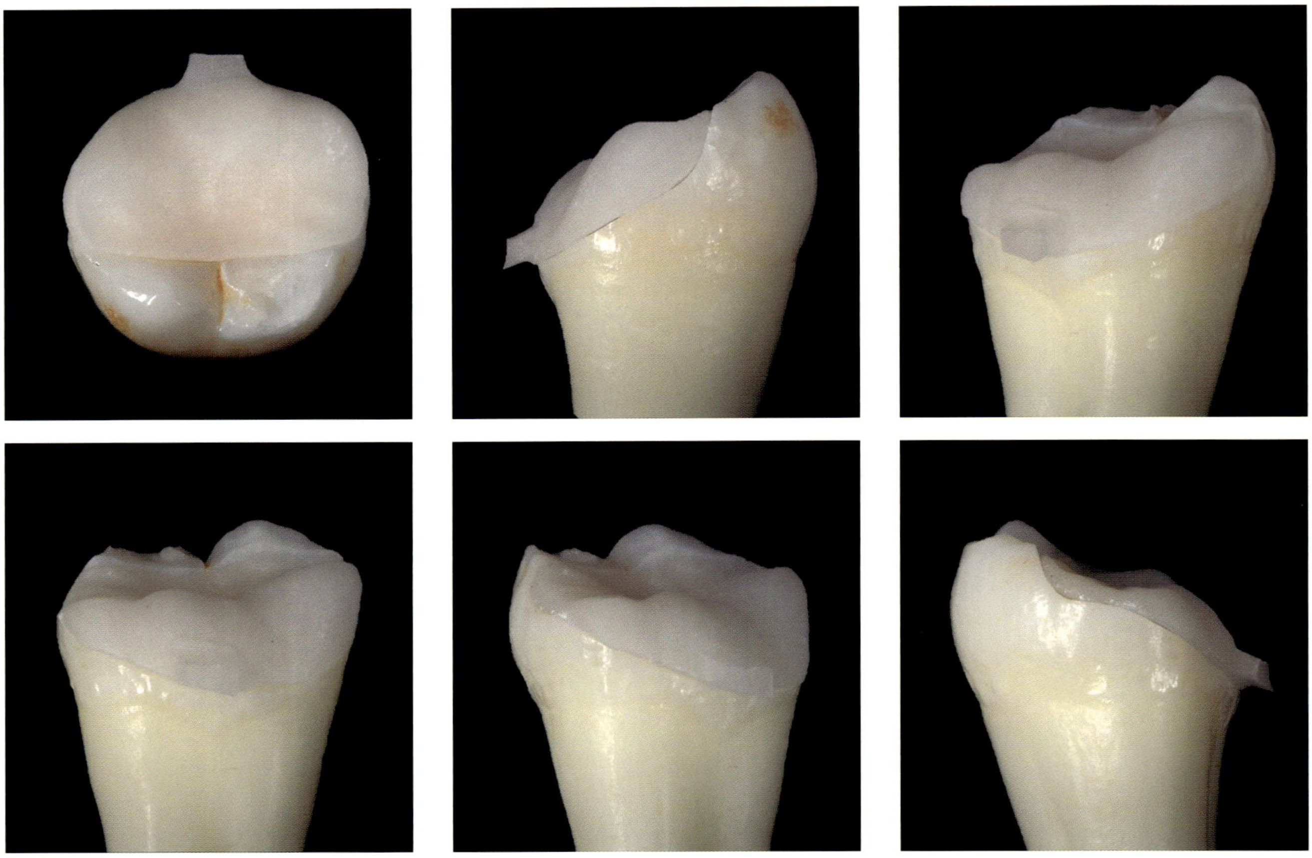

그림 II-1. 밀링 직후 수복물.

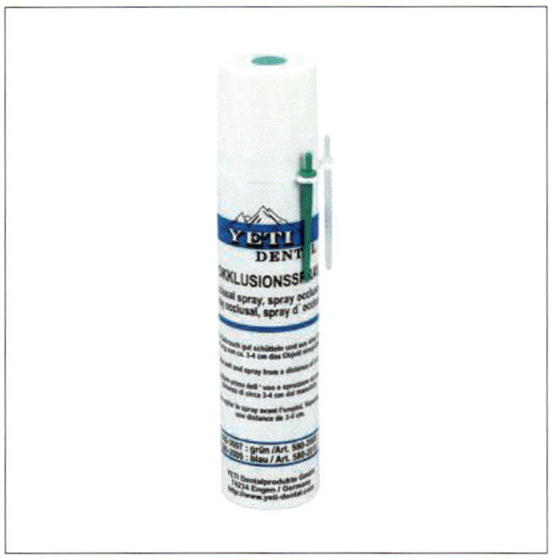

그림 II-2. 적합 조정. 'YETI OKKLUSIONS-SPRAY'.

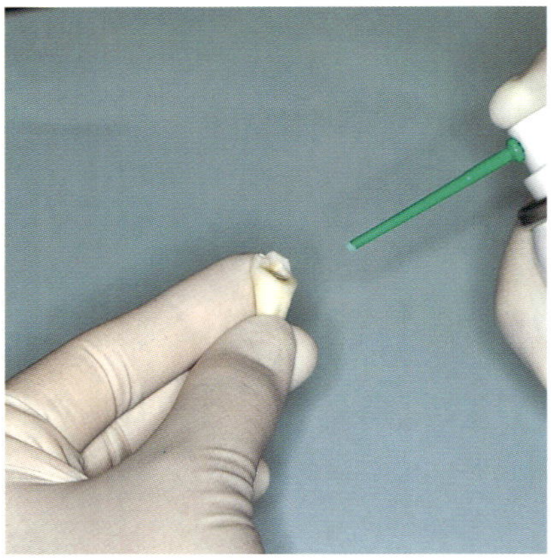

그림 II-3. 스프레이 도포.

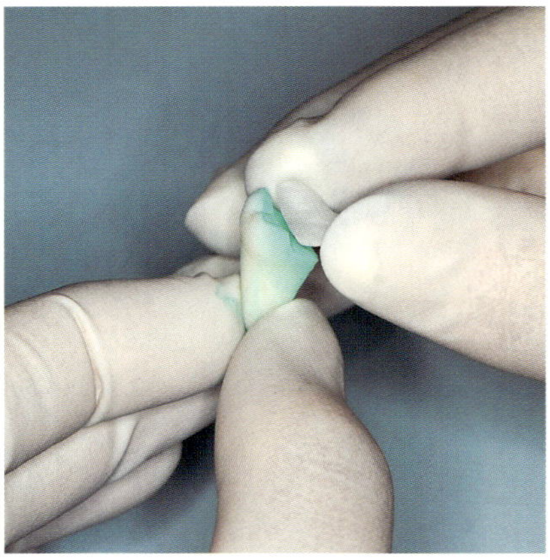

그림 II-4. 적합의 확인.

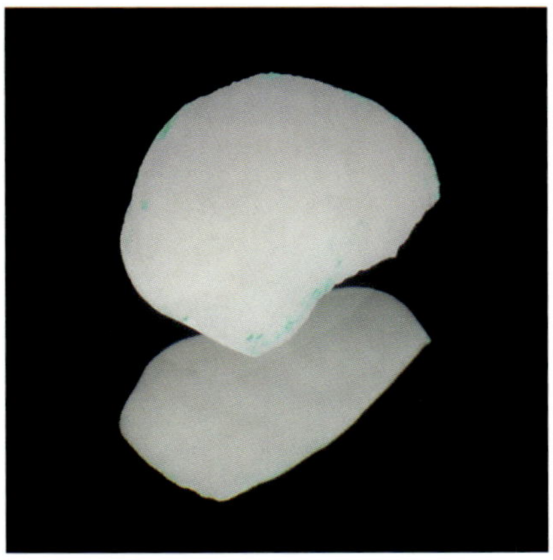

그림 II-5. 조정 부분의 확인.

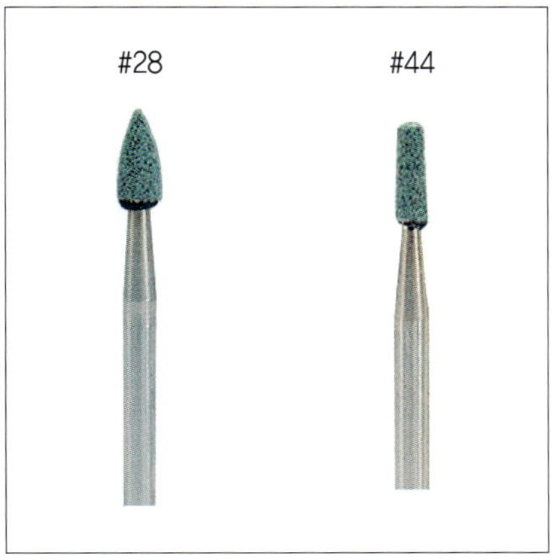

그림 II-6. 내면 조정. '카보랜덤포인트 HP, CA' (Shofu).

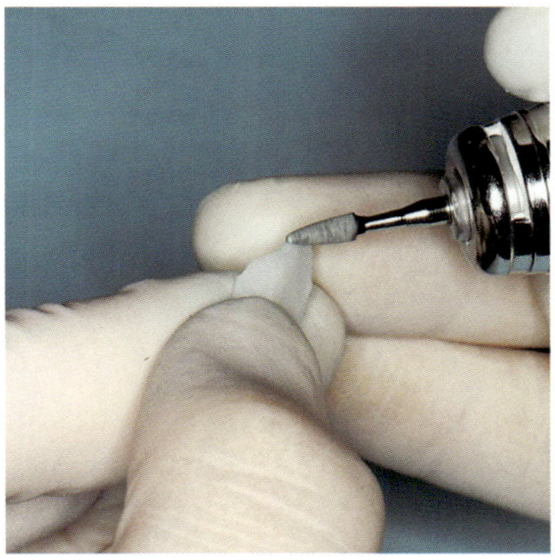

그림 II-7. Microscope를 보면서 chipping에 주의하고 버는 강하게 사용하지 않는다.

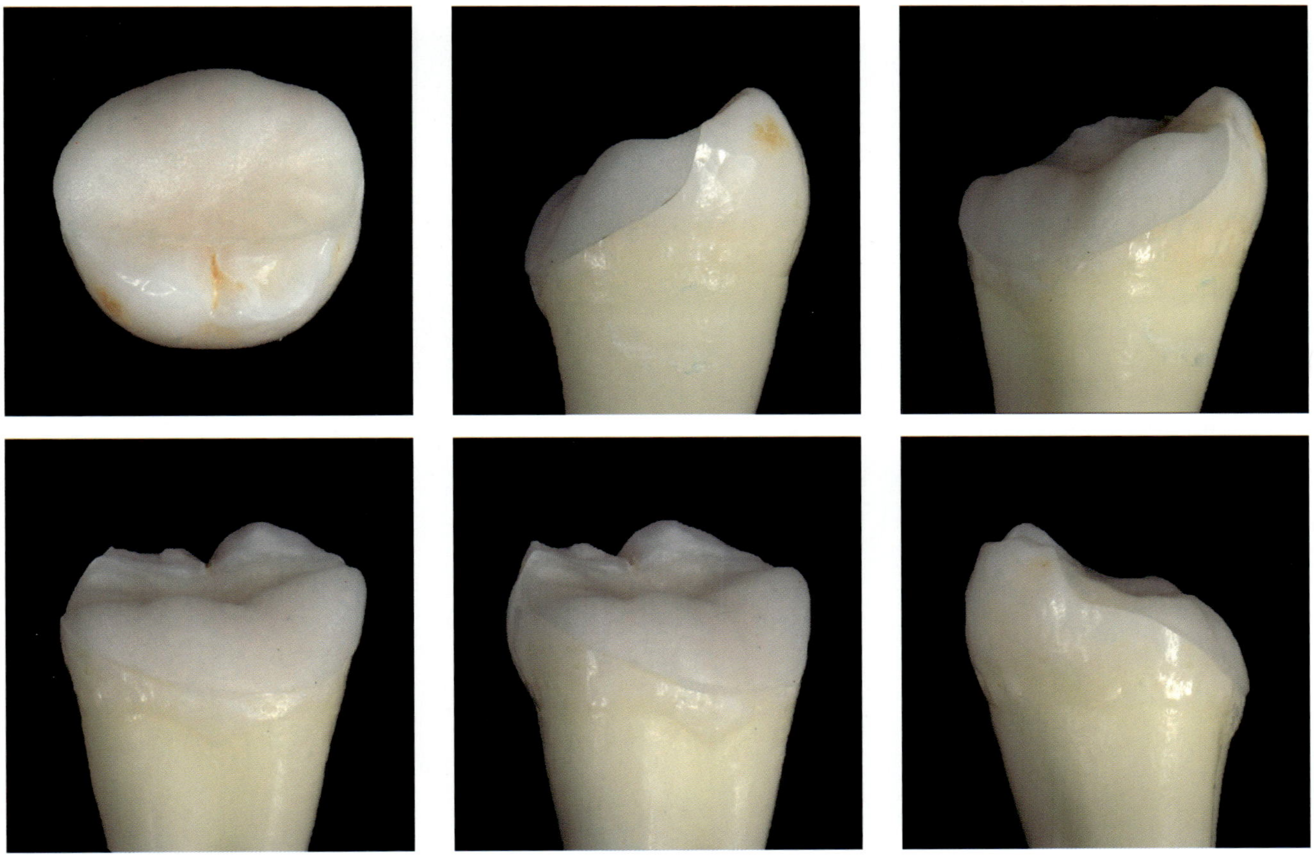

그림 II-8. 조정 후.

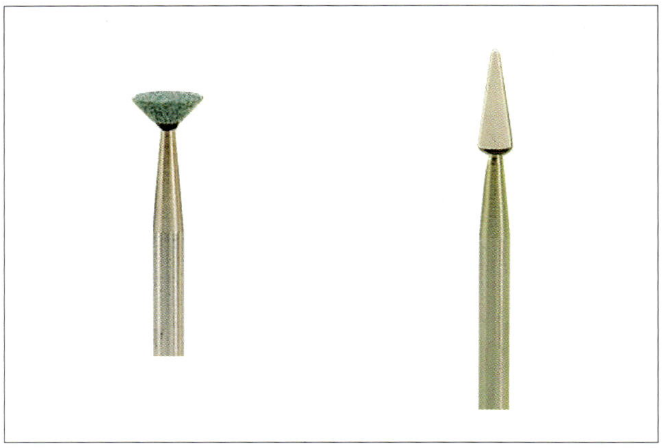

그림 II-9. 바이트 조정. 좌측: '카보랜덤포인트 HP, CA #19', 우측: 'White point #60'(Shofu).

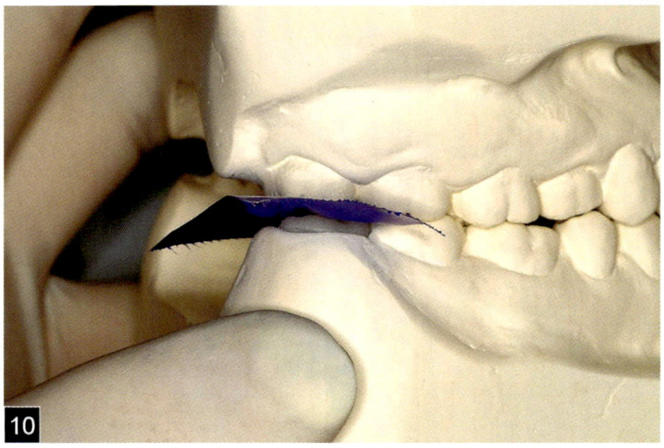

10

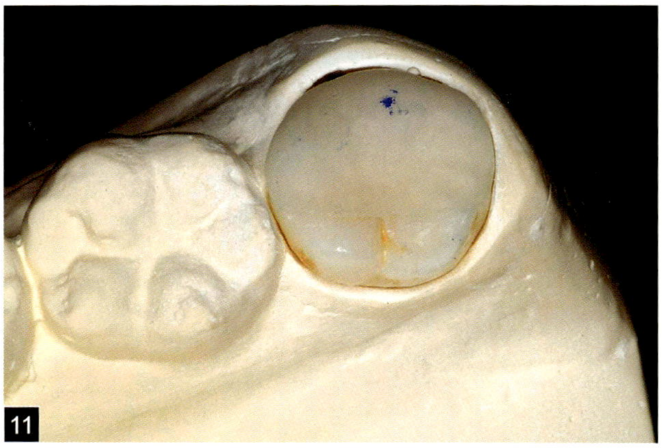

11

그림 II-10, 11. Occlusal contact의 확인.

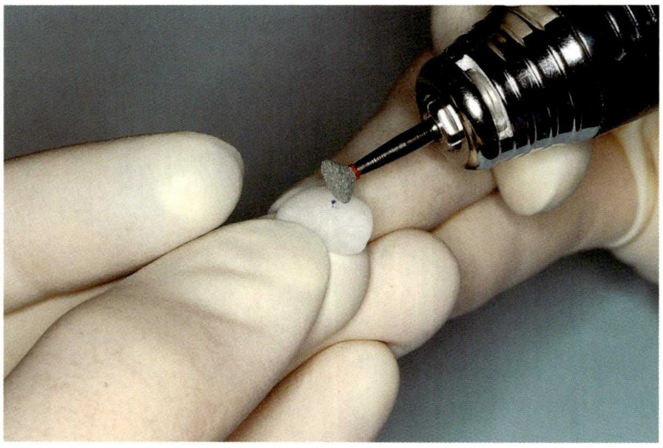

그림 II-12. Occlusal contact의 조정.

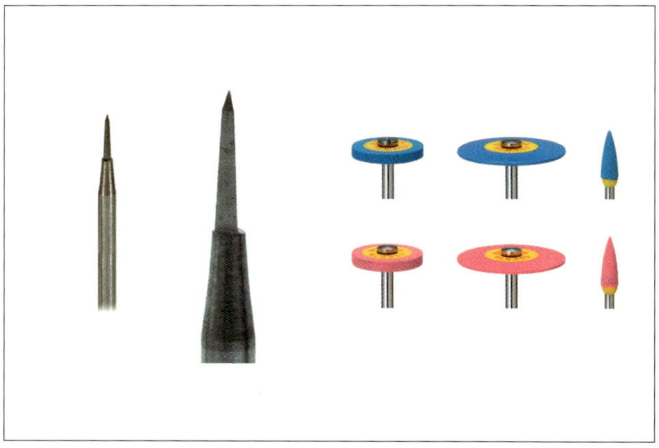

그림 II-13. Grooving. 좌측: 'FG Bur'(Shofu). 우측: 'EDENTA Star Gloss blue & pink'(Alphabond Dental).

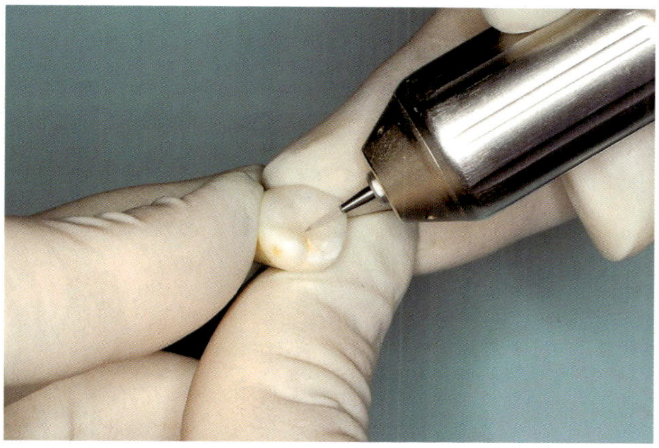

그림 II-14. 'FG Bur'로 grooving.

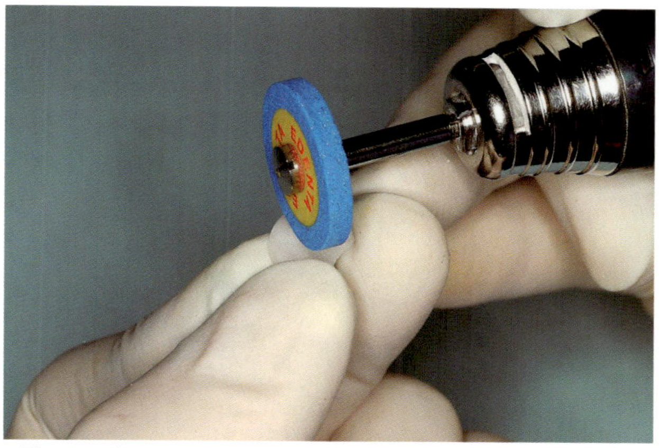

그림 II-15. 'EDENTA Star Gloss blue'로 연마.

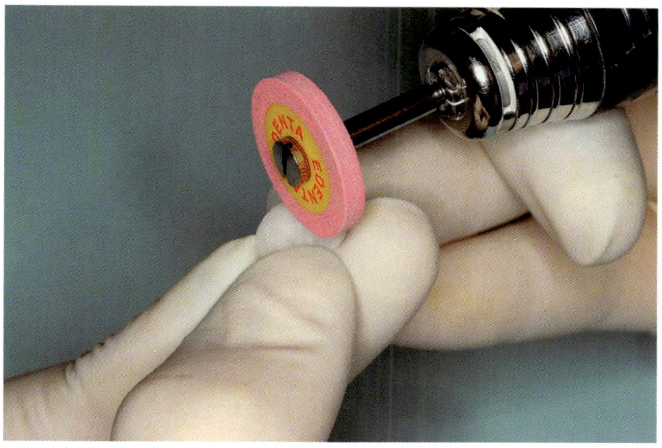

그림 II-16. 'EDENTA Star Gloss pink'로 연마.

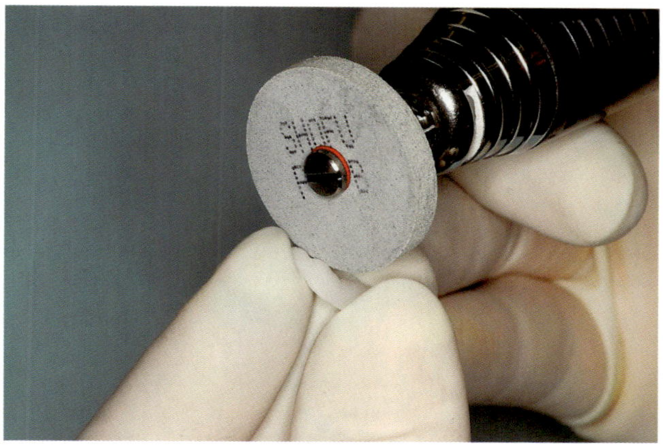

그림 II-17. 'Silicone PB'(Shofu)로 연마.

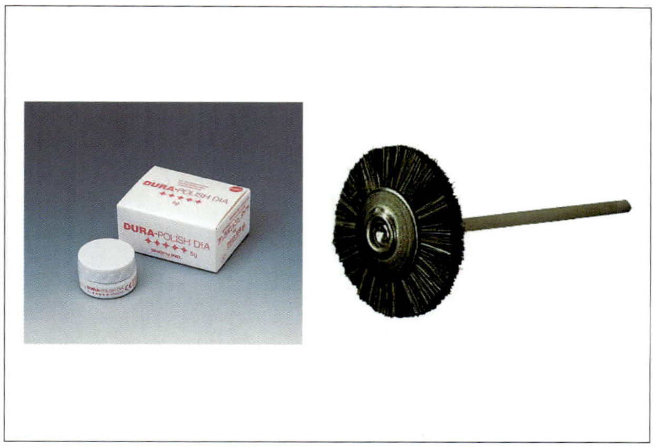

그림 II-18. 연마 기구. 좌측: 'DURA-POLISH DIA'(Shofu). 우측: Robinson brush.

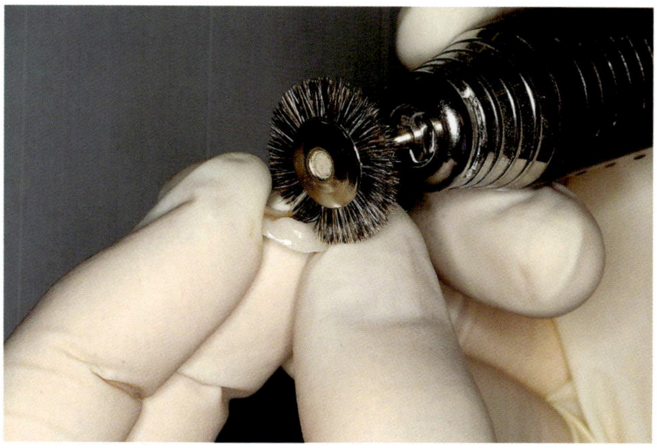

그림 II-19. Robinson brush로 연마.

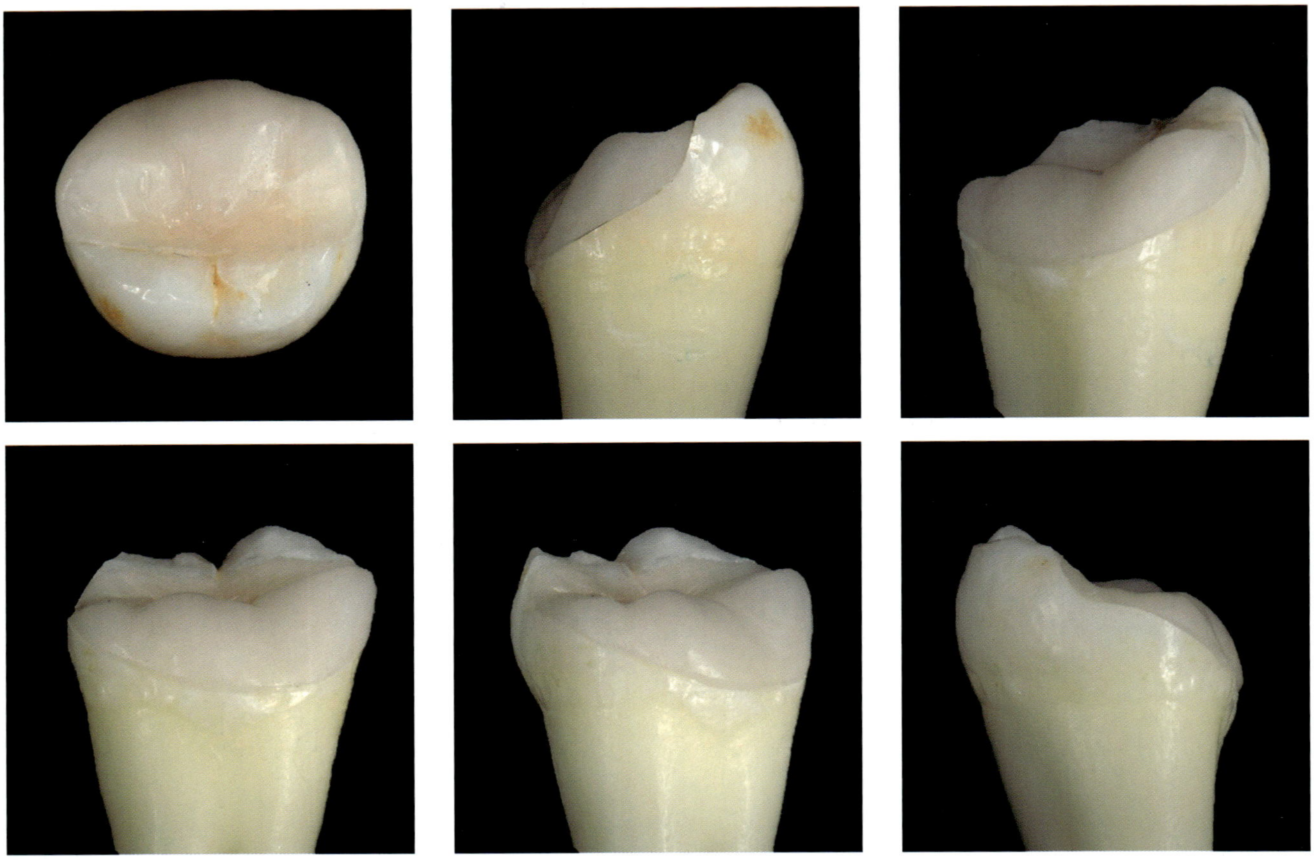

그림 II-20. 연마 종료 후 수복물.

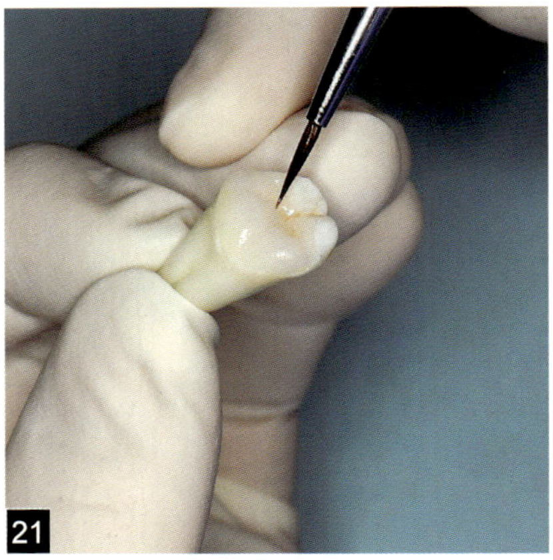

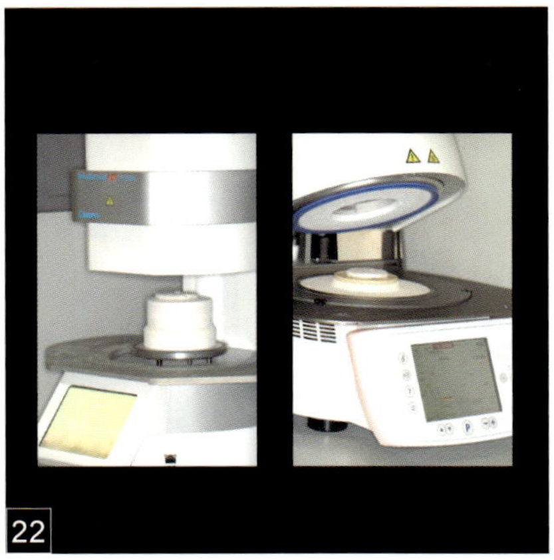

그림 II-21. Staining.
그림 II-22. First baking. 좌측: 'multimat NT press (Dentsply Sankin). 우측: 'programat EP5000' (Ivoclar Vivadent).

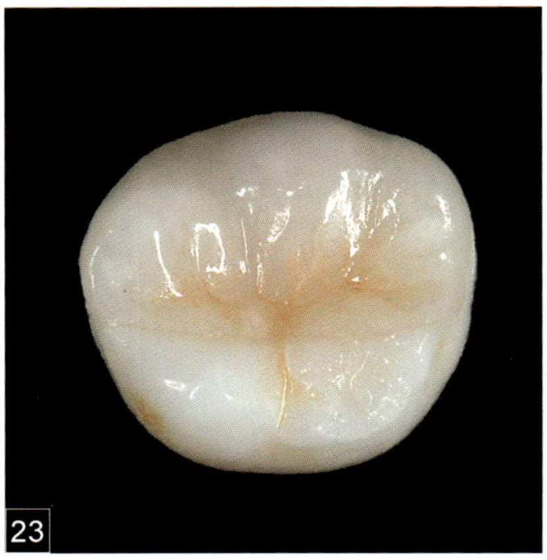

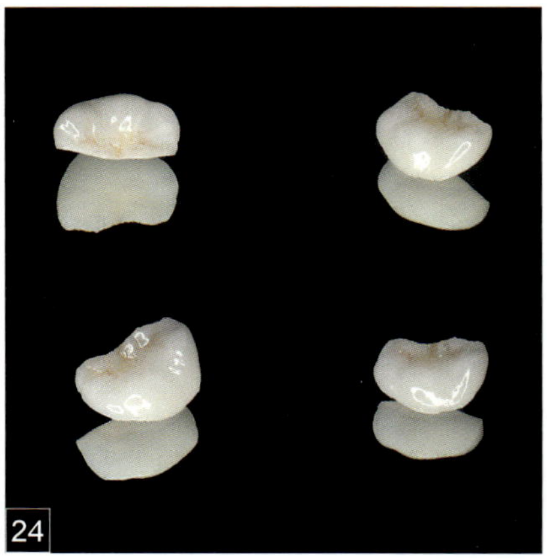

그림 II-23. 스테인 소성 후.
그림 II-24. 기공물 완성.

작업의 흐름 III. 기공물의 접착

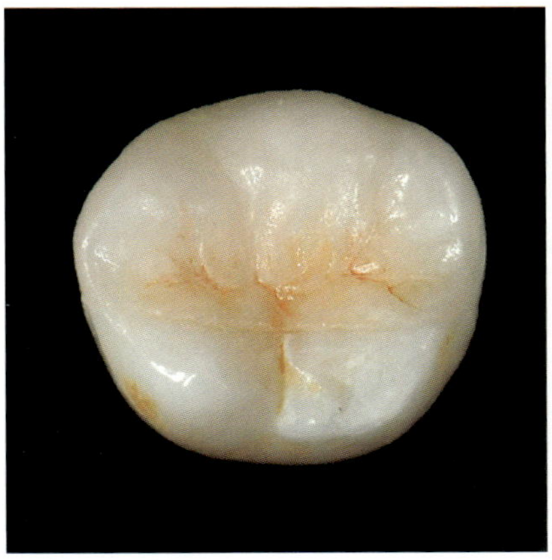

그림 III-1. 기공물.

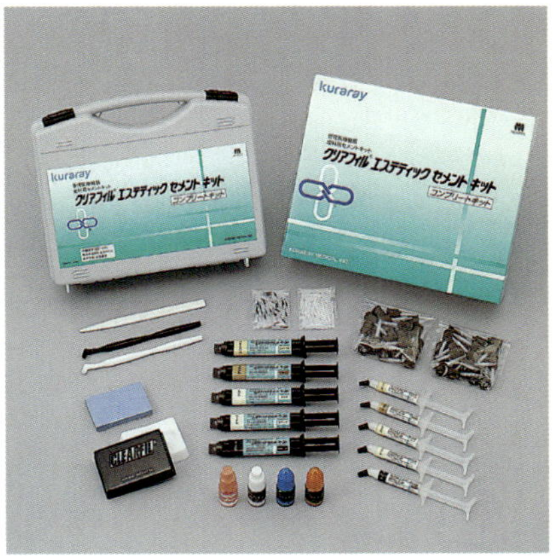

그림 III-2. 'Clearfil Esthetic Cement Kit' (Kuraray Noritake Dental).

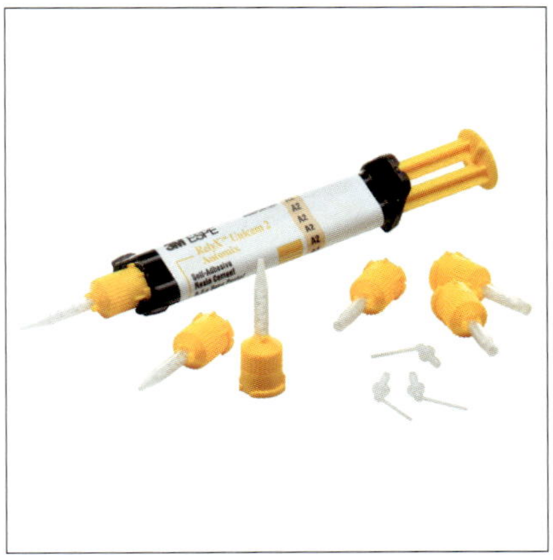

그림 III-3. 'RelyX Unicem2'(3M Health Care).

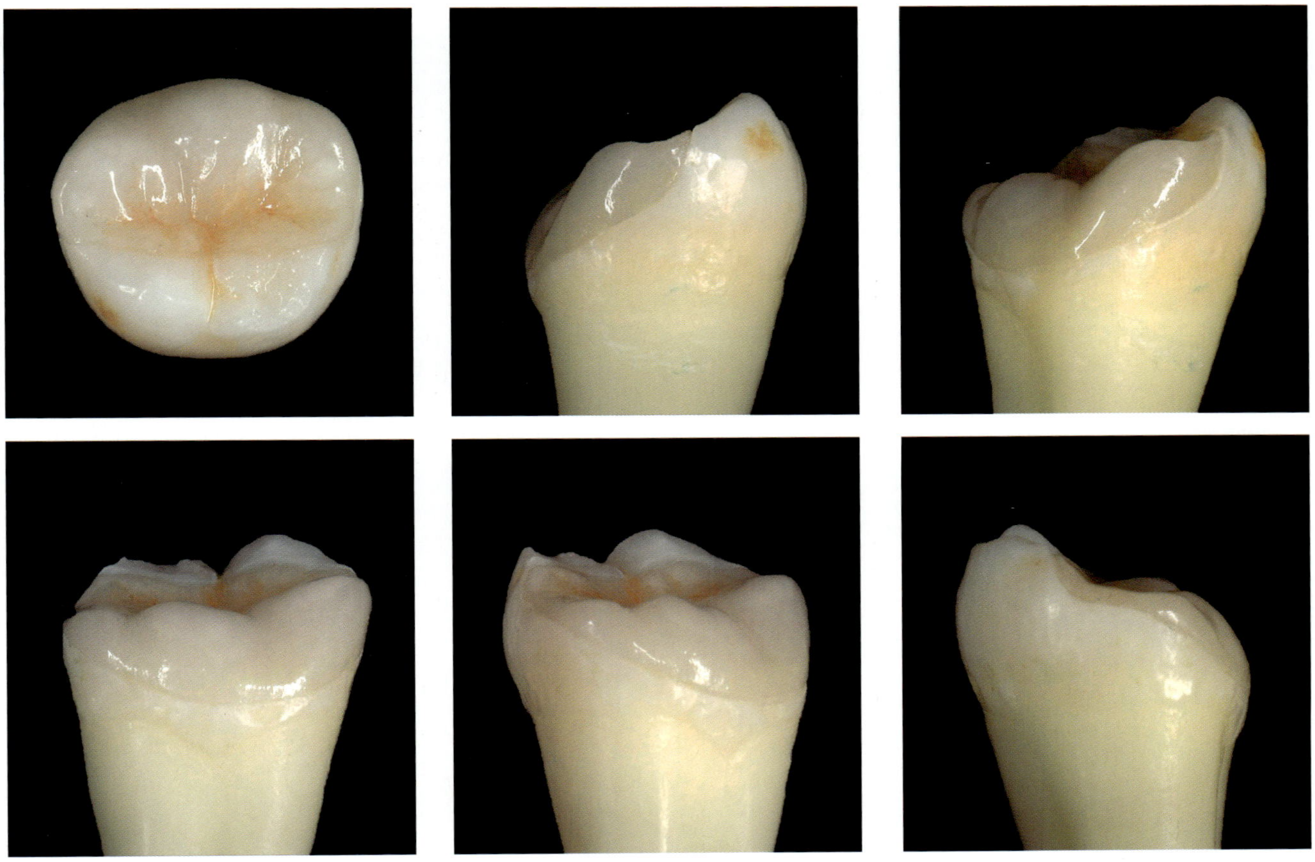

그림 III-4. 연마 종료 후.

참고문헌

1. Pittayachawan P, McDonald A, Young A, Knowles JC. Flexural strength, fatigue life, and stress-induced phase transformation study of Y-TZP dental ceramic. J Biomed Mater Res B Appl Biomater 2009 ; 88(2) : 366-377.
2. Arnetzl GV, Arnetzl G. Design of preparations for all-ceramic inlay materials. Int J Compt Dent 2006 ; 9(4) : 289-298.
3. Beuer F, Edelhoff D, Gernet W, Sorensen JA. Three-year clinical prospective evaluation of zirconia-based posterior fixed dental prostheses (FDPs). Clin Oral Investig 2009 ; 13(4) : 445-451.
4. Beuer F, Schweiger J, Edelhoff D. Digital dentistry : an overview of recent developments for CAD/CAM generated restorations. Br Dent J 2008 ; 204(9) : 505-511.
5. Beuer F, Stimmelmayr M, Gueth JF, Edelhoff D, Naumann M. In vitro performance of full-contour zirconia single crowns. Dent Mater 2012 ; 28(4) : 449-456.
6. Christensen GJ. Is the current generation of technology facilitating better dentistry? J Am Dent Assoc 2011 ; 142(8) : 959-963.
7. Duret F, Blouin JL, Duret B. CAD-CAM in dentistry. J Am Dent Assoc 1988 ; 117(6) : 715-720.
8. Duret F. Toward a new symbolism in the fabrication of prosthetic design. Cah Prothese 1985 ; 13(50) : 65-71.
9. Etman MK, Woolford MJ. Three-year clinical evaluation of two ceramic crown systems : a preliminary study. J Prosthet Dent 2010 ; 103(2) : 80-90.
10. Heintze SD, Rousson V. Survival of zirconia-and metal-supported fixed dental prostheses : a systematic review. Int J Prosthodont 2010 ; 23(6) : 493-502.
11. Imazato S. Bio-active restorative materials with antibacterial effects : new dimension of innovation in restorative dentistry. Dent Mater J 2009 ; 28(1) : 11-19.
12. Kim MJ, Oh SH, Kim JH, Ju SW, Seo DG, Jun SH, Ahn JS, Ryu JJ. Wear evaluation of the human enamel opposing different Y-TZP dental ceramics and other porcelains. J Dent 2012 ; 40 (11) : 979-988.
13. Krejci I, Lutz F, Reimer M. Wear of CAD/CAM ceramic inlays : restorations, opposing cusps, and luting cements. Quintessence Int 1994 ; 25(3) : 199-207.
14. Magne P, Belser UC. Porcelain versus composite inlays/onlays : effects of mechanical loads on stress distribution, adhesion, and crown flexure. Int J Periodontics Restorative Dent 2003 ; 23(6) : 543-555.
15. Maestre-Ferrín L, Romero-Millán J, Peñarrocha-Oltra D, Peñarrocha-Diago M. Virtual articulator for the analisis of dental occlusion : an update. Med Oral Patol Oral Cir Bucal 2012 ; 17 (1) : e160-163.
16. Magne P, Schlichting LH, Maia HP, Baratieri LN. In vitro fatigue resistance of CAD/CAM composite resin and ceramic posterior occlusal veneers. J Prosthet Dent 2010 ; 104(3) : 149-157.
17. Mehl A. A new concept for the integration of dynamic occlusion in the digital construction process. Int J Comput Dent 2012 ; 15 (2) : 109-123.
18. Moldvan O, Luthardt RG, Corcodel N, Rudolph H. Three-dimensional fit of CAD/CAM-made zirconia copings. Dent Mater 2011 ; 27(12) : 1273-1278.
19. Otto T, Shneider D. Long-term clinical results of chairside Cerec CAD/CAD inlays and onlays : a case series. Int J Prosthodont 2008 ; 21(1) : 53-59.
20. Preis V, Behr M, Hahnel S, Handel G, Rosentritt M. In vitro failure and fracture resistance of veneered and full-contour zirconia restorations. J Dent 2012 ; 40(11) : 921-928.
21. Sax C, Hämmerle CH, Sailer I. 10-year clinical outcomes of fixed dental prostheses with zirconia frameworks. Int J Comput Dent 2011 ; 14(3) : 183-202.
22. Schley JS, Heussen N, Reich S, Fisher J, Haselhuhn K, Wolfart S. Survival probability of zirconia-based fixed dental prostheses up to 5yr : a systematic review of the literature. Eur J Oral Sci 2010 ; 118(5) : 443-450.
23. Torstenson B, Nordenvall KJ, Brännström M. Pulpal reaction and microorganisms under Clearfil Composite Resin in deep cavities with acid etched dentin. Swed Dent J 1982 ; 6(4) : 167-176.
24. Vanlioglu BA, Evren B, Yildiz C, Uludamar A, Ozkan YK. Internal and marginal adaptation of pressable and computer-aid design/computerpassisted manufacture onlay restrations. Int J Orosthodont 2012 ; 25(3) : 262-264.
25. Versluis A, Douglas WH, Cross M, Sakaguchi RL. Does an incremental filling technique reduce polymerization shrinkage stresses? J Dent Res 1996 ; 75(3) : 871-878.
26. Wittneben JG, Wright RF, Weber HP, Galluci GO. A systematic review of the clinical performance of CAD/Cam Single-tooth restorations. Int J Prosthodont 2009 ; 22(5) : 290-297.
27. 風間龍之輔. Digital Dentistryの未来を読む. QDT 2012 ; 37(1) : 23-27.
28. 山本眞. オールセラミック用フレーム材強度の再考, およびジルコニアセラミックの徐冷操作とその効果. QDT 2011 ; 36(1) : 102-134.

CHAPTER 5

임플란트

CHAPTER 5 임플란트

임플란트 식립을 성공으로 이끄는 판단기준

임플란트 치료를 성공으로 이끄는 중요한 검사항목은 많이 있지만 이 장에서 모든 내용을 설명하기는 어렵다. 여기서는 술전의 주의사항, 환자의 전신상태 파악, fixture의 선택과 위치에 초점을 맞춰 기술한다.

식립을 계획하는 부위의 골 폭이나 골 높이가 식립요건을 만족해도 치아를 상실한 원인이 치주질환에 있고 여전히 개선되지 않은 환자는 임플란트 치료를 진행하면 성공률이 낮다고 생각한다. 당연히 당뇨병 같은 전신질환이 있거나 흡연자도 식립부위의 혈액공급이라는 측면에서 성공률은 똑같이 낮다고 생각한다.

Fixture의 위치는 교합기능의 회복이 목적이고 보철물에 해당하는 상부구조의 최종형태를 먼저 결정하고 치료를 계획해가는 top-down treatment가 기본이다. 안타깝게도 예전에는 이러한 견해가 정착되지 않았고 지금도 설계가 복잡해 경시되고 있는 것도 사실이다. 특히 주의할 점은 골 높이와 골 폭만 계측해 세운 계획이 최종 상부구조의 형태불량과 양치질에 불리한 환경을 만들어 프라그와 침착물의 정체를 유발하고 임플란트 주위염, 결국은 전악의 치주질환에 이르는 경우가 있다. 또한 교합의 부여방식에 따라서는 임플란트의 대합치에 조기 골흡수나 임플란트 주위의 골흡수로 이어질 가능성이 있고 결국은 교합의 회복도 곤란한 상황이 된다.

임플란트는 다른 보철물과 달리 정기적으로 fixture를 수복할 수도 없으므로 악골 내에서 장기적인 안정이 필요하다. 또한 임플란트는 교정에 의한 이동이 불가능하고 경우에 따라 제거수술도 필요하다. 이런 증례를 피하는 의미에서도 임플란트의 술전 검사와 계획에는 술중 테크닉과 똑같은 고민이 필요하다.

method 1 전신상태의 파악

임플란트 식립 수술 시 반드시 마취를 하는데 발치와 똑같은 주의가 필요하다. 환자의 상태를 술전에 확인하는 것은 사고를 피하는 의미에서도 중요하다. 임플란트 치료를 받는 환자는 대체로 나이가 많으므로 성인병이 있을 가능성도 높다. 아래에 대표적인 질병을 설명하는데 그 밖에도 주의할 질환이 있고 당연히 환자의 증상 정도도 다르므로 환자가 통원하는 내과의와 연계가 필요하다.

또한 심적으로 기대치가 지나치게 높은 환자와 informed consent가 불가능한 환자를 판단할 필요가 있다.

① 순환기질환[허혈성 심장질환(심근경색, 협심증), 선천성 심장질환 등]

② 고혈압: 많은 사람이 자각의 유무에 관계없이 순환기질환이나 고혈압이 있는 경우가 많으므로 술전에 임플란트 치료를 계획한다면 예외 없이 혈압을 측정한다. 환자의 확장기혈압이 110mmHg를 넘는 경우에는 허혈성 심장질환이 진행된 경우가 많으므로 임플란트 수술은 당연히 안 되고 의과에서 혈압을 조절하고 안정을 취한 후 임플란트 치료에 들어간다. 또한 항응고제를 복용할 가능성이 있는 경우에는 주치 내과의와 연계를 해 약의 복용을 중지할 수 있는 기간을 확인한다.

③ 뇌혈관장애(뇌경색, 뇌출혈 등)

전신상태의 파악

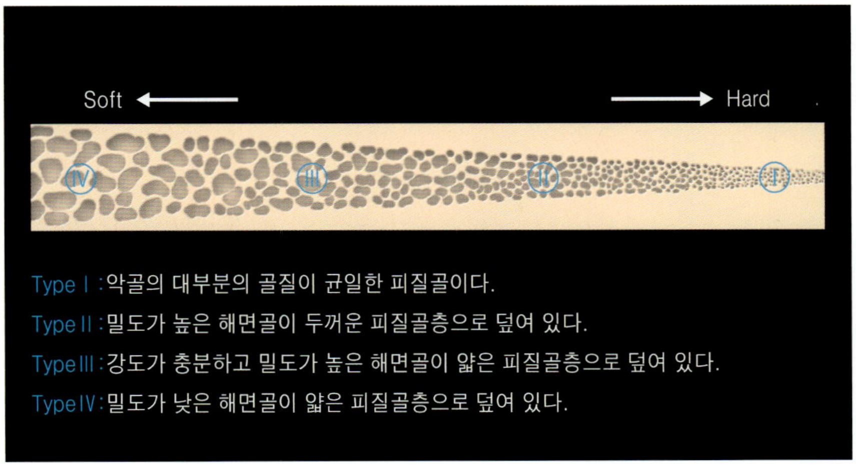

그림 5-1. 골의 타입과 위치. ※ Lecholm U, Zarb GA, 1985에서 변경하여 인용.

④ 호흡기질환(기관지천식, 아스피린천식, 폐질환 등)

⑤ 소화기질환(간기능장애, 신기능장애, 위궤양, 십이지장궤양 등)

⑥ 대사 및 내분비계질환(갑상선질환, 기능항진증, 저하증), 부신질환(에디슨병, 기능저하증) 등

⑦ 당뇨병: 혈당치(CHAPTER 1의 수치 참조)가 조절되면 수술이 가능하지만 현재 상황이 심각한 경우나 조절되지 않은 경우는 주치 내과의와 상담해 혈당치가 안정될 때까지 임플란트 치료를 연기하는 것이 좋다. 또한 이 질병은 지금은 없어도 장차 발병할 가능성이 있으므로 당뇨병 가족력이 있는 환자는 이후 발생할 위험과 감염에 기인하는 탈락에 대해 충분한 설명이 필요하다.

⑧ 골다공증: 골다공증이 확인된 경우에는 먼저 비스포스포네이트제제 등 약제 투여(복용이나 주사)의 유무를 확인한다. 또한 투여 받고 있다면 언제부터 시작했는지, 투여기간 등을 자세하게 문진한다. 당연히 주치의에게도 확인을 하고 복용을 중지할 수 있는지 상담한다. 필요하다면 식립 시기를 6개월에서 1년 정도 기다리는 것도 생각할 수 있다. 또한 골밀도(그림 5-1, 표 5-1)에 관한 정보도 함께 확인한다. 당연히 임플란트 치료 종료 후에 발생할 가능성도 있지만 모든 골다공증 환자에게서 임플란트 실패의 위험이 높은 것은 아니고 심각한 골다공증 환자 중에도 오랜 기간 문제없이 임플란트가 기능하고 있다는 보고도 있다.

표 5-1. 골질의 분류 ※ Misch CE, 1999에서 인용.

밀도(density)	CT 수치(Hounsfield scale)
D1	1250
D2	850~1250
D3	350~850
D4	150~350
D5	<150

⑨ 면역질환(교원병, 류마티스 관절염, 전신성 Erythemato-sus 등): 많은 면역성 질환자는 부신피질 호르몬(스테로이드)제를 장기 투여할 가능성이 있으므로 쉽게 감염된다는 사실을 생각할 수 있다. 또한 골다공증이라는 부작용을 일으킬 가능성도 있고 임플란트 같은 외과처치를 하면 임플란트 치료를 실패로 이끌 수 있으므로 치유되기를 기다린 후에 처치에 들어가는 것이 좋다.

⑩ 혈액질환(빈혈, 출혈성 소인 등)

⑪ 알레르기성 질환(약물 알레르기, 금속 알레르기 등)

⑫ 정신질환(신경증, 정신분열증, 우울증 등)

⑬ 감염성질환(HBV, HCV, HIV 등)

⑭ 흡연: 과거에 비해 흡연자가 생활하기 힘든 사회가 되었다고 하지만 여전히 흡연자가 존재하므로 일단 치과의사는 금연을 권한다. 많은 연구에서 임플란트의 실패와 흡연의 관계를 보고하고 있다. 가장 큰 문제는 역시 혈액 공급이라고 생각한다. 많은 경우 흡연을 하면 혈관이 수

국소상태의 파악

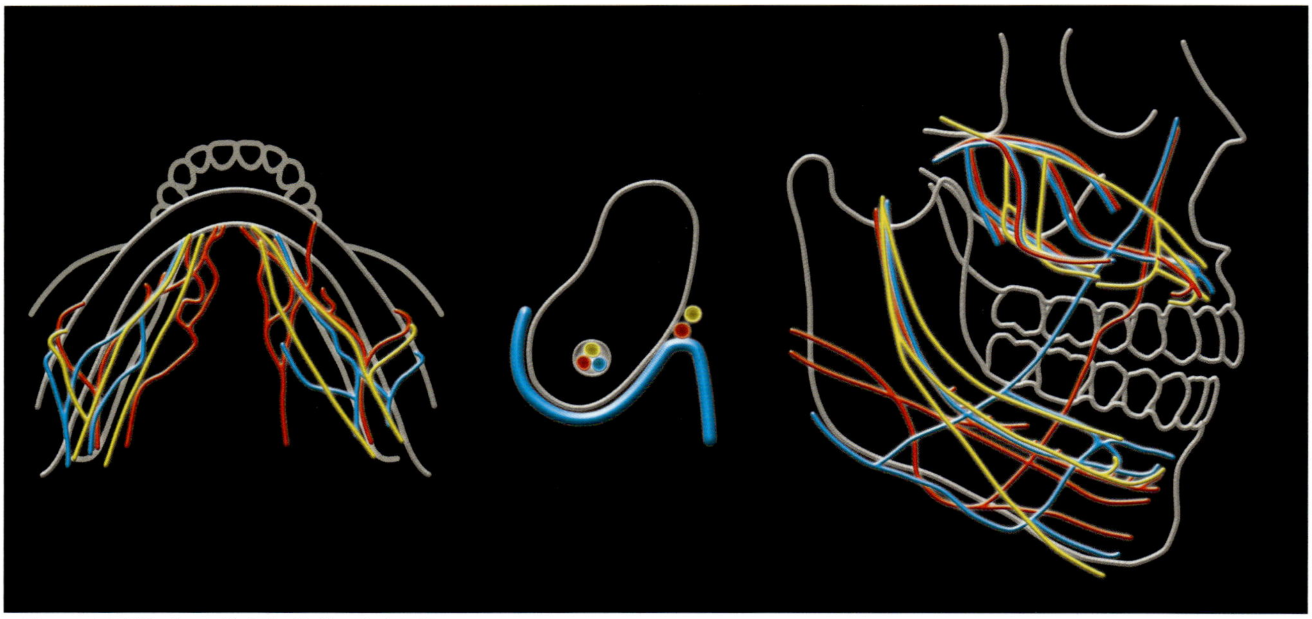

그림 5-2. 동맥(빨강), 정맥(파랑), 신경(노랑)의 주행.

축해 혈류의 감소를 일으키므로 골이 가골화하고 결국 은 골결합을 방해하는 원인이 된다. 흡연기간이 길거나 혈압이 낮은 환자는 특히 위험이 높다고 생각한다. 치료 기간만이라도 금연하면 임플란트 성공률을 높일 수 있으므로 타협점을 모색해 환자에게 설명한다.

method 2 국소상태의 파악

전신상태에 문제가 없는 경우는 국소상태를 검사한다. 특히 상악동, 비강저, 하악관의 주행(그림 5-2), 악관절의 상태, 잔존치의 상태, 결손부위의 잔존골량의 상태를 확인한다. 당연히 악관절이나 잔존치에 문제가 있다면 무턱대고 임플란트 치료에 들어가는 것이 아니라 문제점을 개별적으로 치료하고 개선한 후에 임플란트 치료에 들어가는 것이 기본이다. 그러나 문제가 개선되지 않았는데도 결손부에만 주목해 임플란트 치료를 진행하고 얼마 지나지 않아 인접치나 대합치를 발치하게 된 경우나 임플란트 주위염이 발생해 임플란트가 탈락한 경우에는 환자와 신뢰관계에도 문제가 생길 수 있으므로 술전에 국소상태를 확인하는 것이 가장 중요하다.

악관절의 상태

① 최대개구량(그림 5-3, 드릴을 장착한 콘트라앵글 핸드피스의 헤드를 조작할 수 있는 clearance의 확보)

② 개구 시 하악의 궤도

③ 클릭음

④ 통증 상황 등

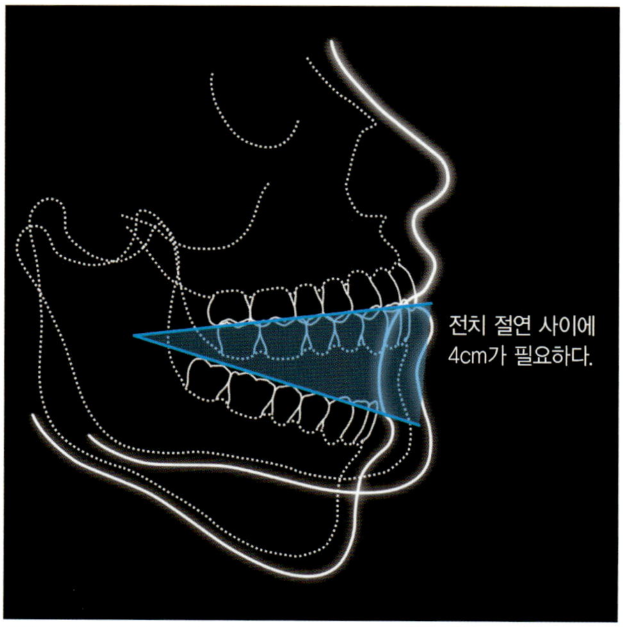

그림 5-3. 개구량은 전치 절연 사이에 4cm가 필요하다.

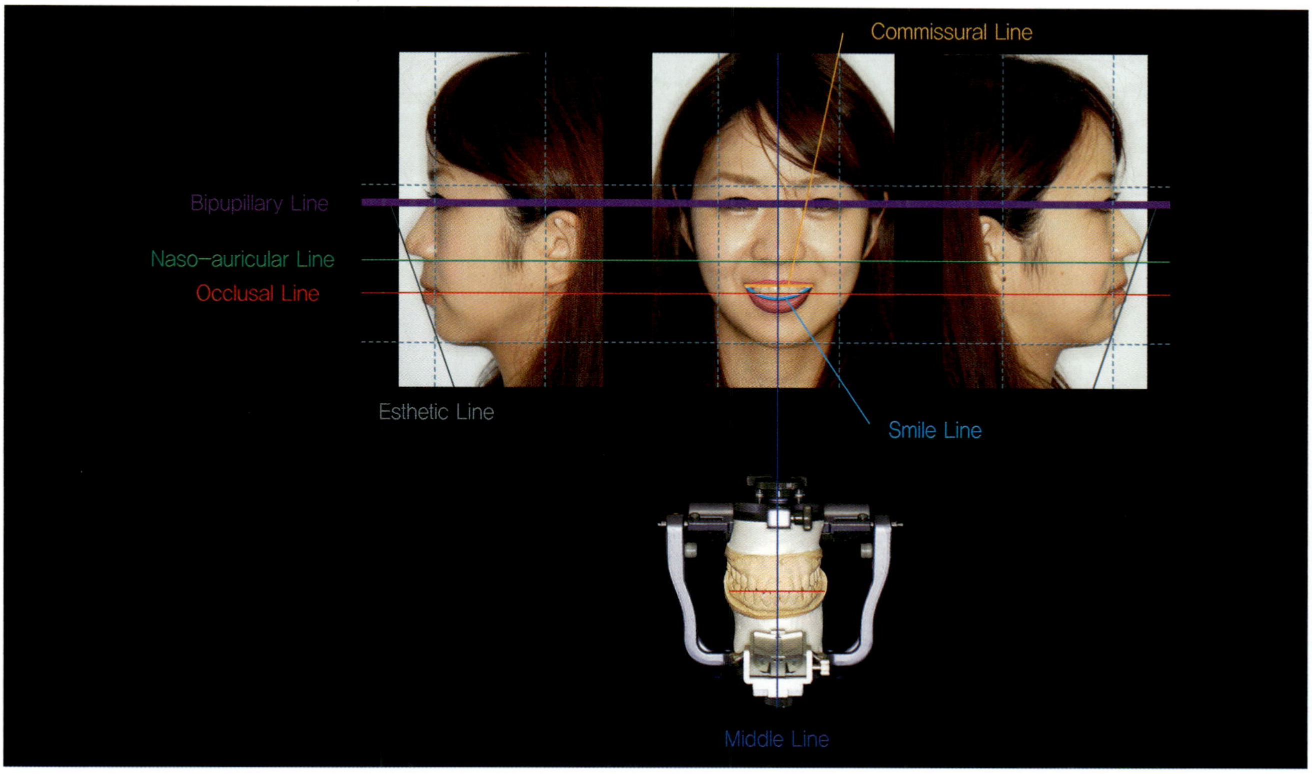

그림 5-4. 안모상태의 분석

안모의 상태(그림 5-4)

교합의 상태

① 교합고경

② 교합평면

③ 교합 가이드

④ 교합지지 부위

잔존치의 상태

① 잔존치의 통증 유무

② 우식 상태 등

③ 잔존치의 치아 형태(square, triangle, ovoid 등)

④ 임시 보철물의 상태

⑤ 구강 내 위생상태

결손부의 상태

발치 후 발치와는 치유과정에서 골의 높이와 폭이 감소하는 것을 피할 수 없다. 전치부는 발치 후 1주일이면 순측판의 치조골 흡수가 시작되고 3~5주 후에는 순측판이 소실될 가능성이 있으므로 식립부위의 발치시기와 발치원인은 향후 임플란트 치료에서 골보전재가 필요할지를 판단하는 중요한 자료가 된다.

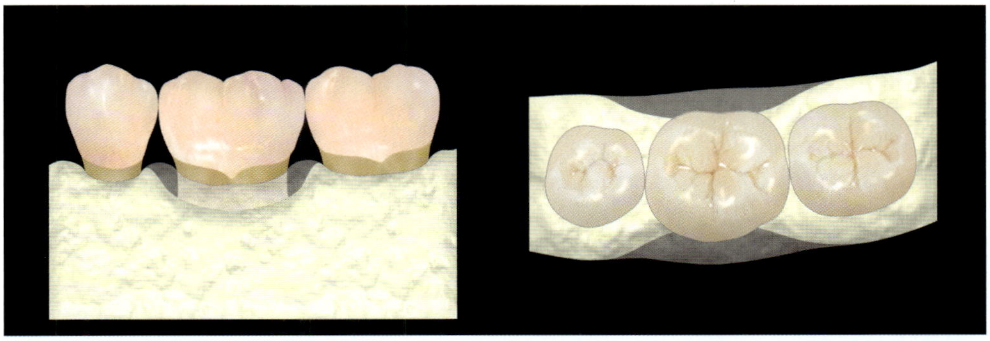

그림 5-5. 골의 상실.

	Tooth–Pontic	Tooth–Tooth	Tooth–Implant	Implant–Implant	Implant–Pontic	Pontic–Pontic
치간유두의 재생	6.5mm	5.0mm	4.5mm	3.4mm	5.5mm	6.0mm
Proximity Limitations		1.0mm	1.5mm	3.0mm		

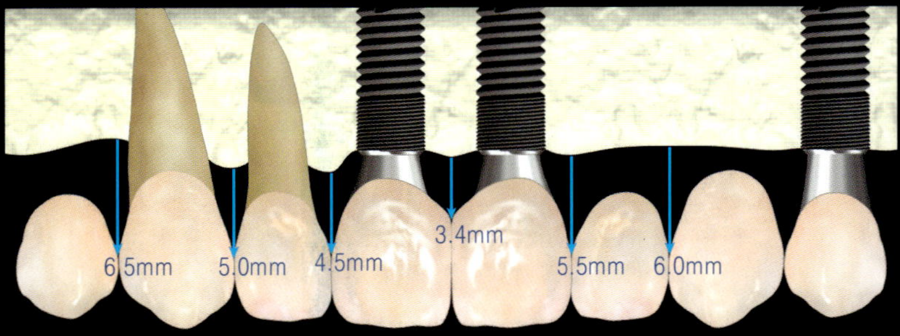

그림 5-6. 치간유두의 재생량. ※ 참고문헌 28에서 인용.

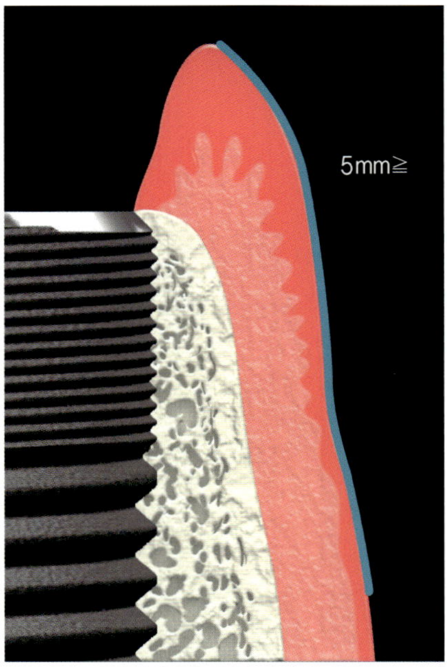

그림 5-7. 각화치은은 치은변연에서 5mm 이상의 폭을 확보한다.

① 치조제의 폭과 형태(그림 5-5)
② 결손부의 길이
③ 발치시기
④ 발치에 이른 원인

치주조직의 상태

① Contact point에서 치조골정까지 거리(그림 5-6)
② 구순 및 협부 lip support의 상태
③ 소대의 부착상태
④ 각화치은 및 유리치은의 상태(그림 5-7)

임플란트 치료 종료 후 maintenance할 때 각화치은의 유무는 중요한 역할을 한다. 원래 각화치은은 임플란트 주위에 환상인대를 형성하여 abutment나 상부구조 표면에서 치은이 박리되는 것을 막고 변연을 긴밀하게 봉쇄하므로 프라그나 음식물의 침입을 방지할 수 있다. 만약 가동점막 내에 식립한 경우는 임플란트와 접합상피 경계가 파괴되어 염증이 심부로 파급되기 쉽다. 각화치은의 확보는 계획단계부터 생각해야 한다. 각화치은의 양에 대해서는 다양한 이론이 있지만 필자는 치은변연에서 폭 5mm의 확보를 하나의 기준으로 보고 그 이하일 때는 각화치은이식술을 시행한다.

표 5-2. 치은의 biotype

	Thin scalloped type	Thick flat type
치은의 두께	얇음	두꺼움
각화치은의 폭	좁음	넓음
하부 골조직의 두께와 형태	얇음, scalloped form	두꺼움, flat form
치아의 형태	Triangular	Square
Contact point의 범위	절연 부근에 있고 짧음	근첨측 부근에 있고 길
치근형태	Taper	크고 폭이 넓음
치주염이나 치주조직에 가해지는 침습에 대한 반응	퇴축경향	증대 또는 변화 없음

Biotype(표 5-2)

치은의 biotype은 두꺼운지(thick-flat) 얇은지(thin-scallop) 등을 주의 깊게 관찰한다. 왜냐하면 유리치은이나 소대의 부착상태에 따라 상부구조를 장착한 후에 점막이 박리될 가능성이 있고 그로 인해 프라그와 치석이 정체해 임플란트를 제거하는 상황도 있을 수 있다. 또한 전치부에서는 biotype에 따라 abutment가 비쳐 보여 심미성에 영향을 미치므로 biotype이 얇은 경우에는 abutment의 선택에 주의가 필요하다. 예를 들면 zirconia abutment를 사용하거나 최근에는 titanium abutment도 색을 선택할 수 있게 되어 치은에 영향을 미치지 않는 색을 사용하면 된다. 또한 비쳐 보이는 부분을 도재나 레진으로 처리하는 테크닉도 프라그의 부착이라는 점에서 최선의 선택은 아니지만 효과는 있다. 치은상태에 따라 치은치조점막형성술이나 식립위치를 구개측으로 이동하는 대응도 가능하므로 술식을 결정할 때 중요하다.

method 3 Stent를 사용한 CT 촬영

CT(computed tomography)를 촬영해 골 형태의 삼차원적 위치관계를 파악하는 것은 안전하고 기능적, 심미적인 임플란트 치료를 하는 데 반드시 필요하다(그림 5-8a, b). 그러나 일반 CT 촬영으로 골의 형태를 파악할 수는 있지만 최종 상부구조의 위치관계를 설정하기는 곤란하다. 그래서 본서의 임플란트 치료의 기본원칙인 top-down treatment를 기본 축으로, fixture 식립부위에 조영성이 있는 인공치가 들어 있는 stent를 제작해 CT를 촬영하면 상부구조의 위치관계를 보다 세밀하게 파악해 계획할 수 있게 된다. 또한 최근에는 CT용 컴퓨터 소프트웨어가 크게 진보해 컴퓨터 내에서 가상의 치아를 설정할 수 있는 제품도 소개되었고 fixture의 식립위치를 디지털로 계획하고 수집한 정보를 토대로 임플란트 회사나 소프트웨어 업체가 surgical stent를 외부 위탁을 통해 제작할 수 있게 되었다. 또한 'CEREC'에서는 식립 후에 모든 과정을 디지털화해 fixture를 'CEREC' 부속 스캐너로 스캐닝하여 abutment와 최종 상부구조까지 하루 만에 제작할 수 있게 되었다.

Stent의 목적(그림 5-9a, b)

Stent의 목적은 크게 2가지로 분류할 수 있다. 첫 번째는 식립할 fixture의 길이, 직경, 방향의 기준을 결정하기 위해 진단할 때 사용한다. 두 번째는 stent를 사용해 결정한 식립방향을 fixture 식립 수술할 때 반영하는 가이드

Stent를 사용한 CT 촬영

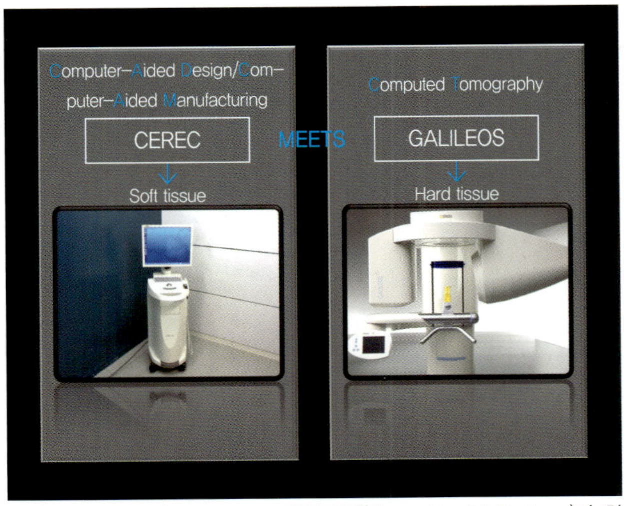

그림 5-8a. CAD/CAM system 'CEREC'(Sirona Dental Systems)과 치과용 CT 'GALILEOS'(Sirona Dental Systems)를 융합한 임플란트의 진단, 치료 시스템.

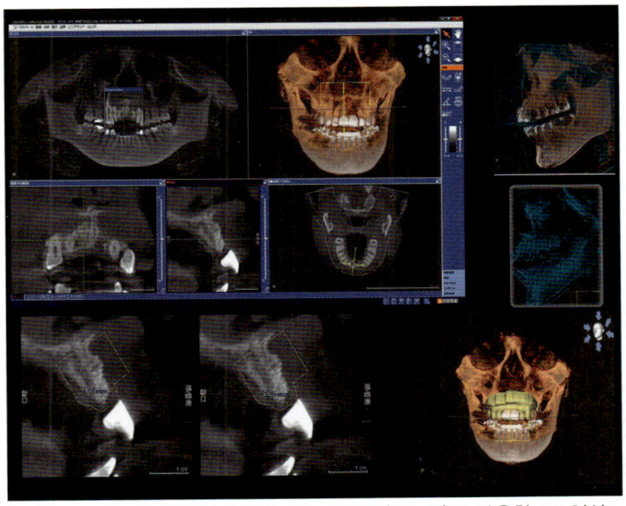

그림 5-8b. 조영제(발륨)가 들어 있는 인공치(#11, 21)를 사용한 CT 영상.

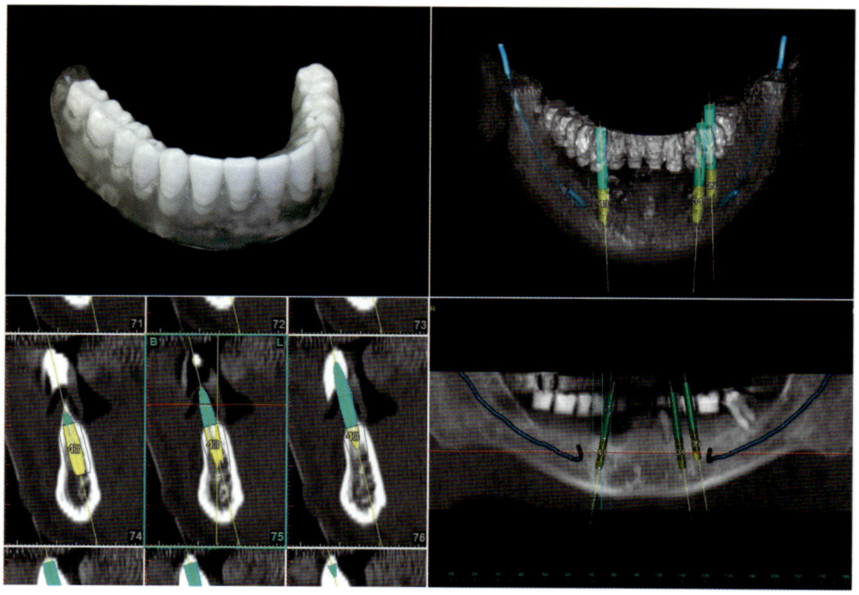

그림 5-9a. 진단용 stent. 조영제(발륨)가 들어 있는 인공치를 사용해 fixture의 식립방향과 위치를 이상적인 상태로 계획한다.

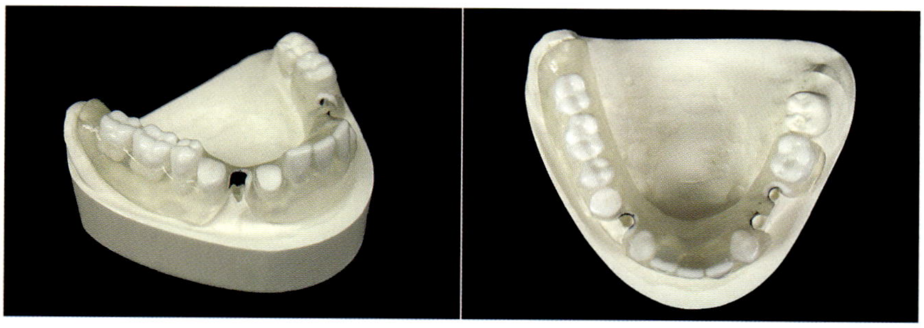

그림 5-9b. Surgical stent. 진단용 stent에서 drill guide tube를 사용한 surgical stent로 이행.

로 재제작해 최종 상부구조와 정합성을 확보하는, 즉 외과용 SurgiGuide(surgical stent)로서 사용하려는 목적이 있다.

method 4 Fixture 식립 계획 시 주의사항

악골 내 임플란트의 위치는 최종 상부구조 및 fixture를 장기적으로 안정시키는 데 중요한 역할을 한다. Fixture 자체는 골결합 후 이동이 불가능하므로 계획단계부터 철저하게 검토한다. 전악을 치료할 때는 임플란트의 인접치는 물론 대합관계와 전악의 잔존치에 최소 5년 이상 예지성을 기대할 수 있도록 식립 위치와 계획에 신중을 기한다. 당연히 5년의 예지성을 생각하면 발치를 피할 수 없는 치아도 있을 수 있다. 여기에 동의를 얻지 못한다면 임플란트 치료를 포기해야 한다고 생각한다. 최근에는 이 점을 간과하고 결손부에만 주목해 식립을 한 후 소송에 휘말리는 증례가 끊이지 않아 사회문제가 되고 있다. 그래서 반드시 짚고 가야 할 임플란트의 식립위치와 주의점에 대해 설명한다.

Clearance(그림 5-10a, b)

당연히 임플란트 업체마다 차이가 있지만 상부구조를 나사로 고정할지 시멘트로 고정할지 술전에 결정할 필요가 있다. 각각의 장단점을 이해하고 계획을 세우는 데 clearance를 충분히 확보할 수 없는 증례는 상부구조나 abutment의 제작에 지장을 초래하는 경우가 있다. 예를 들면 환자가 술후 심미적인 문제를 호소하면서 나사 고정을 거부하면 돌이킬 수 없다. 시멘트 고정은 나사 고정에 비해 clearance가 필요한 경우가 많다. 아울러 Astra Tech 임플란트 system 'OsseoSpeed TX'(Dentsply IH)의 경우는 fixture top에서 abutment screw까지 거리가 3.4mm이고 그곳에서 상부구조를 생각하면 최소 5~8mm는 필요하다.

근원심의 위치관계(그림 5-11a~c)

1치 결손처럼 인접치와 fixture가 접촉하는 경우에는 인접치와 fixture의 거리를 1.5mm 이상 확보하는 것이 좋다. 또한 연속결손처럼 fixture를 이어서 배열하는 경우에는 인접하는 fixture의 사이를 3mm 이상 떨어뜨릴 필요가 있다. 이것은 시간이 경과하면서 fixture 경부에서 수직적으로 1.5~2.0mm, 수평적으로 1.3mm 이상의 골흡수가 발생하기 때문이다. Fixture간 거리가 그 이하가 되면 수직적 골흡수가 양측 fixture에서 시작되고 그 골흡수가 함께 결합해 수평적 골흡수로 발전하고 최종 상부구조의 인접부에 black triangle이라고 하는 embrasure의 치간유두가 소실될 가능성이 있다.

식립 깊이

식립 깊이에 관해서는 다양한 이론이 있지만 top-down treatment를 축으로 생각하므로 'OsseoSpeed TX'의 경우 가상 치은연에서 3mm~2mm 이내에 fixture top을 설정한다. 이것은 자연치에 존재하는 생물학적 폭경(그림 5-12)을 임플란트에도 적용한다. 만약 가상 치은연에서 골정까지 폭이 3mm 이상일 때는 먼저 골조성을 하고 골정까지 폭을 3mm 이내로 회복한 후 식립해야 하며 절대 현존하는 골정을 기준으로 정해서는 안 된다.

Fixture 식립 계획 시 주의사항

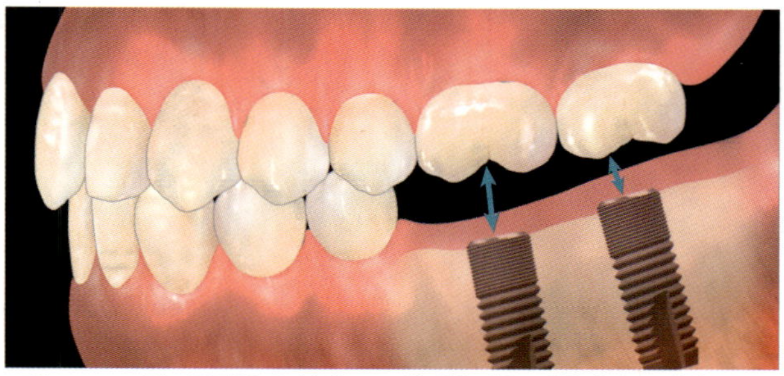

그림 5-10a. 치조골정을 우선적으로 식립한 경우, 대합관계로 인해 clearance가 부족해 상부구조에 제약이 있을 수 있으므로 주의한다.

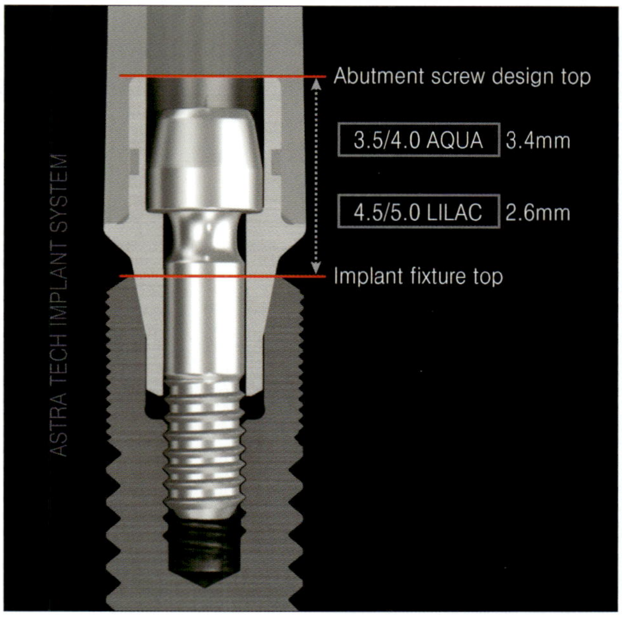

그림 5-10b. 'OsseoSpeed TX'의 fixture top에서 abutment screw까지 거리.

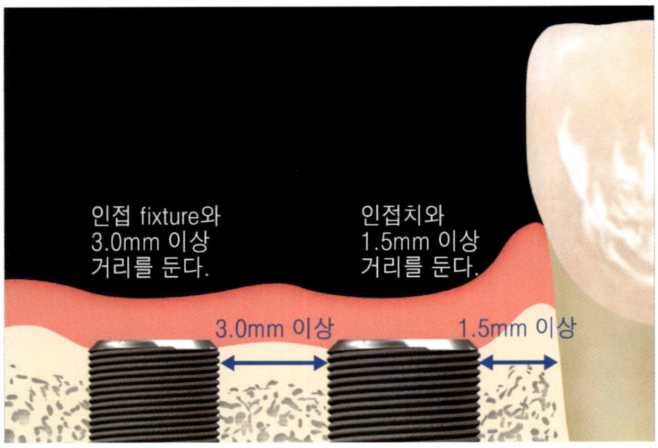

그림 5-11a. Fixture의 식립위치. 인접치와 1.5mm 이상 거리를 둔다. 인접 fixture와 3mm 이상 거리를 둔다.

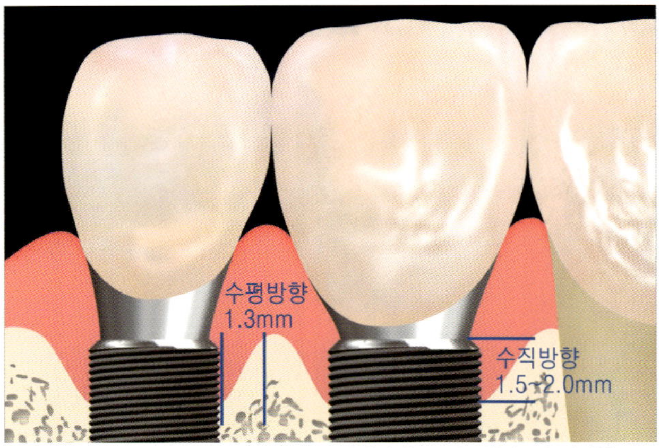

그림 5-11b. Fixture와 abutment 경계면의 골의 상실. 수평방향으로 1.3mm 이상, 수직방향으로 1.5~2.0mm 상실한다.

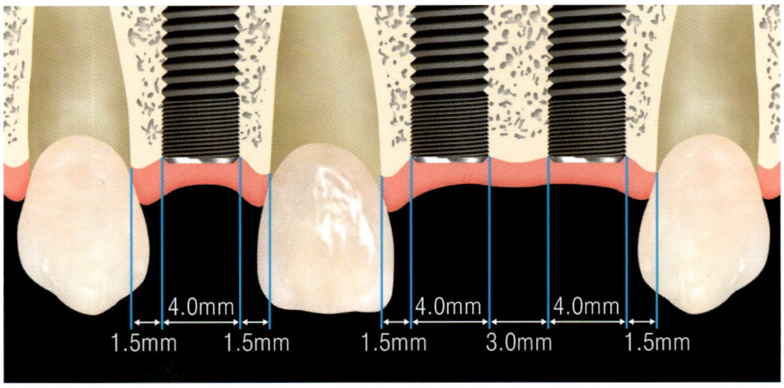

그림 5-11c. 단독결손과 연속결손의 경우 fixture의 식립위치. ※ 그림 5-11a~c는 참고문헌 12, 20, 27에서 변경하여 인용.

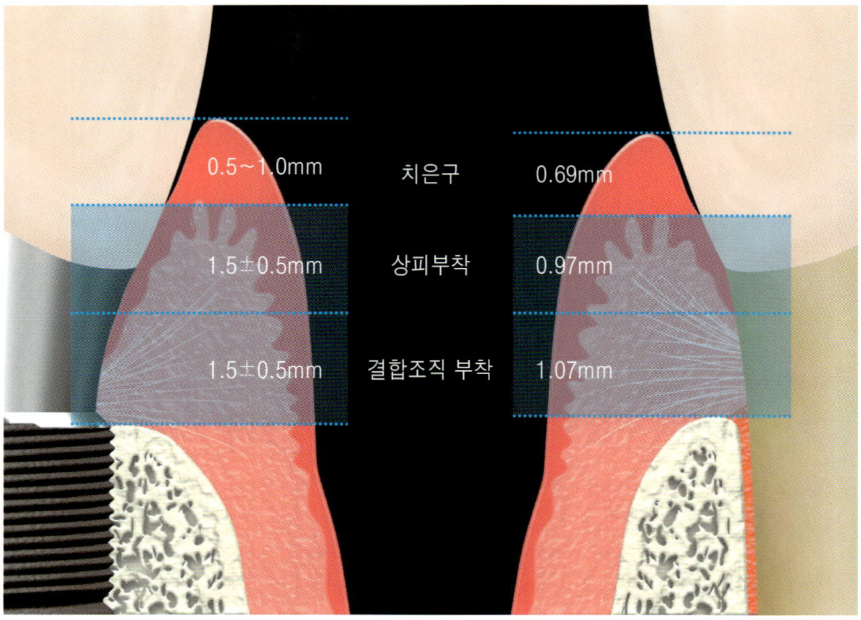

그림 5-12. Biologic width.

협측골의 잔존골량

전치부와 구치부에서 fixture 식립 후 협측골의 골량(그림 5-13, 그림 5-5 참조)은 중요하다. 협측골의 두께가 2mm 이하일 때는 시간이 경과하면 골흡수가 일어나기 쉽고 fixture 경부의 노출로 이어질 가능성이 있어 심미적 관점이나 프라그의 정체 등 임플란트 주위염을 생각해도 바람직하지 않다. 따라서 협측골을 가능하면 2mm 이상 확보할 수 있도록 계획한다. 만약 협측골을 확보하기가 곤란한 경우는 골조성이나 split crest 술식을 선택하여 협측골량을 충분히 확보한 후 식립하는 것이 좋다.

Crown/임플란트 ratio

상부구조의 치관장과 fixture의 길이 비율은 치관장이 fixture의 길이보다 길면 fixture 자체에 큰 부담이 가해지는 것은 당연하다(그림 5-14). 시간이 흐르면 fixture가 파절되거나 탈락할 위험을 생각할 수 있다. Fixture의 길이가 치관장과 같거나 그 이상이라면 좋겠지만 short 임플란트가 개발되어 임상에 응용되기 시작하면서 최근에는 선택의 여유가 있다고 생각한다. 그러나 구치부처럼 교합부담이 큰 곳은 역시 골을 조성하거나 fixture를 2개 식립해 상부구조를 연결하는 대응이 필요하다.

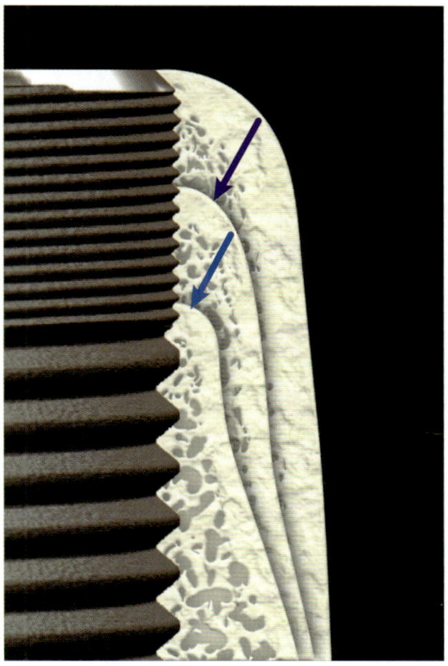

그림 5-13. 골의 상실. ※ 참고문헌 26에서 변경하여 인용.

길이의 선택

상부구조의 치관장과 fixture의 길이 비율에 대해 설명했는데 이번에는 fixture 길이를 선택할 때 주의점을 설명한다. 먼저 임플란트 수술에서 가장 주의할 조직은, 상악에서는 상악동의 동저 위치이고 하악에서는 하악관이다. 두 부위는 골정까지 거리가 결정되면 그 범위 내에서 fixture 길이를 결정하는 것이 일반적이다.

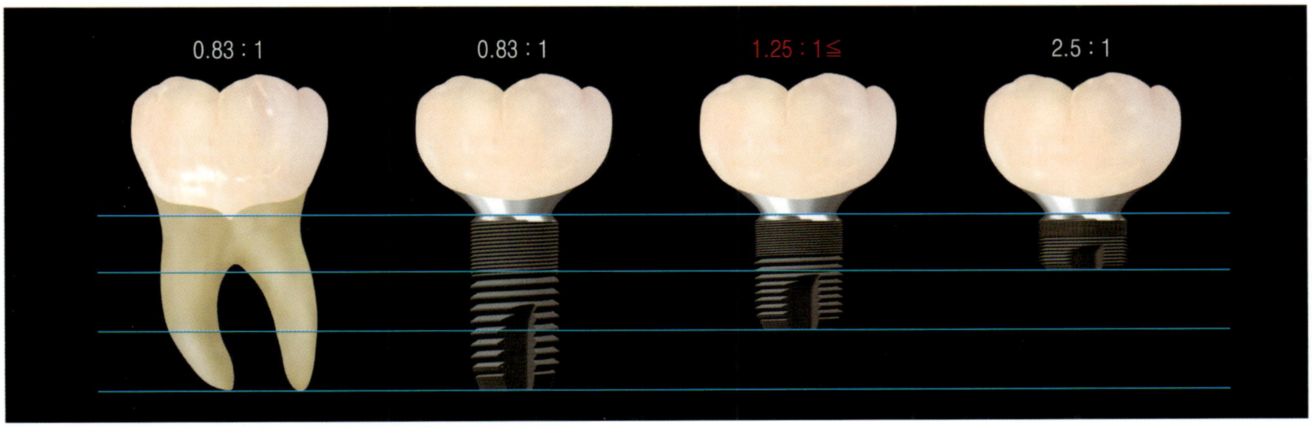

그림 5-14. 치관-임플란트 비율. ※ 참고문헌 13에서 변경하여 인용.

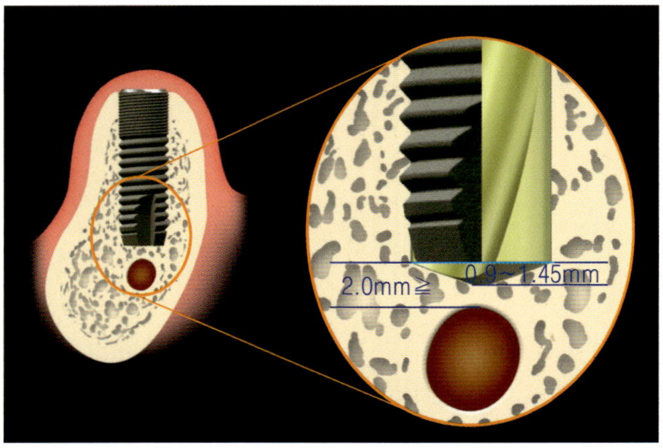

그림 5-15a. 수직적 위치.

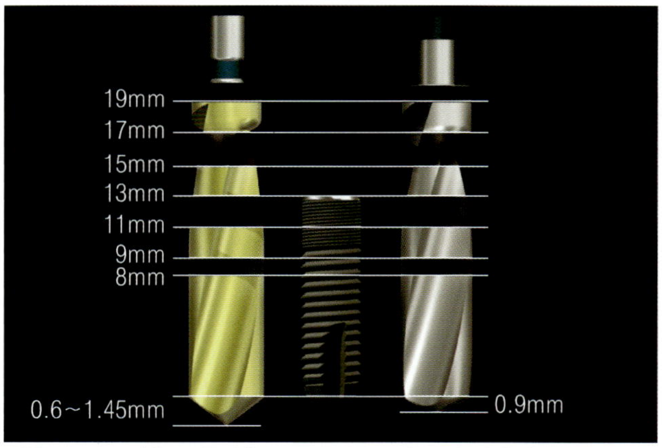

그림 5-15b. 좌측: 보통의 'OsseoSpeed TX' 드릴. 우측 :'OsseoSpeed TX' 일회용 드릴.

그러나 골정에서 하악관 또는 상악동저까지 길이가 짧은 증례는 fixture와 골의 접촉범위를 확보하기 위해 길이가 비슷한 fixture를 선택하기 쉬운데 드릴 끝에 골을 삭제하는 blade가 돌출해 있는 구조를 생각하지 않고 드릴링을 진행하면 하악관이나 상악동저를 훼손할 수 있다(그림 5-15a). 이것은 임플란트 drill의 특징이기도 하므로 fixture 길이를 선택할 때 임플란트 drill 끝부분의 길이도 염두에 두고 선택해야 한다. 당연히 끝부분의 길이는 임플란트 업체마다 차이가 있으므로 확인이 필요하다(그림 5-15b). 'OsseoSpeed TX'의 임플란트 drill을 예로 들면 최소 2mm 이상의 clearance를 확보하는 것이 좋다. 그러나 골량이 없는 증례는 crown/임플란트 ratio를 감안하면 fixture의 식립을 우선하지 말고 골조성 후에 식립을 재검토해야 한다.

APPENDIX
2회법 임플란트 치료의 흐름(시멘트 고정의 경우)

① 전신 및 국소의 정밀 검사(**그림 A~C**)
↓
② Stent용 인상 및 제작
↓
③ Stent를 사용한 CT 촬영
(fixture의 설계, surgical guide의 제작, **그림 D**)
↓
④ 수술 전 informed consent
↓
⑤ 수술 전 투약 및 scaling
↓
⑥ 일차수술(fixture의 식립) 및
술후 확인을 위한 X선 촬영(**그림 E**)
↓
⑦ 지혈 및 마취 등의 재확인(다음 날)
↓
⑧ 발사(1~2주 후)
↓
⑨ 이차수술
↓
⑩ Fixture의 정밀인상 및 교합채득(1~2주 후)
(**그림 F**)
↓
⑪ Abutment 및 provisional restoration의 장착
(**그림 L**)
↓
⑫ 최종 상부구조의 정밀인상 및 교합채득
↓
⑬ 최종 상부구조의 가착 또는 합착(**그림 Q**)
↓
⑭ 교합조정
↓
⑮ Maintenance

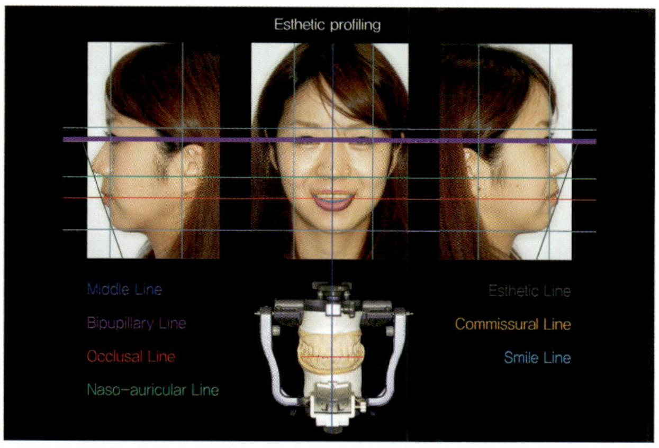

그림 A. 초진 시 안모사진. 교합기에 장착한 모형.

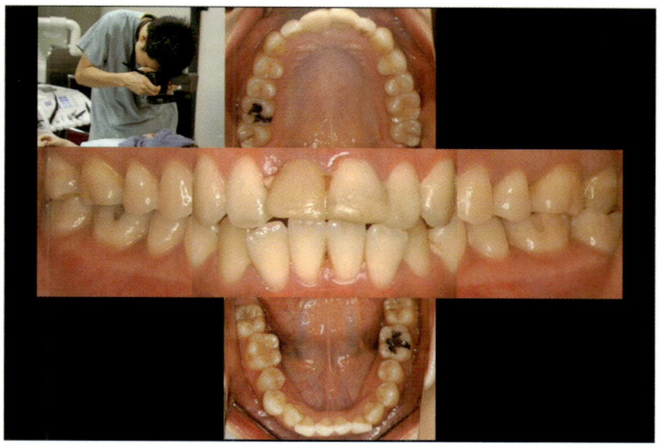

그림 B. 초진 시 구강 내 사진.

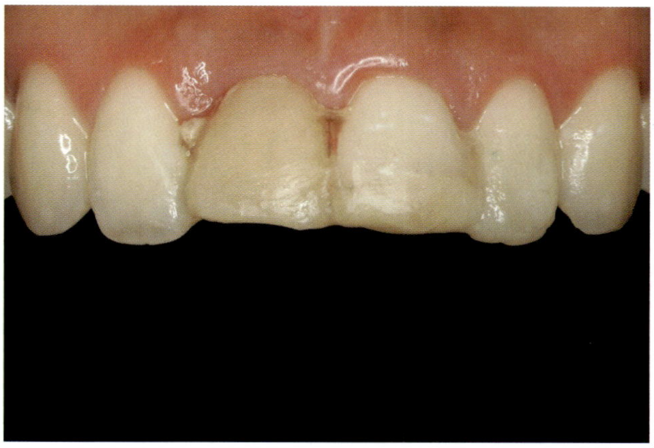

그림 C. 초진 시 상악 6전치의 확대 사진. 자동차 사고로 상악 전치부를 다쳐 병원에서 응급처치를 하고 10일 후 본원에 내원하였다.

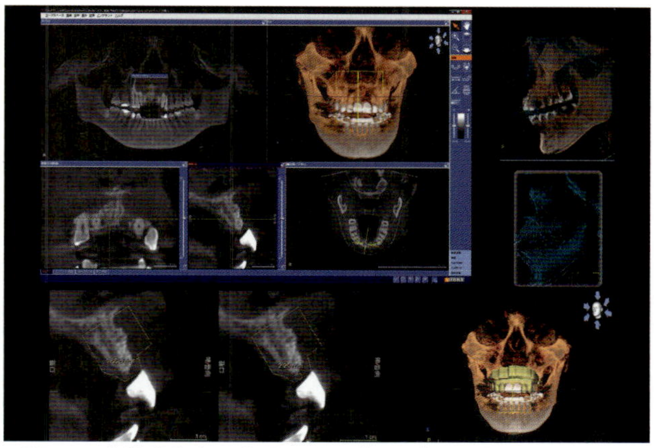

그림 D. 조영제(발륨)가 들어 있는 인공치(#11, 21)를 사용한 CT 영상.

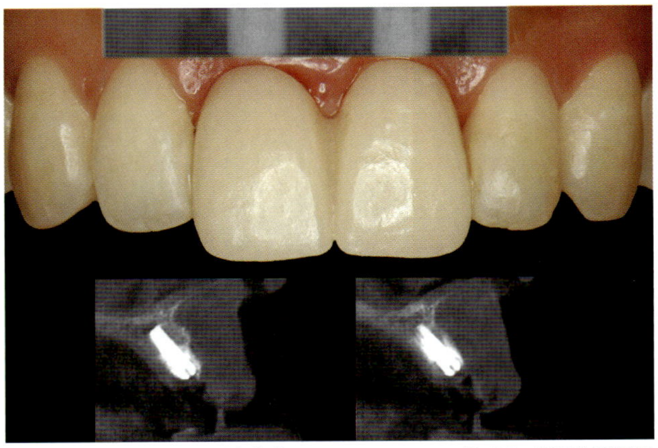

그림 E. #11, #21 fixture 식립 후 provisional pontic을 #12, #22에 장착하였다.

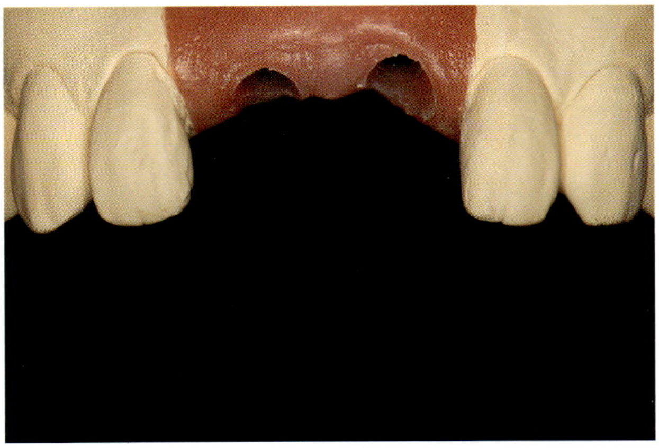

그림 F. 2차 수술 후 fixture level의 인상을 채득하고 temporary abutment를 제작하기 위한 모형.

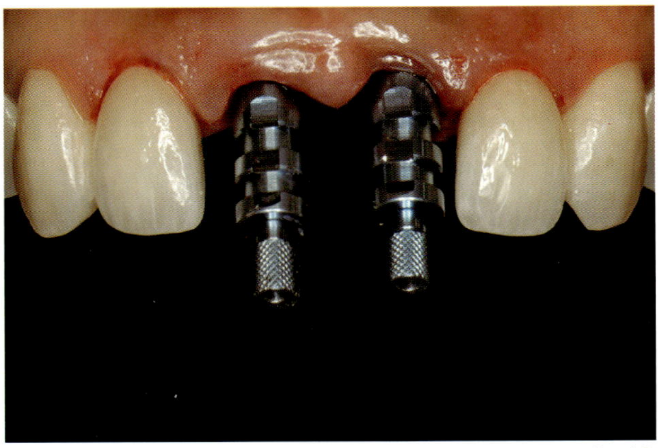

그림 G. Temporary abutment를 조정한 후에 impression coping을 사용해 최종 인상한다.

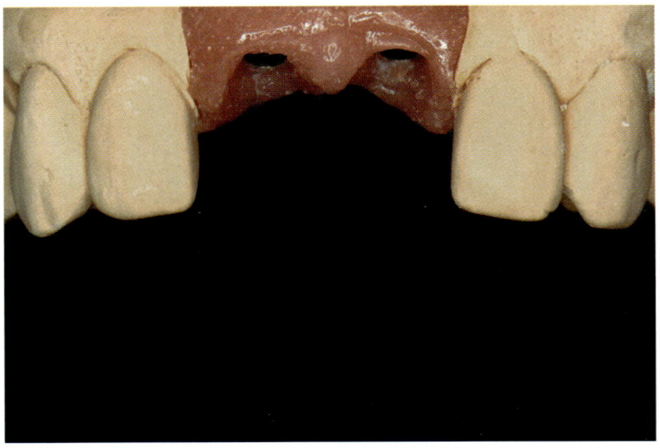

그림 H. Abutment와 상부구조를 제작하기 위한 최종 모형.

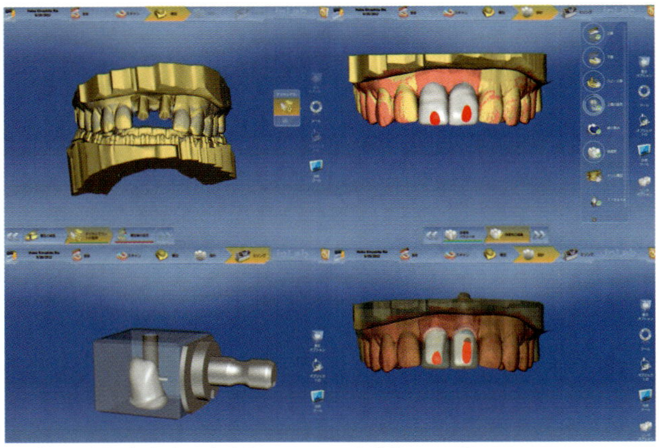

그림 I. 광학인상채득장치 'CEREC AC'의 'TiBase'(Sirona Dental Systems)로 zirconia custom abutment를 설계하여 제작한다.

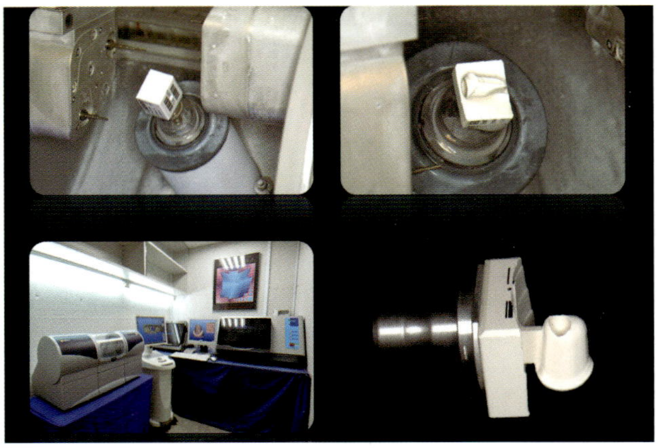

그림 J. 지르코늄 산화물 세라믹 블록 'inCoris Zi'(Sirona Dental Systems)를 사용해 custom abutment를 밀링한다.

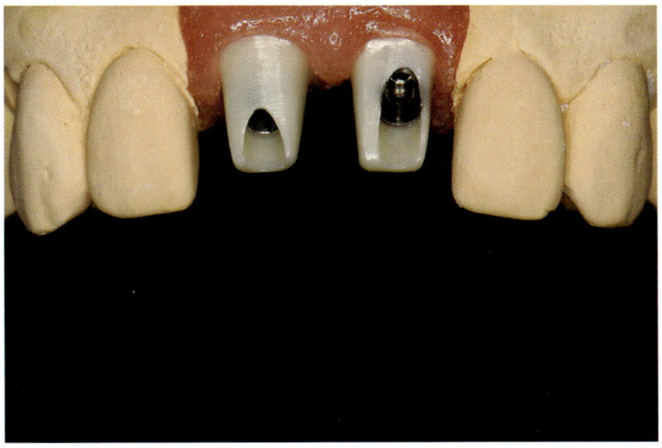

그림 K. 모형에 장착한 custom abutment.

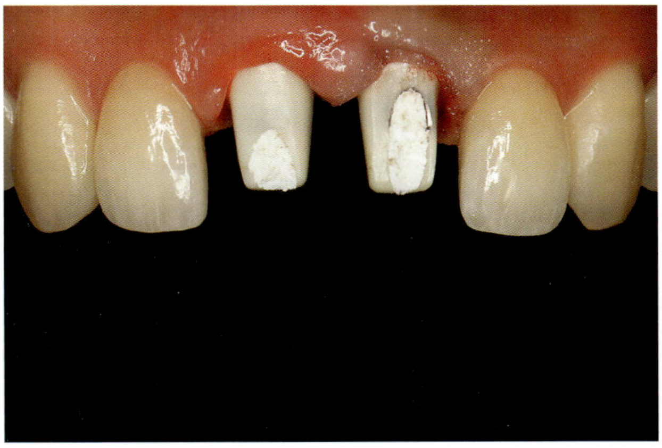

그림 L. 구강 내에 장착한 custom abutment.

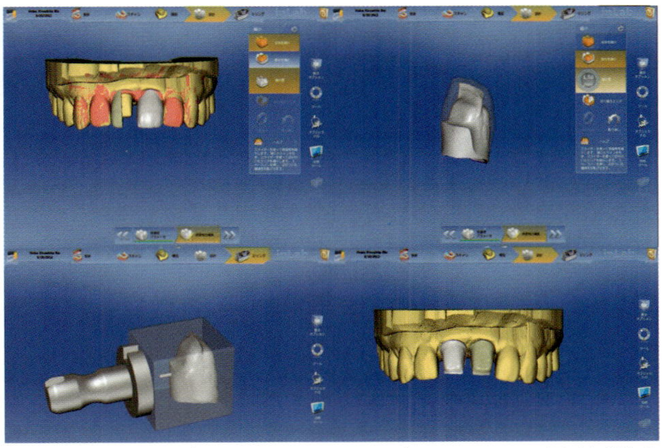

그림 M. ‘CEREC AC’로 all ceramic crown의 zirconia frame를 설계한다.

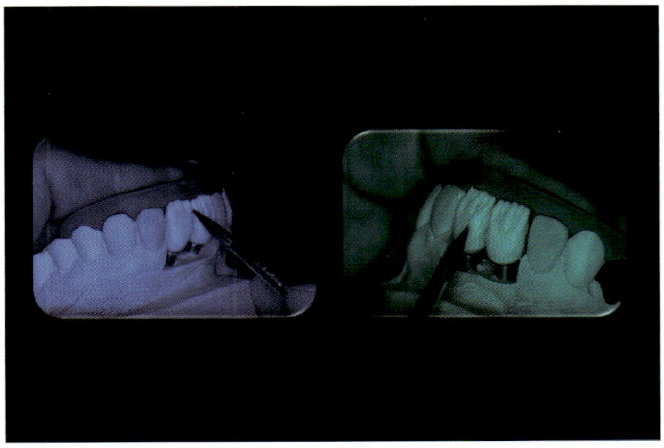

그림 N. 세라믹의 축성작업.

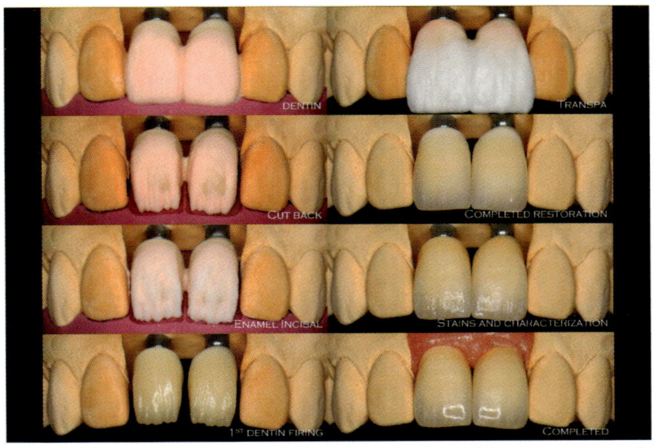

그림 O. 축성과정. 사용한 도재는 ‘IPS e-max Ceram’(Ivoclar Vivadent).

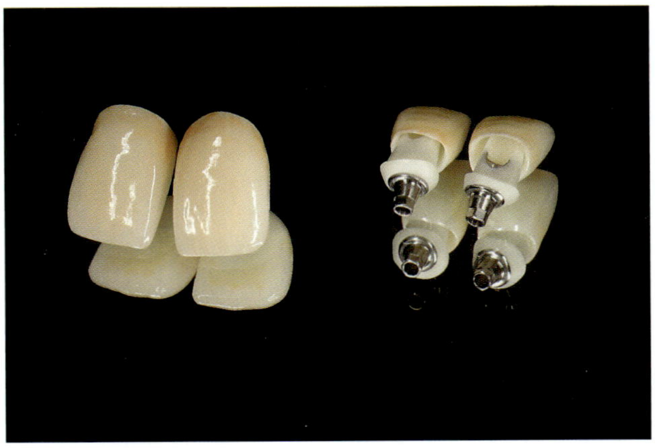

그림 P. 좌측: zirconia all ceramic crown, 우측: zirconia custom abutment ‘TiBase’(Sirona Dental Systems).

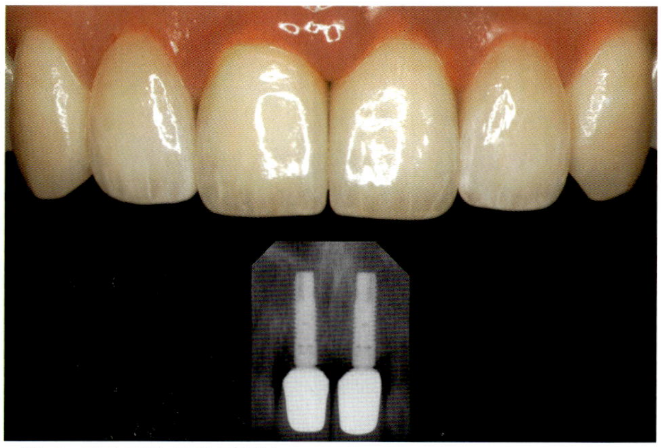

그림 Q. 장작 직후 상악 전치부.

참고문헌

1. American association of oral and maxillofacial surgeons position paper on bisphosphonate related osteonecrosis of the jaws. J Oral and Maxillofac Surg 2007 ; 65 : 369-376.
2. Albrektsson T, Brånemark PI, Hansson HA, Lindström J. Osseointegrated titanium implants. Requirements for ensuring a long-lasting, direct bone-to-implant anchorage in man. Acta Orthop Scand 1981 ; 52(2) : 155-170.
3. Bain CA. Smoking and implant failure : benefits of a smoking cessation protocol. Int J Oral Maxillofac Implants 1996 ; 11(6) : 756-759.
4. Bornstein MM, Cionca N, Mombelli A. Systemic conditions and treatments as risks for implant therapy. Int J Oral Maxillofac Implants 2009 ; 24 : 12-27.
5. Bouri A Jr, Bissada N, Al-Zahrani MS, Faddoul F, Nouneh I. Width of keratinized gingiva and the health status of the supporting tissues around dental implants. Int J Oral Maxillofac Implants 2008 ; 23(2) : 323-326.
6. Brånemark PI, Zarb GA, Albrektsson T(eds). Osseointegration in clinical dentistry. Chicago : Quintessence publishing, 1985 : 199-209.
7. Caneva M, Salata LA, de Souza SS, Baffone G, Lang NP, Botticelli D. Influence of implant positioning in extraction sockets on osseointegration : histomorphometric analyses in dogs. Clin Oral Implants Res 2010 ; 21(1) : 43-49.
8. Carlsson GE, Thilander H, Hedegård B. Histologic changes in the upper alveolar process after extractions with or without insertion of an immediate full denture. Acta Odontol Scand 1967 ; 25(1) : 21-43.
9. Coachman C, Salama M, Garber D, Calamita M, Salama H, Cabral G. Prosthetic gingival reconstruction in a fixed partial restoration. Part 1 : introduction to artificial gingiva as an alternative therapy. Int J Periodontics Restorative Dent 2009 ; 29 (5) : 471-477.
10. Cooper L, De Kok IJ, Reside GJ, Pungpapong P, Rojas-Vizcaya F. Immediate fixed restoration of the edentulous maxilla after implant placement. J Oral Maxillofac Surg 2005 ; 63(9 Suppl 2) : 97-110.
11. Friberg B, Ekestubbe A, Mellström D, Sennerby L. Brånemark implants and osteoporosis : a clinical exploratory study. Clin Implant Dent Relat Res 2001 ; 3 (1) : 50-56.
12. Garber DA, Salama MA, Salama H. Immediate total tooth replacement. Compend Contin Educ Dent 2001 ; 22(3) : 210-6, 218.
13. 前田芳信, 権田知也, 楊 宗傑, 古沢美代. Trend & Topics : ショートインプラントは臨床でどこまで生かせるのか? : ショートインプラント, ワイドダイアメーターインプラントの応用に科学的な根拠はあるのか? Quintessence Dent Implantol 2007 ; 14(6) : 815-826.
14. Misch CE. Contemporary Implant Dentistry 2nd ed. StLouis : Mosby ; 1999 : 109-118.
15. Moy PK, Medina D, Shetty V, Aghaloo TL. Dental implant failure rates and associated risk factors. Int J Oral Maxillofac Implants 2005 ; 20(4) : 569-577.
16. Novaes AB Jr, Barros RR, Muglia VA, Borges GJ. Influence of interimplant distances and placement depth on papilla formation and crestal resorption : a clinical and radiographic study in dogs. J Oral Implantol 2009 ; 35(1) : 18-27.
17. Peñarrocha M, Uribe R, Balaguer J. Immediate implants after extraction. A review of the current situation. Med Oral 2004 ; 9 (3) : 234-242.
18. Piattelli A, Paolantonio M, Corigliano M, Scarano A. Immediate loading of titanium plasma-sprayed screw-shaped implants in man : a clinical and histological report of two cases. J Periodontol 1997 ; 68(6) : 591-597.
19. Rangert B, Krogh PH, Langer B, Van Roekel N. Bending overload and implant fracture : a retrospective clinical analysis. Int J Oral Maxillofac Implants 1995 ; 10(3) : 326-334.
20. Saadoun AP, LeGall M, Touati B. Selection and ideal tridimensional implant position for soft tissue aesthetics. Pract Periodontics Aesthet Dent 1999 ; 11(9) : 1063-1072.
21. Saadoun AP, Le Gall MG, Touati B. Current trends in implantology : part II : treatment planning, aesthetic considerations, and tissue regeneration. Pract Proced Aesthet Dent 2004 ; 16(10) : 707-714.
22. Salama H, Salama MA, Garber D, Adar P. The interproximal height of bone : a guidepost to predictable aesthetic strategies and soft tissue contours in anterior tooth replacement. Pract Periodontics Aesthet Dent 1998 ; 10(9) : 1131-1141.
23. Schroeder A, van der Zypen E, Stich H, Sutter F. The reactions of bone, connective tissue, and epithelium to endosteal implants with titanium-sprayed surfaces. J Maxillofac Surg 1981 ; 9 (1) : 15-25.
24. Sevor JJ. The use of free gingival grafts to improve the implant soft tissue interface : rationale and technique. Pract Periodontics Aesthet Dent 1992 ; 4 (9) : 59-64.
25. Smith DE, Zarb GA. Criteria for success of osseointegrated endosseous implants. J Prosthet Dent 1989 ; 62(5) : 567-572.
26. Spray JR, Black CG, Morris HF, Ochi S. The influence of bone thickness on facial marginal bone response : stage 1 placement through stage 2 uncovering. Ann Periodontol 2000 ; 5 (1) : 119-128.
27. Tarnow DP, Cho SC, Wallace SS. The effect of inter-implant distance on the height of inter-implant bone crest. J Periodontol 2000 ; 71(4) : 546-549.
28. Tarnow D, Elian N, Fletcher P, Froum S, Magner A, Cho SC, Salama M, Salama H, Garber DA. Vertical distance from the crest of bone to the height of the interproximal papilla between adjacent implants. J Periodontol 2003 ; 74(12) : 1785-1788.
29. Sanavi F, Weisgold AS, Rose LF. Biologic width and its relation to periodontal biotypes. J Esthet Dent 1998 ; 10(3) : 157-163.
30. 岩本康彦, 門脇孝・監. 糖尿病診療 2010 第1版. 東京 : メジカルビュー, 2010.
31. 公益社団法人日本口腔インプラント学会・編. 口腔インプラント治療指針 2012. 東京 : 医歯薬出版, 2012.

CHAPTER 6

Maintenance

CHAPTER 6 Maintenance

Maintenance의 주의사항

method 1 Maintenance의 의의

Maintenance는 '발병의 예방', '재발방지', '진행의 억제'라는 목적이 있다. Self care가 중요한 것은 당연하지만 self care가 미치지 못하는 곳을 professional care로 관리하는 것이 maintenance이다.

Maintenance는 장기적으로 환자의 구강 건강을 유지하는 역할을 한다. 다양한 생애주기를 맞이하는 환자의 신체적, 정신적 상태를 고려하여 적절한 소통을 통해 신뢰관계를 구축하는 것이 중요하다.

method 2 Maintenance에 필요한 자료와 검사항목(표 6-1)

Maintenance를 SPT(supportive periodontal therapy)라 부르기도 한다. SPT는 치과검진이 포함된 종합평가와 professional care를 함께 진행한다. PMTC(professional mechanical tooth cleaning) 등의 professional care를 제공할 뿐만 아니라 현재 상태를 확인(검사) → 문제점의 추출(진단) → 필요한 professional care(PMTC, debridement, 예방처치) 또는 재치료와 각각의 상태에 따른 적절한 maintenance program을 조직할 필요가 있다.

표 6-1의 모든 항목을 maintenance할 때마다 확인할 필요는 없지만 적절한 검사, 진단 없이는 적절한 maintenance가 불가능하다. 특히 초기우식(CO)이나 부적합 수복물의 예후를 관찰하는 경우에 maintenance하면서 경과를 지켜볼지 아니면 재치료에 들어갈지 판단하는 데 이 자료가 중요하다.

Maintenance의 주기

표 6-1. Maintenance에 필요한 자료와 검사항목

① 치은의 염증(육안으로 관찰한 소견)
② 치주정밀 검사(probing depth, BOP, 치근이개부 병변, 동요도)
③ 임상적 attachment level, 치은퇴축
④ X선 사진
⑤ 구강 내 사진
⑥ 교합(fremitus, 조기접촉)
⑦ 우식의 확인, 수복물 확인
⑧ Plaque control
⑨ 변경 요인(흡연, 전신질환, 스트레스)
⑩ 나쁜 습관(bruxism, 생활습관)

method 3 Maintenance 주기(표 6-2)

Maintenance할 때는 다양한 자료와 임상 소견을 보고 maintenance의 주기를 결정해야 한다. 과거 많은 연구에서 정기적으로 maintenance를 진행하면 우식의 재발을 막고 attachment loss가 거의 없어 많은 치아를 보존할 수 있다고 보고된 적이 있다.

일반적으로 많은 치과의원은 maintenance의 주기를 3개월로 정하고 있다. 어느 연구에서 root planing 후 세균수는 9~11주면 최초 수준으로 되돌아오므로 maintenance 주기는 2~3개월이 타당하다고 보고하였다. 또한 어

Maintenance의 주기

표 6-2. Maintenance의 권장 주기와 문헌

Maintenance의 권장 주기	연구자와 인용 문헌
2주	Nyman S, Rosling B, Lindhe J. Effect of professional tooth cleaning on healing after periodontal surgery. J Clin Periodontol 1975: 2(2): 80-86.
	Rosling B, Nyman S, Lindhe J, Jern B. The healing potential of the periodontal tissues following different techniques of periodontal surgery in plaque-free dentitions. A 2-year clinical study. J Clin Periodontol 1976; 3(4): 233-250.
2~3개월	Axelsson P, Lindhe J. The significance of maintenance care in the treatment of periodontal disease. J Clin Periodontol 1981; 8(4): 281-294.
	Hill RW, Ramfjord SP, Morrison EC, Appleberry EA, Caffesse RG, Kerry GJ, Nissle RR. Four types of periodontal treatment compared over two years. J Periodontol 1981; 52(11): 655-662.
3개월	Tonetti MS, Steffen P, Muller-Campanile V, Suvan J, Lang NP. Initial extractions and tooth loss during supportive care in a periodontal population seeking comprehensive care. J Clin Periodontol 2000; 27(11): 824-831.
	Palmer RM, Pleasance C. Maintenance of osseointegrated implant prostheses. Dent Update 2006; 33(2): 84-56, 89-92.
	American Academy of Periodontology. Parameter on periodontal maintenance. J Periodontol 2000; 71(5 Suppl): 849-850.
	Misch CE. Contemporary implant Dentistry.(3rd ed). St. Louis: Mosby, 2008.
	일본치주질환학회 편집. 치주질환의 진단과 치료의 지침. 도쿄: 의치약출판, 2007.
3~6개월	Konig J, Plagmann HC, Ruhling A, Kocher T. Tooth loss and pocket probing depths in compliant periodontally treated patients: a retrospective analysis. J Clin Periodontol 2002; 29(12): 1092-1100.
	Eickholz P, Kaltschmitt J, Berbig J, Reimeir P, Pretzl B. Tooth loss after active periodontal therapy. 1: patient-related factors for risk, prognosis, and quality of outcome. J Clin Periodontol 2008: 35(2): 165-174.
6개월	American Academy of Periodontology. Annals of Periodontology. 1996 World Workshop in Periodontics; 1(1): 816-820.

느 연구에서는 4~6개월이 타당하다고 했는데 지금은 초고령사회이고 치주질환의 이환률이나 상실치의 비율을 생각하면 긴 주기는 곤란하다고 생각한다.

method 4 Maintenance의 종류

Maintenance는 치주치료, 우식처치, 보존수복처치 등 치료 종료와 동시에 시작하는 것이 이상적이다. 그러나 환자의 상황(신체적 이유, 동기부여, 사회적 배경, 경제적 상황)에 따라서는 이상적인 maintenance를 실천하기가 곤란할 수 있다.

Low risk maintenance(그림 6-1a, b)

우식 위험이 낮고 치주조직의 파괴도 없으며 치열도 가지런하고 plaque retention factor도 적은 경우 self care의 확인과 치은연상의 professional care가 maintenance의 중심이 된다. 의욕이 높고 plaque control도 양호하다면 maintenance 주기를 3개월 이상으로 정하기도 한다.

Middle risk maintenance(그림 6-2a, b)

우식, 치주질환, 치열부정, 부적합 수복물의 기왕력이 있지만 치료 후 문제점을 개선한 경우, 의욕이 높고 plaque control도 양호하다면 maintenance 주기는 3개월이 기본이다. 의욕이나 plaque control에 문제가 있다면 maintenance 주기를 좁히는 경우도 있다.

High risk maintenance(그림 6-3a, b)

이유가 있어 이상적인 동적 치료나 self care가 불가능하

Low risk maintenance

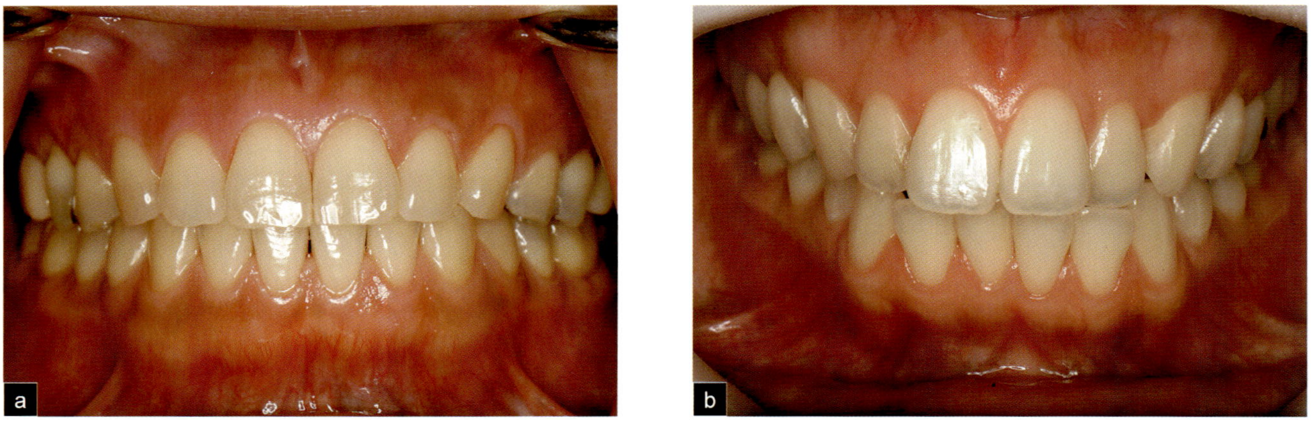

그림 6-1a, b. 자연치열에서 치은퇴축을 볼 수 없다.

Middle risk maintenance

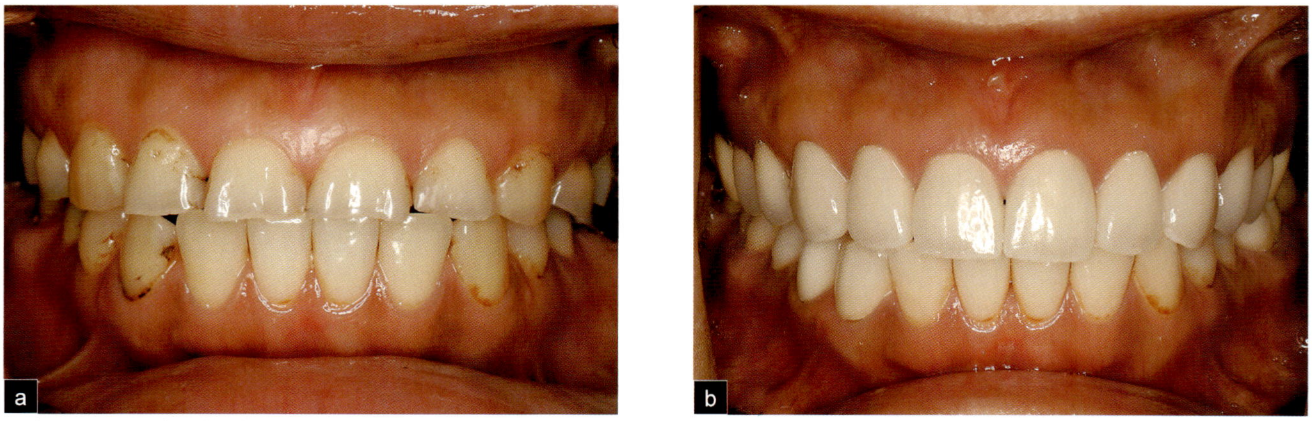

그림 6-2a, b. 교정, 보철, 심미수복한 증례의 술전, 술후.

High risk maintenance

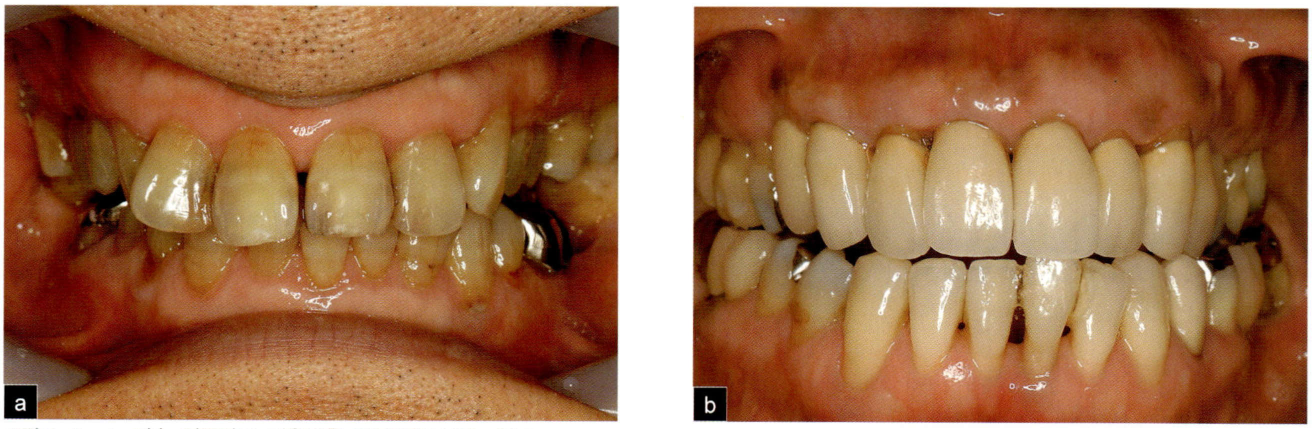

그림 6-3a, b. 결손, 임플란트, 치은퇴축, 전신질환이 있는 환자.

Maintenance의 PMTC

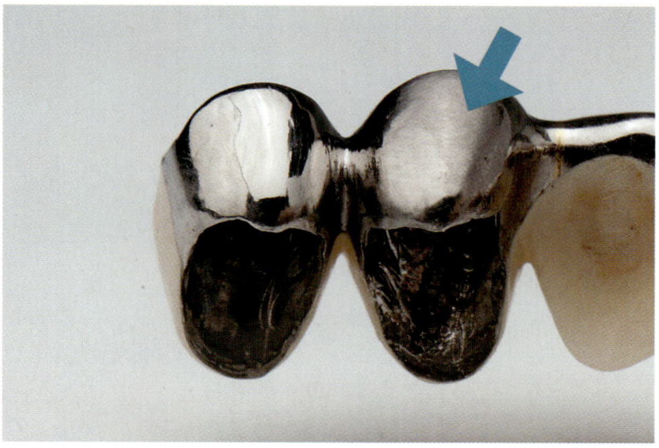

그림 6-4a. 연마재로 인해 상처가 난 crown.

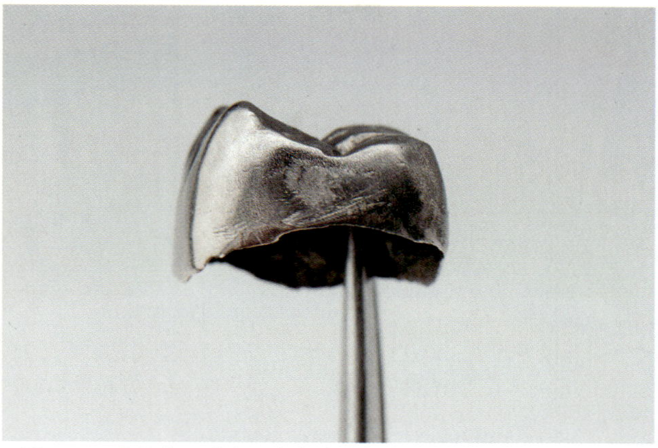

그림 6-4b. 초음파 스켈러로 인해 상처가 난 crown.

고 문제점이 남아 있는 경우, 전신질환이 있거나 면역력이 떨어져 타액량이 감소하거나 구강 내 세균이 증가하는 경향을 보이는 경우, 잔존치가 적고 임플란트 치료를 많이 받은 경우, 의욕이나 plaque control에 문제가 있는 경우에는 maintenance 주기를 1개월로 정한다.

method 5 Maintenance의 PMTC

Maintenance를 통해 motivation을 장기적으로 유지하는 것이 중요하다. 그러나 치과치료에서는 통증이나 소리에 대한 공포심이나 불쾌감이 환자에게 정신적, 육체적으로 부담이 되어 의욕을 떨어뜨리는 요인이 되기도 한다. PMTC라고 해도 오랜 시간 입을 벌리거나 설측 또는 대구치부 최원심까지 기구를 삽입하면 불쾌감을 느낄 것이다. 장기적으로 의욕을 유지하도록 통증을 줄이고 상쾌함과 편안함을 느낄 수 있도록 PMTC를 제공하는 것도 중요하다.

또한 기구의 자극적인 조작으로 인해 치면이나 수복물을 훼손하거나 plaque retention factor를 확대하는 행위는 피해야 한다(그림 6-4a, b). 치석, plaque biofilm, stain 등의 침착물을 효과적으로 제거하여 세균의 재침착 방지하고 치질강화를 달성하면서 relaxation 효과도 있는 PMTC 일례를 그림 6-5~6-12에 소개한다.

PMTC STEP 1. 준비

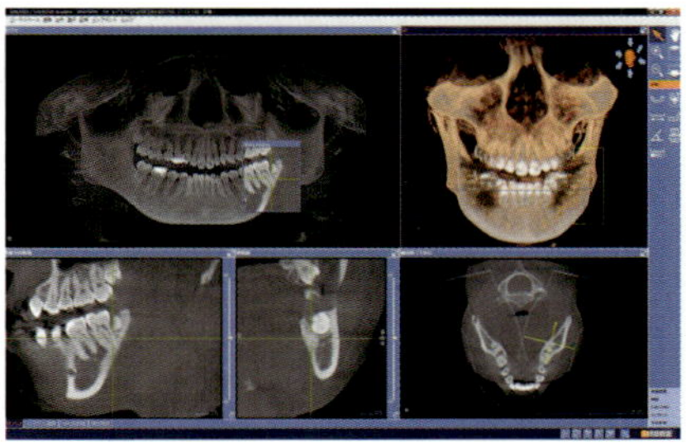

그림 6-5a. X선 사진, Probing chart 등 환자 정보와 필요한 자료를 미리 파악한다. 지금까지 어떤 치료경과를 거쳤는지도 확인한다.

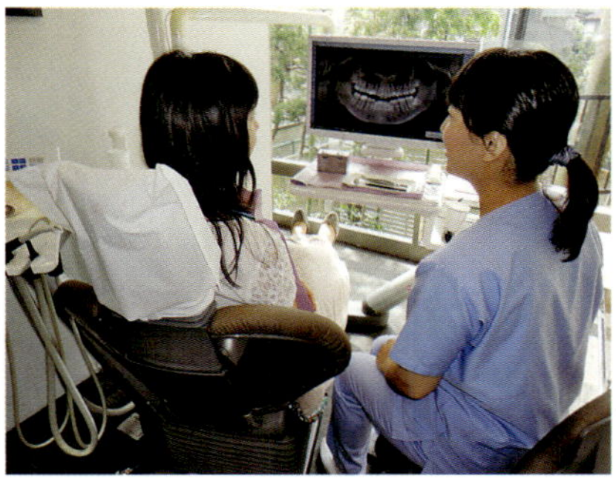

그림 6-5b. 문진을 하여 전신상태와 치료 후 구강 내에 불편한 점이 없는지 확인한다.

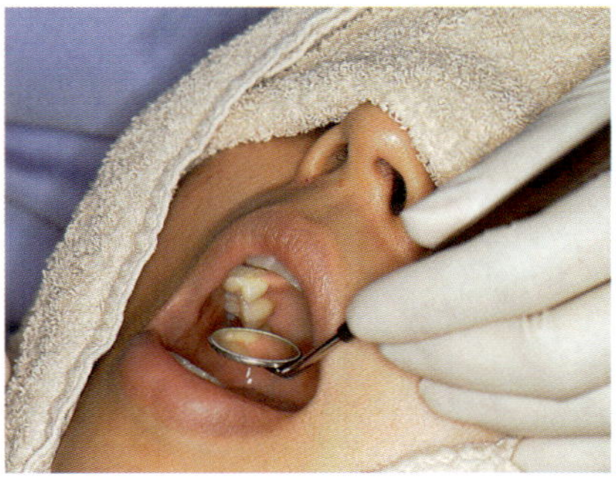

그림 6-5c. 구순, 점막, 혀, 치은, 우식, 수복물의 적합을 시진과 촉진하고 동요, fremitus, 조기접촉 등 교합상태를 확인한다.

PMTC STEP 2. 염색

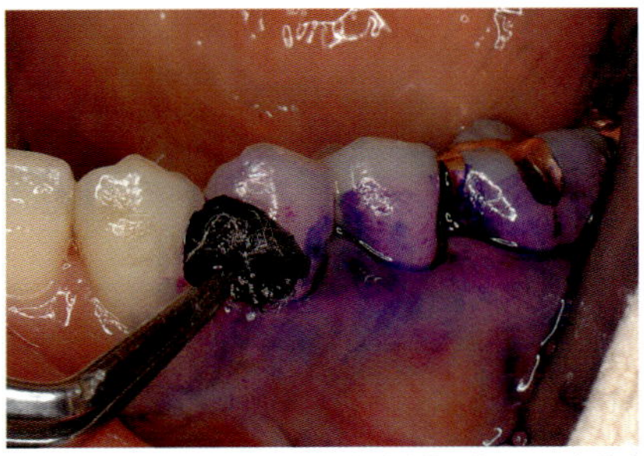

그림 6-6a. 먼저 입술에 바세린을 바르고 염색제를 솜에 묻혀 가볍게 도포한다.

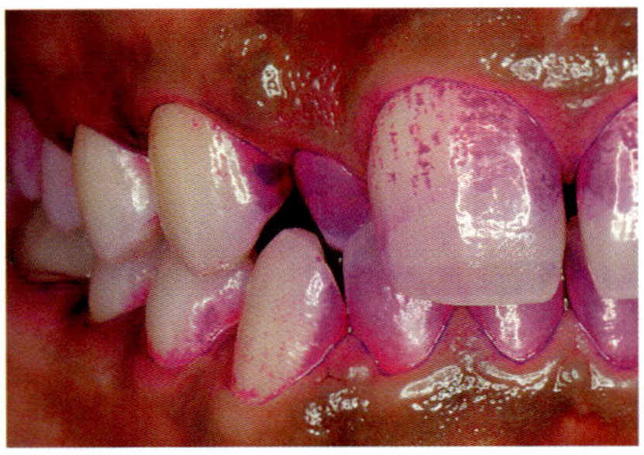

그림 6-6b. 염색 후 구강 내에서 self care 상태를 확인한다. 성숙한 plaque biofilm은 주의가 필요하다고 환자에게 설명한다.

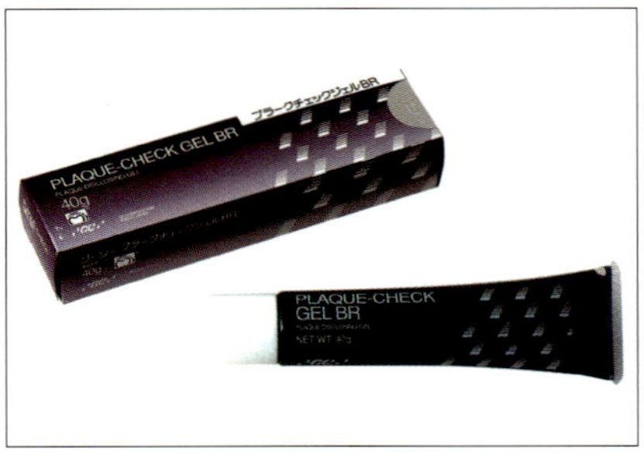

그림 6-6c. 'PLAQUE CHECK GEL'(GC). 오래된 프라그는 보라색, 새로운 프라그는 분홍색으로 염색되는 투톤 타입이다.

PMTC STEP 3. AIR-FLOW

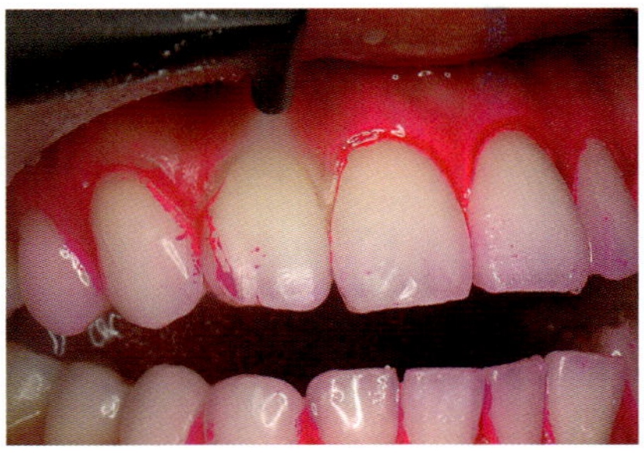

그림 6-7a. AIR-FLOW로 plaque biofilm, 스테인을 제거한다. 염색된 곳을 정확하게 겨냥하면 시간을 단축할 수 있다.

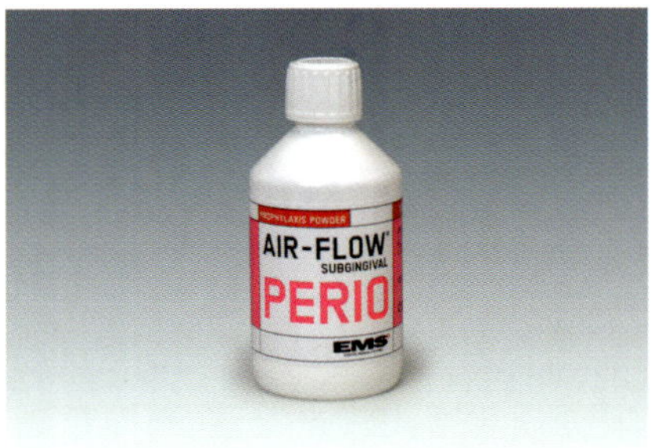

그림 6-7b. 'AIR-FLOW PERIO'(Shofu). 주성분은 글리세린으로 최대 직경 150㎛(평균 직경 25㎛)으로 매우 섬세하다. 치면, 수복물, 임플란트, 교정장치에 상처를 주지 않는다.

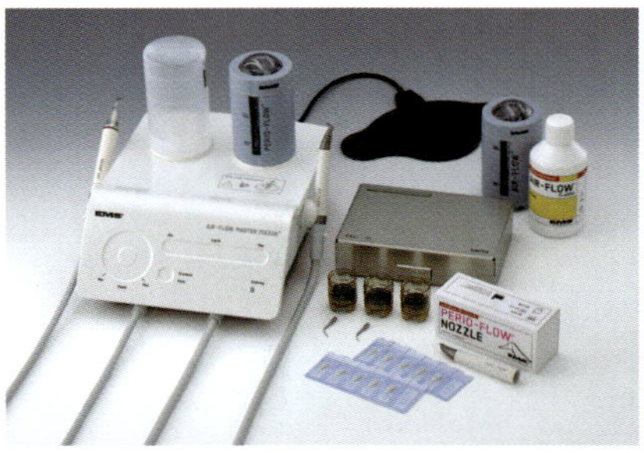

그림 6-7c. 'AIR-FLOW Master Piezon'(Shofu). 초음파 스켈러 'Piezon Master 700'과 치면청소장치 'AIR-FLOW Master'의 두 가지 기능을 1대에 탑재한 초음파 치료기.

PMTC STEP 4. 초음파 스켈링

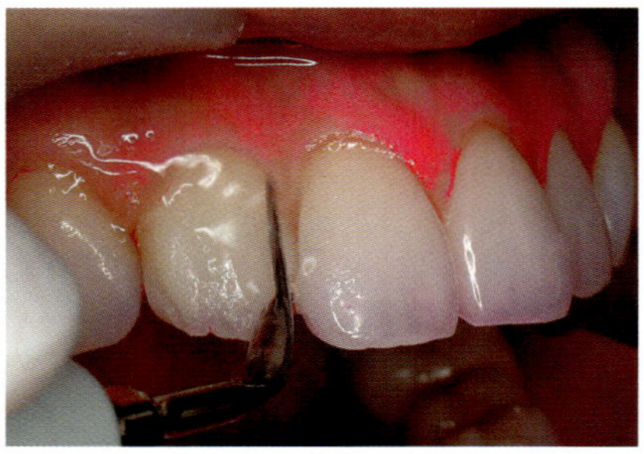

그림 6-8a. 초음파 스켈러로 치석제거 및 치은연하의 irrigation을 진행한다. Feather touch로 치주낭 기저부에 주의하면서 조작하면 통증을 줄일 수 있다.

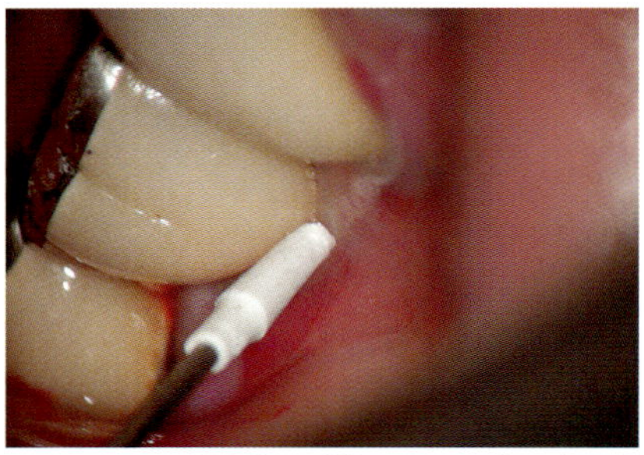

그림 6-8b. 임플란트 전용 tip으로 임플란트 상부구조와 abutment 주위 치석과 plaque biofilm을 제거한다.

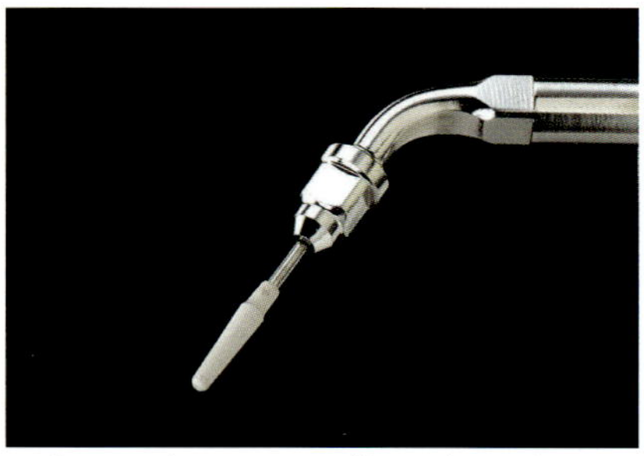

그림 6-8c. 'Piezon Tip PI'(Shofu). Tip의 끝부분이 고무 코팅되어 임플란트 상부구조나 abutment에 상처를 주지 않는다.

PMTC STEP 5. Hand scaling

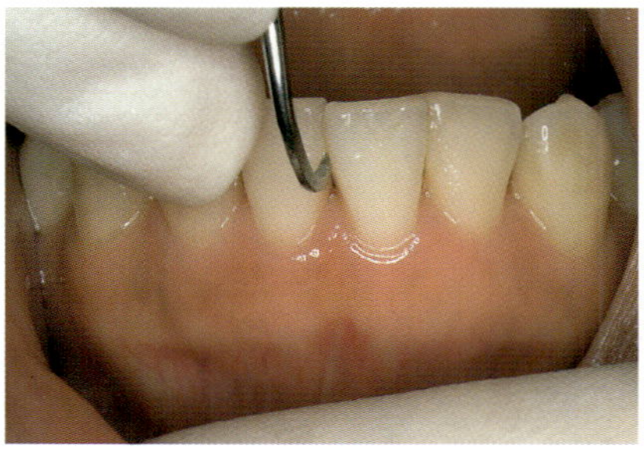

그림 6-9a. 인접면의 좁은 공간, 초음파 스켈링의 마무리에는 hand scaler를 사용한다.

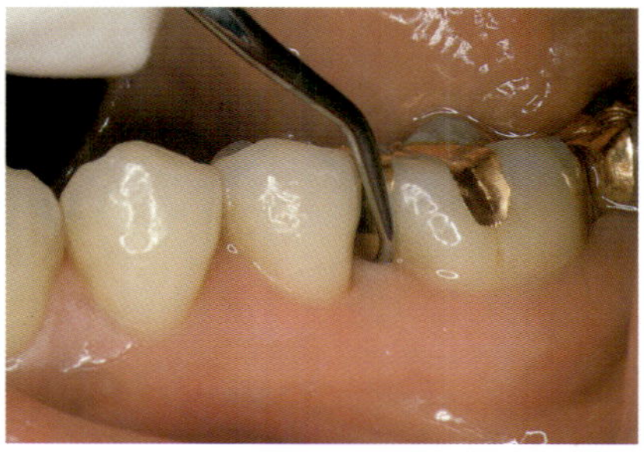

그림 6-9b. 치근이개부나 crown 주위 치은연하에 있는 치석과 프라그의 제거는 curette을 사용한다.

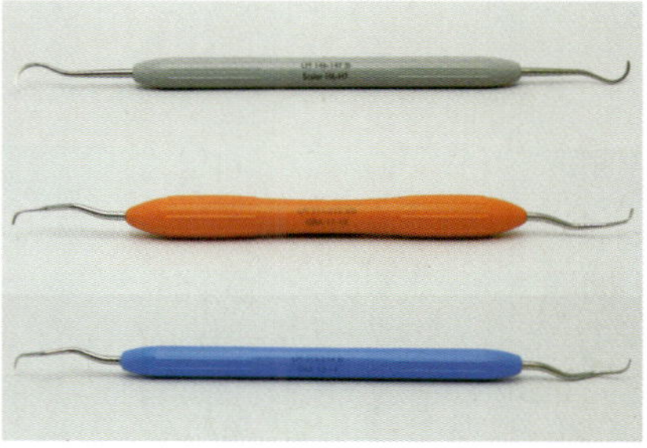

그림 6-9c. 'LM scaler, curette'(Hakusui Trading Co). 내마모성이 뛰어나고 sharpening에 필요한 수고를 크게 줄였다. 내부식성도 뛰어나다.

PMTC STEP 6. 양치질, flossing

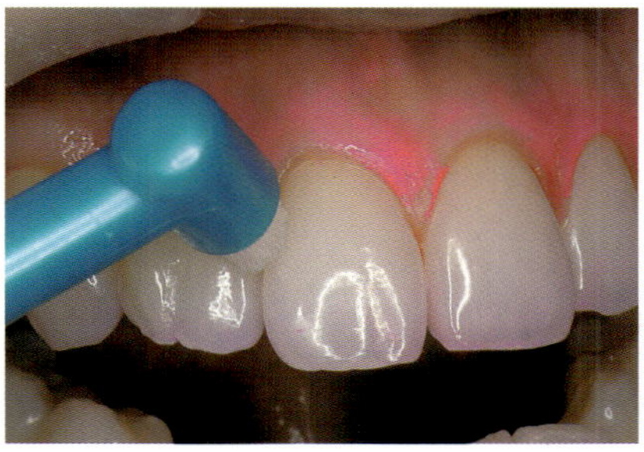

그림 6-10a. 염산 클로르헥시딘이 들어 있는 Gelcoat로 치면 전체를 end tuft 브러시로 양치질하고 세균의 재침착을 방지한다.

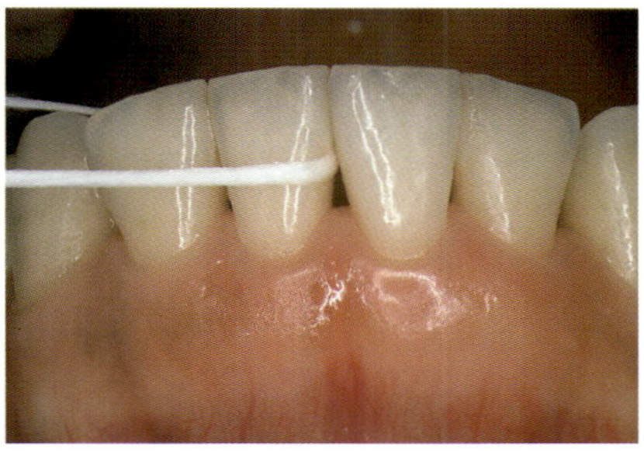

그림 6-10b. Floss, super floss, 치간치솔로 구석구석 관리를 한다.

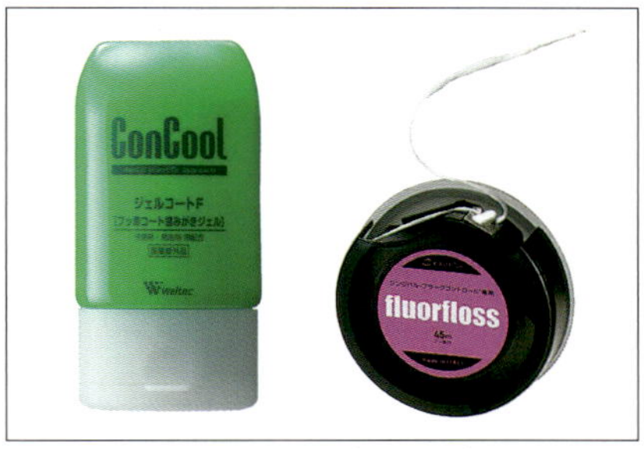

그림 6-10c. 'Gelcoat F'(Weltech)는 연마재가 들어 있지 않아 치면이나 수복물에 상처를 주지 않는다. 'fluorfloss'(Oral Care)는 384개의 섬유에 불소를 흡수시켜 수분이 들어가면 치실이 팽창해 프라그를 효율적으로 제거할 수 있다.

PMTC STEP 7. 연마

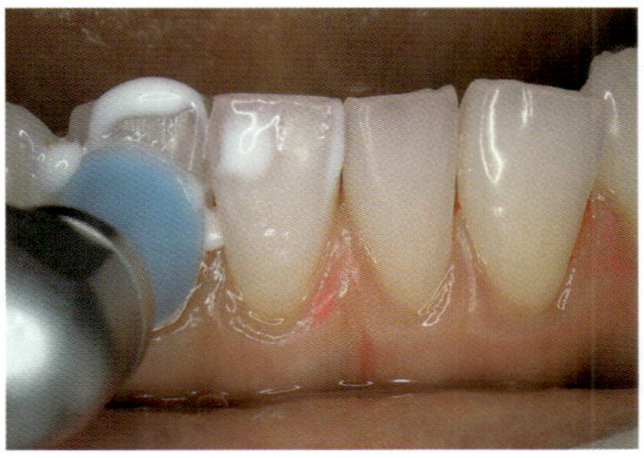

그림 6-11a. 치면 연마는 저속회전시켜 치면 전체를 연마한다.

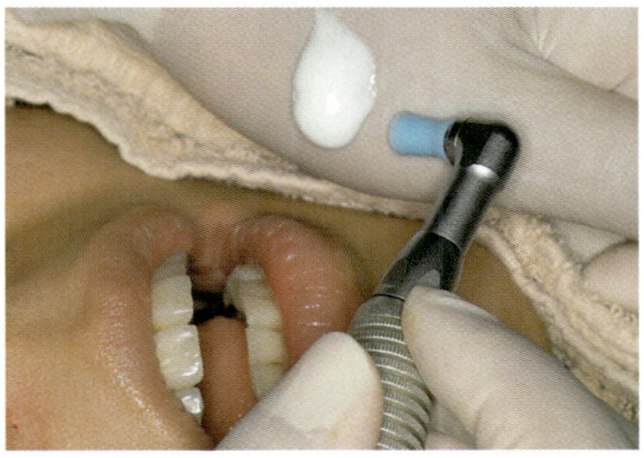

그림 6-11b. 사용하는 연마 페이스트를 손 등에 올려 사용하면 시술 시간을 단축할 수 있다.

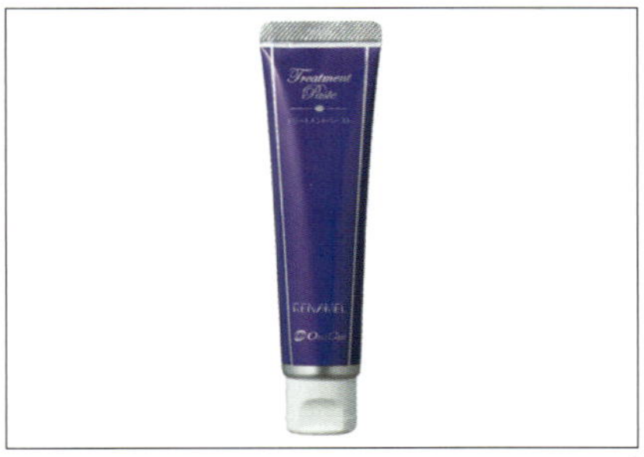

그림 6-11c. 'RENAMEL TREATMENT PASTE'(Oral Care). 발포제, 연마제 무배합. 나노 하이드록시아파타이트가 치면의 미세한 상처와 치면을 활택하게 정리해 준다.

PMTC STEP 8. 치은 마사지

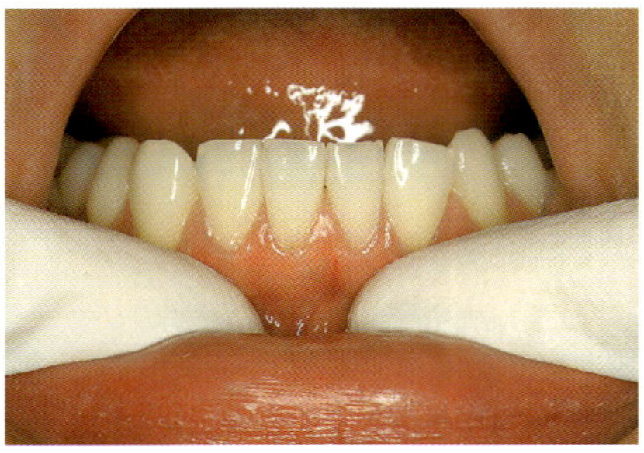

그림 6-12a. 치은 전체를 원을 그리듯이 마사지해 혈액의 흐름을 촉진한다. 타액분비를 촉진하는 효과도 있다.

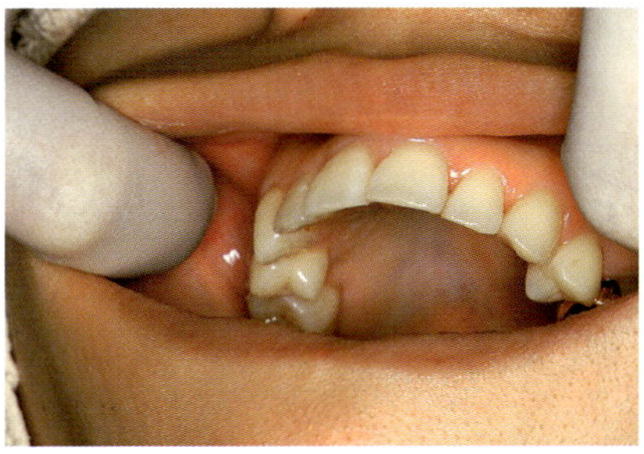

그림 6-12b. MGJ나 nasolabial sulcus를 펴듯이 마사지하고 구강주위근의 뭉침과 긴장을 풀어준다.

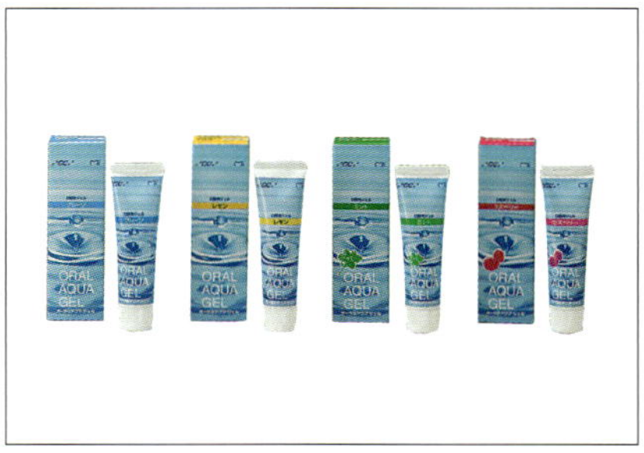

그림 6-12c. 'Oral Aqua Gel'(GC). 구강 내에서 잘 퍼지는 점성이 있고 pH는 중성이다. 습윤작용이 있어 dry mouth에도 효과가 있다.

method 6 임플란트의 maintenance

(그림 6-13~6-16)

치과 의료에 임플란트 치료가 등장한 지 수십 년이 흘러 임플란트와 자연치가 혼재하는 증례뿐만 아니라 bone anchored full bridge나 임플란트 overdenture 등 보철물의 설계도 다양해지고 있다. 장기적으로 양호한 상태를 유지하기 위해서는 self care와 maintenance를 통해 임플란트 주위염을 예방해야 한다. 임플란트 주위염은 진행이 빠르고 비가역적이라는 사실을 술자가 이해하고 환자에게도 정보를 제공해 maintenance가 중단되지 않도록 한다. 임플란트 주위염에 관련된 세균은 자연치에서 임플란트 주위로 전파되므로 임플란트 주위뿐만 아니라 구강 내 전체 세균의 조절이 중요하다. 즉 임플란트 치료에 앞서 치주치료, self care와 생활습관의 지도는 반드시 필요하다. 임플란트 주위점막은 반흔조직이어서 염증소견을 정확하게 검사하는 것이 자연치보다 어렵다. Maintenance를 할 때는 자연치의 검사항목을 지켜 검사하는데 임플란트 특유의 주의사항을 살핀다.

최근에는 환자의 고령화가 진행되면서 많은 연구와 논문이 제시하는 생존율과 성공률을 넘어 그 이상의 임플란트의 유지와 기능을 요구하게 되었다. 나이나 전신질환으로 인해 타액분비량이 감소하거나 신체적인 이유(마비나 치매 등, 표 6-3)로 self care가 곤란해지면 구강 내 세균은 증가하므로 maintenance는 한층 더 주의가 필요하다. 문진을 통해 환자 상황을 파악하고 타과와 협력이 필요할 수도 있다.

임플란트의 maintenance

표 6-3. 임플란트의 예후에 영향을 미치는 환자의 고령화에 동반하는 인자

- 마비나 근력저하에 의한 저작장애, 연하장애
- 약의 부작용으로 인한 dry mouth(강압제, 항우울제, 이뇨제, 진통제, 항알레르기제 등)
- 전신질환에 의한 risk(당뇨병, 자가면역질환, 갱년기장애 등)

임플란트 주위의 부착치은

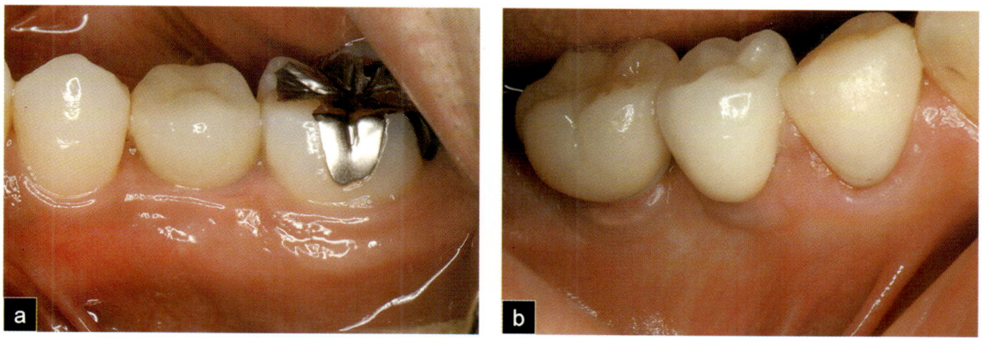

그림 6-13a. 각화치은이 두껍다.
그림 6-13b. 각화치은이 얇다. 충분한 폭의 부착치은과 각화치은이 있는 부위는 양치질 압력이나 저작에 동반하는 가동점막의 긴장에 잘 견디고 치은퇴축이나 염증이 파급하는 것을 예방한다.

임플란트 주위 probing

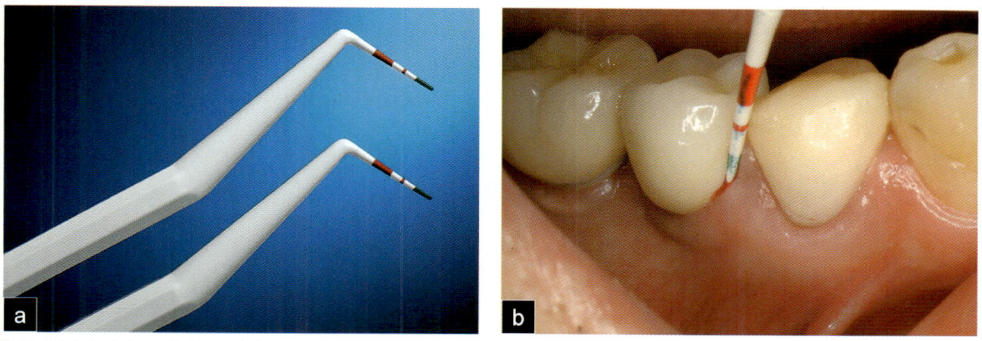

그림 6-14a. '임플란트용 probe(플라스틱)'(Kerr, KaVo Dental Systems Japan).
그림 6-14b. Probing에는 플라스틱제 전용 탐침을 사용한다. Probing 압력은 20g 정도가 좋다. 임플란트 주위 probing은 abutment의 taper나 상부구조의 contour 형태 때문에 정확하게 측정하지 못할 수도 있다.

임플란트 상부구조의 확인

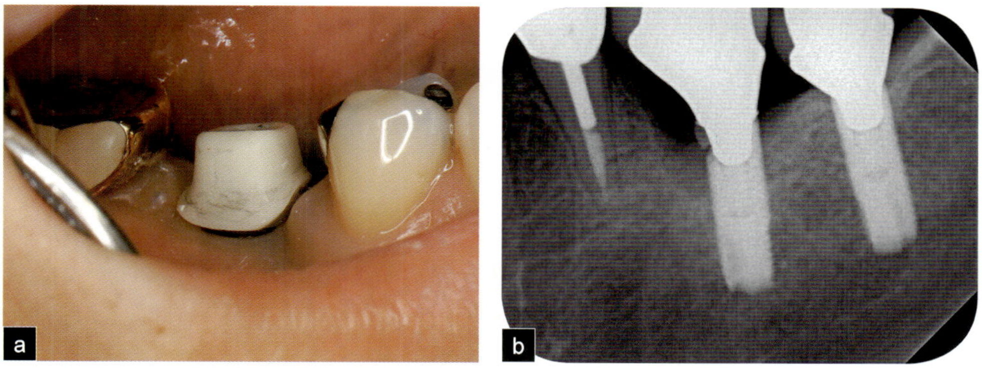

그림 6-15a. Abutment의 풀림.
그림 6-15b. Fixture 파절. 임플란트 상부구조 장착 직후부터 일정 기간은 가착 상태에서 경과를 관찰하는 경우가 있으므로 풀리지 않았는지 확인한다.

임플란트를 X선 사진으로 확인

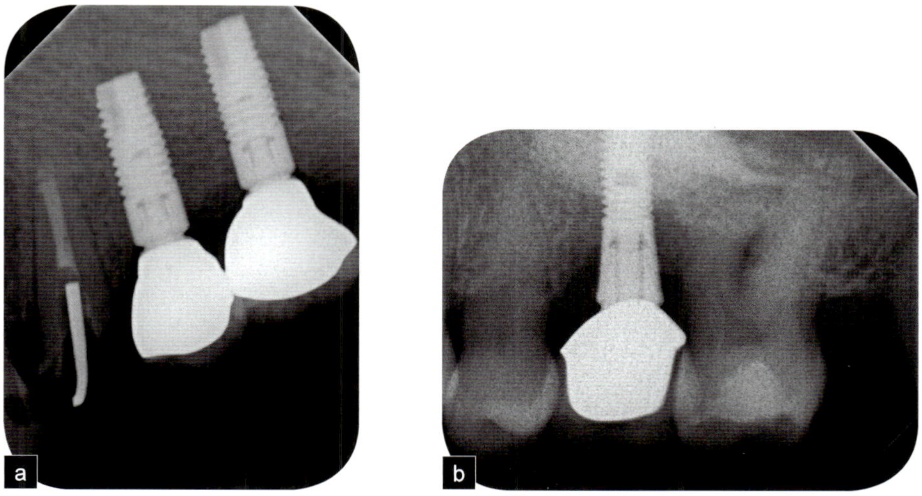

그림 6-16a. 건강한 상태.
그림 6-16b. 골흡수가 관찰되는 상태. Abutment나 상부구조의 경우 변연골의 위치에 변화가 없는지 확인한다.

method 7 Maintenance를 위한 고안
(그림 6-17a~g)

일단 maintenance 기간에 들어가면 1년에 몇 번이라는 한정된 시간 내에 필요한 검사와 자료 수집, PMTC 등 professional cleaning, home care의 조언과 생활습관지도 등 많은 업무를 수행해야 한다. 환자가 이해하기 쉽게 설명하고 구강 내에 관심을 가지도록 다각도로 고안을 한다.

장기적으로 의욕을 유지하고 '또 오고싶다!'는 생각이 드는 professional care를 제공할 수 있도록 술자의 기술을 향상시키는 것도 중요하다. 또한 INTRODUCTORY CHAPTER에서도 기술했지만 환자가 안심하고 통원할 수 있는 의원의 환경 구축, 스태프의 태도도 중요한 요소라고 할 수 있다.

Maintenance를 위한 고안

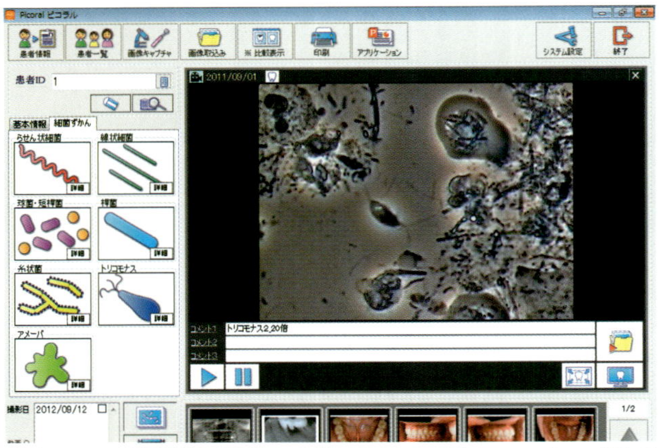

그림 6-17a. 위상차현미경 'picoral'(KaVo Dental Systems Japan)로 세균을 촬영한 영상. 동영상으로 세균이 활동하는 모습을 보여주면 구강환경과 양치질에 대한 관심이 높아지는 환자도 많다. 치주치료 전후 간단히 확인하기도 한다.

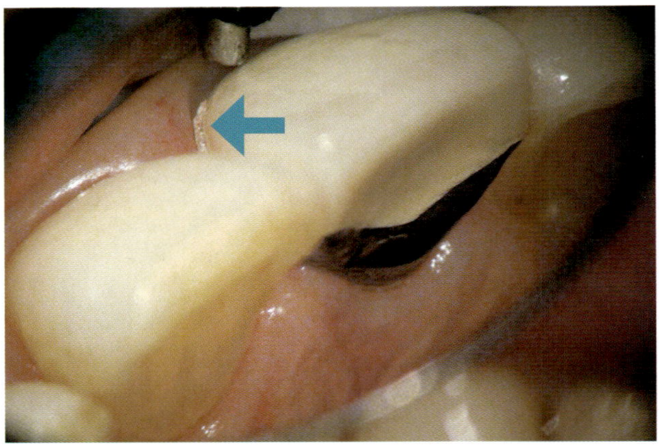

그림 6-17b. Microscope로 관찰한 연하치석. Microscope를 사용하면 연하치석, 연하우식, crack line 등 세부 상태를 확인할 수 있고 환자에게 설명하기가 좋고 시술 효과도 높일 수 있다.

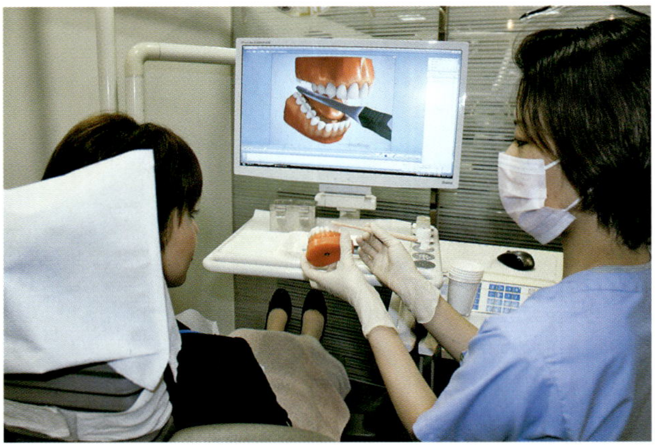

그림 6-17c. 사진이나 모형으로 설명이 어려운 내용을 3D 애니메이션으로 이해하기 쉽게 설명할 수 있다.

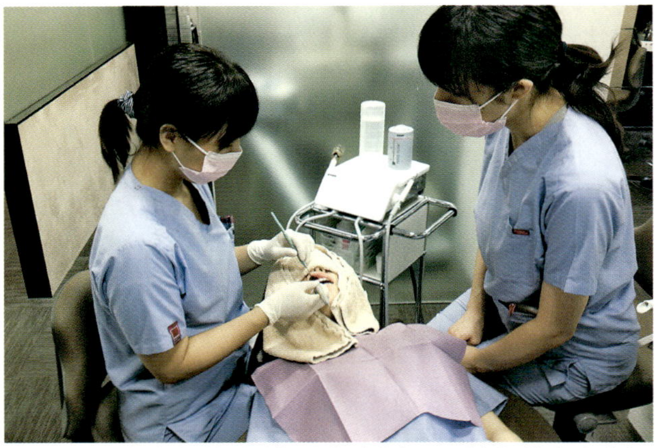

그림 6-17d. 술자의 기술향상을 위해 정기적으로 연습을 한다. 숙련자도 자주 확인한다.

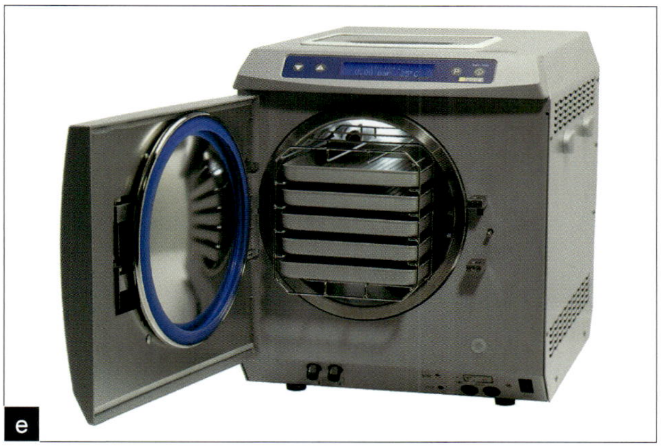

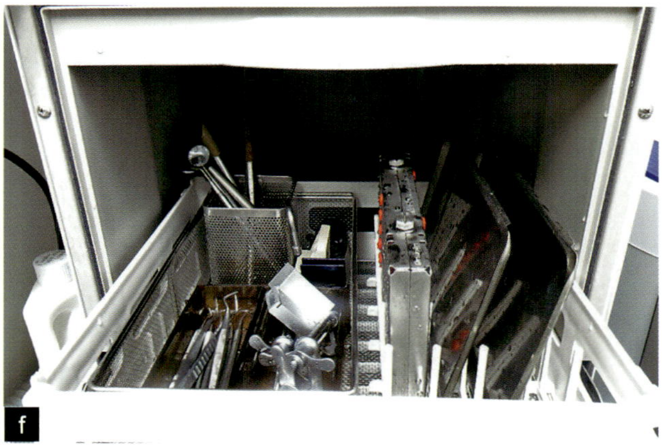

그림 6-17e, f. Instrument는 확실하게 멸균하여 안심하고 안전하게 사용할 수 있는 치과 의료를 제공하도록 노력한다. Class B의 autoclave(e), 의료용 세척기(f).

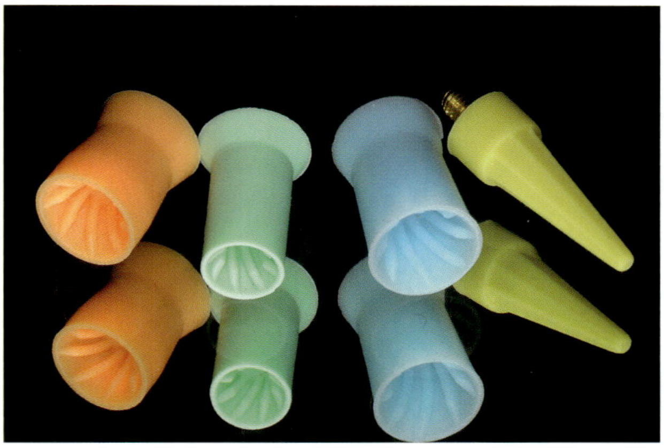

그림 6-17g. 플라스틱이나 고무제품은 autoclave가 불가능하므로 약품 소독이나 가스 멸균을 하는 경우가 있다. 그러나 약품의 성분이 남아 있거나 완벽하게 멸균되지 않을 가능성이 있으므로 일회용 제품을 사용하면 좋다.

참고문헌

1. Page RC, 熊谷崇. 歯周病の予防管理におけるリスクの評価・定量化. 歯界展望別冊, 2006.
2. Walsh LJ, 小林賢一・監訳, 景山正登. 唾液機能評価を歯科臨床に生かす. 歯界展望別冊, 2007.
3. 奥田克爾. デンタルバイオフィルム：恐怖のキラー軍団とのバトル. 東京：医歯薬出版, 2010.
4. 三辺正人, 吉野敏明. 細菌検査を用いた歯周治療のコンセプト 補訂版. 東京：医学情報社, 2008.
5. 天野淳雄, 岡賢二, 村上伸也. ビジュアル 歯周病を科学する. 東京：クインテッセンス出版, 2012.
6. 弘岡秀明, 中村圭祐. Postgraduate program in clinical periodontology コレクテッドエビデンス vol. 1. 東京：デンタルダイヤモンド社, 2007.
7. 弘岡秀明, 中村圭祐. Postgraduate program in clinical periodontology コレクテッドエビデンス vol. 2. 東京：デンタルダイヤモンド社, 2007.
8. 山本浩正. ペリオのインテリジェンスを高める レビュー・ザ・ペリオ. 東京：クインテッセンス出版, 2005.
9. 日本歯科放射線学会. 歯科臨床における画像診断アトラス. 東京：医歯薬出版, 2008.
10. 加藤正治. エナメル質・象牙質・補綴物のプロフェッショナルケア. 東京：クインテッセンス出版, 2010.
11. 知っておきたい「力」のこと：気づく・伝える・守る. デンタルハイジーン別冊, 2010.
12. Ramfjord SP, Morrison EC, Burgett FG, Nissle RR, Shick RA, Zann GJ, Knowles JW. Oral hygiene and maintenance of periodontal support. J Periodontol 1982 ; 53(1) : 26-30.
13. Wilson TG Jr, Glover ME, Malik AK, Schoen JA, Dorsett D. Tooth loss in maintenance patients in a private periodontal practice. J Periodontol 1987 ; 58(4) : 231-235.
14. Knowles JW, Burgett FG, Nissle RR, Shick RA, Morrison EC, Ramfjord SP. Results of periodontal treatment related to pocket depth and attachment level. Eight years. J Periodontol 1979 ; 50(5) : 225-233.
15. Becker W, Becker BE, Ochsenbein C, Kerry G, Caffesse R, Morrison EC, Prichard J. A longitudinal study comparing scaling, osseous surgery and modified Widman procedures. Results after one year. J Periodontol 1988 ; 59(6) : 351-365.
16. Suomi JD, Greene JC, Vermillion JR, Doyle J, Chang JJ, Leatherwood EC. The effect of controlled oral hygiene procedures on the progression of periddontal disease in adults : results after third and final year. J Periodontol 1971 ; 42(3) : 152-160.
17. Pihlstrom BL, McHugh RB, Oliphant TH, Ortiz-Campos C. Comparison of surgical and nonsurgical treatment of periodontal disease. A review of current studies and additional results after 61/2 years. J Clin Periodontol1983 ; 10(5) : 524-541.
18. Hirschfeld L, Wasserman B. A long-term survey of tooth loss in 600 treated periodontal patients. J Periodontol 1978 ; 49(5) : 225-237.

찾아보기

【저자 약력】

保母浩兒 (Kouji Hobo)

1972년 미국 Los Angels 출생
1997년 츠루미대학 치학부 졸업, 미시건대학 치학부 치주질환학과 전공(~1998년)
1998년 顎研會 근무
2002년 국제덴탈클리닉 개설 원장 취임
2004년 IDA 소장 취임
2007년 학술모임 IDA Meeting 주재
[소 속] American Academy of Periodontology(미국치주질환학회) 회원(1997년~), Astra Tech implant System 공인 강사(2004년~), International Congress of Oral Implantologists(국제임플란트학회) Fellowship(2006년~)

窪谷保則 (Yasunori Kubonoya)

1957년 치바현 출생
1983년 츠루미대학치학부 졸업, 동 대학 치과방사선학강좌 조수
1988년 쿠보노야 치과 개업
[소 속] AMED 회원, ICOI 회원, 일본치과방사선학회 회원, 일본현미경치과학회 회원, 치과의사 임상연수제도·지도 치과의

【역자 약력】

한 금 동

전남대학교 치과대학 졸업
Basic Dental Practice Group(BDPG) 정회원
(현) 일곡열린치과의원 원장

최신 치과치료의 표준과 재료

발행일 2014년 9월 5일
저 자 Kouji Hobo, Yasunori Kubonoya
역 자 한 금 동
발행인 최 용 원
편 집 김 지 현
표 지 김 지 현
발행처 **대한나래출판사**
등 록 제2012-000051호(1994. 12. 14)

주 소 서울특별시 성동구 성수2로 147 (성수동2가 289-319번지)
아이에스비즈타워 903호
전 화 (02) 922-7080
팩 스 (02) 922-0841
이메일 nrpub@chol.com

ISBN 978-89-5741-331-9 **정가 60,000원**